CW01394573

Atem und Beweg

Norbert Faller

Atem und Bewegung

Theorie und
111 Übungen

3., erweiterte und aktualisierte Auflage

Springer

Dipl. Päd. Norbert Faller
Trazerberggasse 6/2B/1
1130 Wien, Österreich

ISBN 978-3-662-57495-9   ISBN 978-3-662-57496-6 (eBook)
https://doi.org/10.1007/978-3-662-57496-6

Die Deutsche Nationalbibliothek verzeichnet diese Publikation in der Deutschen Nationalbiblio-
grafie; detaillierte bibliografische Daten sind im Internet über http://dnb.d-nb.de abrufbar.

Springer
© Springer-Verlag GmbH Deutschland, ein Teil von Springer Nature 2019
© 2. Aufl. SpringerWienNewYork ISBN 978-3-211-09456-3
© 1. Aufl. SpringerWienNewYork ISBN 978-3-211-25218-5

Das Werk einschließlich aller seiner Teile ist urheberrechtlich geschützt. Jede Verwertung, die
nicht ausdrücklich vom Urheberrechtsgesetz zugelassen ist, bedarf der vorherigen Zustimmung
des Verlags. Das gilt insbesondere für Vervielfältigungen, Bearbeitungen, Übersetzungen, Mikro-
verfilmungen und die Einspeicherung und Verarbeitung in elektronischen Systemen.
Die Wiedergabe von Gebrauchsnamen, Handelsnamen, Warenbezeichnungen usw. in diesem Werk
berechtigt auch ohne besondere Kennzeichnung nicht zu der Annahme, dass solche Namen im
Sinne der Warenzeichen- und Markenschutz-Gesetzgebung als frei zu betrachten wären und daher von jedermann benutzt werden dürften.
Der Verlag, die Autoren und die Herausgeber gehen davon aus, dass die Angaben und Informationen
in diesem Werk zum Zeitpunkt der Veröffentlichung vollständig und korrekt sind. Weder der Verlag
noch die Autoren oder die Herausgeber übernehmen, ausdrücklich oder implizit, Gewähr für den
Inhalt des Werkes, etwaige Fehler oder Äußerungen. Der Verlag bleibt im Hinblick auf geografi-
sche Zuordnungen und Gebietsbezeichnungen in veröffentlichten Karten und Institutionsadressen
neutral.

Umschlaggestaltung: deblik Berlin
Fotonachweis Umschlag: Ulrich Gottlieb, www.loop-art.eu
Fotos: Michael Winkelmann, www.winkelmann.at
Fotonachweis Porträt von Norbert Faller: Maria Frodl, www.mariafrodl.com
Hördateien: Bernd Kronowetter, www.musikdesign.at
Illustrationen von den Übungen: Tobias Oberhammer, www.iamhammer.at

Springer ist ein Imprint der eingetragenen Gesellschaft Springer-Verlag GmbH, DE und ist ein Teil
von Springer Nature
Die Anschrift der Gesellschaft ist: Heidelberger Platz 3, 14197 Berlin, Germany

All denen gewidmet,
die sich bewusst mit Gesundheit und
persönlicher Entwicklung befassen.

Danksagung

Ich möchte an dieser Stelle allen danken, die zur Entstehung dieses Buches beigetragen haben.

Besonders danken möchte ich Ilse Middendorf für alles, was ich von ihr gelernt habe und Grundlage dieses Buches ist und ebenso meiner Atemlehrerin Erika Kemmann-Huber, die mir bei diesem Buch mit fachkundigem Rat zur Seite gestanden ist.

Ich möchte meinen Eltern danken, die meinen umfangreichen Ausbildungsweg unterstützt haben, und all den vielen beeindruckenden LehrerInnen und TherapeutInnen wie Barbara Dilley, Pat Ogden, Itta Wiedenmann, Peter Levine, Maggie Phillips, Heike Gattnar, Urs Honauer, Marianne Bentzen und Thomas Harms, um einige zu nennen, bei denen ich gelernt habe. Außerdem gilt mein Dank all den KlientInnen, mit denen ich gearbeitet habe, den SchülerInnen, die die Ausbildung bei mir absolviert haben und den KollegInnen, die Weiterbildungen bei mir besucht haben. Auch von ihnen habe ich sehr viel gelernt.

Dank auch an meine Lebensgefährtin Erika Decker für den Freiraum, den sie mir gegeben hat, um dieses Buch zu schreiben.

Margarete Edelsbrunner-Pretterhofer und Michaela Kabelka sei gedankt für ihr geduldiges und fachkundiges Korrigieren aller Texte, Peter Sommerfeld für sein hilfreiches Feedback zur Anatomie sowie Rega Rutte und Sabine Sturm für die Erlaubnis, viele der Anatomiebilder aus ihrem Buch „Atemtherapie" zu verwenden.

Herzlichen Dank auch den Fotografen Ulrich Gottlieb für das Umschlagbild und Michael Winkelmann für die ansprechenden Fotos von den Übungen und deren Bearbeitung sowie Sigrid Männer, meiner Assistentin bei den Partnerübungen.

Dem Tontechniker Bernd Kronowetter möchte ich für die sehr gelungenen Aufnahmen und Bearbeitungen der Übungen danken sowie Rita Säckl für ihren Beitrag als Modell bei den Aufnahmen und ihre wertvollen redaktionellen Hinweise.

Danken möchte ich auch dem Springer Verlag und meiner persönlichen Ansprechpartnerin Renate Eichhorn, die mir das Angebot unterbreitet haben, dieses Buch zu schreiben. Außerdem gilt mein Dank Frau Eichhorn und den jeweiligen GrafikerInnen für ihre Geduld und Unterstützung bei der Umsetzung des Werkes und dem Illustrator Tobias Oberhammer, der die treffenden Illustrationen von den Übungen gezeichnet hat.

Hannah Rausch möchte ich für ihre beiden Beiträge zum Thema Schwangerschaftsbegleitung und Geburtsvorbereitung danken. Sie sind eine wertvolle Ergänzung von kompetenter Seite.

Nicht zuletzt gilt mein Dank Prim. Dr. Norbert Vetter für sein Interesse am Thema Atem und Bewegung und seine fachkundigen Ausführungen im Vorwort.

Herzlichen Dank!

Norbert Faller

Vorwort

Unser Handeln und unsere Entscheidungen sollen selbstbestimmt sein, das verbindet Gesunde, Kranke, Therapeuten und Ärzte. Selbstbestimmt können unsere Handlungen und Entscheidungen nur dann sein, wenn wir über das notwendige Wissen verfügen, um diese Handlungen setzen zu können oder diese Entscheidungen treffen zu können. Betrifft dieses Handeln oder diese Entscheidung unseren Organismus, so ist das Wissen über den Aufbau dieses Organismus, sein Funktionieren und seine Beeinflussbarkeit durch die Psyche von entscheidender Bedeutung.

Atem und Bewegung gehören untrennbar zusammen, sie sind isoliert nicht denkbar und beeinflussen unser Leben grundlegend. Dem Autor muss ausdrücklich gedankt werden, dass er dieses untrennbare Ganze, das unsere Körperlichkeit ausmacht, in einem umfassenden Werk für jeden verständlich aufgearbeitet hat.

Für jeden, das sind Gesunde, die Prophylaxe-Maßnahmen setzen wollen, um das Funktionieren ihres Körpers und ihres Geistes weiter aufrechtzuerhalten, das sind Patienten, die ihre größtenteils zivilisationsbedingten Leiden lindern wollen, das sind aber auch Therapeuten, die sich um die Wiederherstellung der Gesundheit ihrer Patienten bemühen. Für alle stellt dieses Werk die Grundlage von Handlungen und Entscheidungen dar, die zur Aufrechterhaltung oder zur Wiedergewinnung physischer und psychischer Gesundheit dienen.

Das Werk beleuchtet den Zusammenhang zwischen Atem und Bewegung, definiert die Anwendungsbereiche und Erkrankungen, bei denen das Verständnis um das Zusammenwirken von Atem und Bewegung von Bedeutung ist, beschreibt 111 Übungen, die für Wohlbefinden oder Gesundung eingesetzt werden können und gibt, für alle diejenigen, die in die Tiefe gehen wollen, anatomische und physiologische Grundlagen für ein profundes Verständnis von Fehlfunktionen.

Selbstbestimmtes Handeln und Entscheiden sind Grundlage für die Mündigkeit der Patienten. Ein mündiger Patient ist auch im Interesse von Therapeuten und von Ärzten. Das Studium dieses Buchs und das Umsetzen des darin Enthaltenen wird Vorteile für Patienten und Behandler bringen, weil ein optimaler Behandlungserfolg nur dann erreicht werden kann, wenn gleiches Verständnis bei allen Beteiligten vorhanden ist.

Dieses Werk wird helfen dieses Ziel zu erreichen.

Prim. Dr. Norbert Vetter,

Vorstand der II. Internen Lungenabteilung des Sozialmedizinischen Zentrums Baumgartner Höhe, Wien

Inhalt

Einleitung   1

Theorie   3

1.   Der Atem   5
1.1   Die Bedeutung des Wortes Atem   5
1.2   Atem als Geschenk   5
1.3   Atem in der religiösen Praxis   5
1.4   Atem als Tor zum Augenblick und zur Wirklichkeit   6
1.5   Atem als Bindeglied   6
1.6   Atem als Träger der Stimme und Kommunikationsmittel   7
1.7   Atem und Gefühle   7
1.8   Atem als Zugang zum Unbewussten   8
1.9   Atmen, ein lebendiges ganzheitliches Geschehen   9

2.   Atem und Bewegung   10
2.1   Sammlung   10
2.2   Körperwahrnehmung   11
2.3   Atemweisen   13
2.4   Sammeln – Körperwahrnehmen – Atmen   14
2.5   Muskelspannung   14
2.6   Haltung   16
2.7   Bewegung   19
2.8   Dehnen   21
2.9   Atembewegung   22
2.10 Atemraum   23
2.11 Atemkraft   24
2.12 Atemrhythmus   25
2.13 Körper, Seele und Geist   28
2.14 Ressourcen   32
2.15 Bewusstheit – Veränderung – Entwicklung   33

3.   Anwendungsbereiche   35
3.1   Zur Förderung der Gesundheit   36
3.2   Zur Selbsterfahrung und Persönlichkeitsentwicklung   41
3.3   Im Alter   42
3.4   Im Büro   44
3.5   Zur Stimmentlastung und -kräftigung   46
3.6   Zur Entspannung   48
3.7   Zur Schwangerschaftsbegleitung   50
3.8   Zur Geburtsvorbereitung   52
3.9   Bei Stress   54

3.10	Bei Trauma und Posttraumatischer Belastungsstörung (PTBS)	56
3.11	Bei Fehlbelastungen, Fehlhaltungen und Rückenschmerzen	58
3.12	Bei hohem und niedrigem Blutdruck	60
3.13	Bei Ängsten	62
3.14	Bei Depressionen	64
3.15	Bei Asthma	66
3.16	Bei COPD – chronisch obstruktiver Lungenerkrankung	68
3.17	Bei chronischen Schmerzen	70

111 Übungen   71

	Liste der 111 Übungen	72
	Wie Sie am besten üben	74
	Ausgangshaltungen	76
	Ruhehaltungen	77
1.	Einleitende Übungen	78
2.	Anregende Übungen	88
3.	Unterer Atemraum	100
4.	Rückenübungen	122
5.	Oberer Atemraum	136
6.	Mittlerer Atemraum	162
7.	Alle Atemräume	178
8.	Integrierende Übungen	187
9.	Bodenübungen	188
10.	Übungen im Gehen	202

Anatomie und Physiologie der Atmung   207

1.	Atmungssystem	208
1.1	Atemwege	208
	Obere Atemwege	208
	Untere Atemwege	211
1.2	Brustfell	217
1.3	Brustkorb	217
1.4	Atemmuskulatur	219
	Einatemmuskulatur	220
	Einatemhilfsmuskulatur	223
	Ausatemhilfsmuskulatur	224
2.	Atemmechanik	225
2.1	Atemzyklus	225
2.2	Einatmung	225

		Einatmung in Ruhe	225
		Exkurs: Bauchatmung / Brustatmung	226
		Einatmung bei Belastung	227
		Reflektorische Einatmung	228
	2.3	Ausatmung	229
		Ausatmung in Ruhe	229
		Ausatmung bei Belastung	229
	2.4	Atemruhe	230
	2.5	Natürliche Formen der Vollatmung	230
		Aufatmen	230
		Gähnen	230
	2.6	Atemfrequenz	231
3.		**Atemarbeit**	232
	3.1	Elastische Widerstände (Compliance)	232
		Exkurs: Haltung, Muskelspannung und Atemarbeit	232
	3.2	Atemwegswiderstand (Resistance)	233
4.		**Gasaustausch**	234
	4.1	Gasaustausch in den Lungen	234
		Belüftung	234
		Durchblutung	234
		Diffusion	235
	4.2	Sauerstofftransport	236
	4.3	Gasaustausch in den Zellen	237
	4.4	Kohlendioxidtransport	238
5.		**Atemregulation**	239
	5.1	Chemische Steuerung	239
	5.2	Reflektorische Steuerung	239
	5.3	Zentrale Steuerung	239
	5.4	Weitere Steuerungseinflüsse	240
	5.5	Willentliche Steuerung	240
	5.6	Psychische Beeinflussung	240
	5.7	Krankhafte Atemmuster	240
6.		**Atemeinschränkungen**	241
	6.1	Selbstdiagnose	241
	6.2	Atemeinschränkungen	241
		... durch die Lebensweise	241
		... im Alter	242
	6.3	Atemfehlformen	242
		Mundatmung	242
		Paradoxe Zwerchfellatmung	243

	Hochatmung	243
	Hyperventilation	243
6.4	Atemerkrankungen	244
6.5	Lungenfunktionstest mit Lungenvolumina und -kapazitäten	244
6.6	Atemminutenvolumen und der Zusammenhang Atmung und Herz-Kreislauf	246
7.	Atemtipps	247

Anhang

Literaturverzeichnis	249
Quellenangaben	250
Der Autor	251
Kontaktadressen	252
Sachverzeichnis	253

Einleitung

Dieses Buch richtet sich sowohl an Menschen, die an ihrer Gesundheit, ihrem Wohlbefinden und ihrer persönlichen Entwicklung interessiert sind und im Alltag aktiv dafür etwas tun wollen, als auch an all jene, die sich beruflich mit diesen Themen befassen. Im Zentrum stehen 111 praktische Atem- und Bewegungsübungen und ihre Anwendungsmöglichkeiten. Die Bandbreite reicht von der individuellen Gesundheitsförderung zuhause und im Büro über die Hilfe bei heute weit verbreiteten Problemen wie Rückenschmerzen, Atemerkrankungen, Ängsten, Depressionen, Stress usw. bis hin zur Stimmkräftigung.

Ein Vergleich der Arbeitunfähigkeitstage der Jahre 2016 und 1999 der Versicherten der AOK-Krankenkasse in Deutschland (Quelle: Wissenschaftliches Institut der AOK – WIdO) zeigt, dass die Erkrankungen des Muskel-Skelett-Systems mit 22,9 % (1999 | 26,9 %) wie seit Jahren an erster Stelle der Krankmeldungen stehen, gefolgt von Erkrankungen der Atemwege mit 12,4 % (1999 | 15,4 %), Verletzungen mit 11,0 % (1999 | 14,9 %) und psychischen Erkrankungen mit 11 % (1999 | 5,4 %). Zwischen 1999 und 2016 sind die Fehltage der ersten drei Krankheitsgruppen gesunken, nur die Fehltage aufgrund psychischer Erkrankungen sind konstant gestiegen und haben sich mehr als verdoppelt. Gründe für diesen deutlichen Anstieg liegen an den erhöhten psychischen Belastungen in der modernen Arbeitswelt – Arbeiten mit hoher Konzentration, unter Zeitdruck, Stress sowie Schicht- und Nachtarbeit –, der zunehmenden Sensibilisierung der Ärzte für psychische Krankheiten und der gestiegenen gesellschaftlichen Akzeptanz dieser Problematik (www.sozialpolitik-aktuell.de). Diese Zahlen verdeutlichen den Bedarf an wirkungsvollen Gegenmaßnahmen.

Atem und Bewegung bieten nicht nur für diese Problembereiche wirksame Unterstützung, sondern können zur Förderung von Gesundheit, Ressourcen und Widerstandskräften und zur persönlichen Entwicklung eingesetzt werden.

In diesem Buch wird dargestellt, wie mit Atem und Bewegung auf wirkungsvolle Weise Gesundheit im Sinne von Lebensqualität und Wohlbefinden für Körper, Seele und Geist wiederhergestellt, erhalten und gefördert werden kann. Die Übungen sind wegen ihrer Einfachheit für viele, auch ältere Menschen geeignet, bedürfen keiner speziellen Ausrüstung und Kleidung und können vielerorts – zuhause, am Arbeitsplatz oder unterwegs – ausgeführt werden. Sie sind nicht Yoga, Tai Chi, Qi Gong, Feldenkrais, kein Fitnesstraining und keine Gymnastik, selbst, wenn sie ähnlich erscheinen mögen.

Grundlage ist die Atemlehre Ilse Middendorfs, eine der führenden Persönlichkeiten auf dem Gebiet der Arbeit mit dem Atem. Diese Methode basiert auf altem Wissen und ist zugleich auf die soziokulturellen Gegebenheiten der modernen westlichen Welt abgestimmt. Sie stellt den Atem in den Mittelpunkt, indem sie über bewusste Bewegung den individuellen Atem fördert und erfahrbar werden lässt und seine Kräfte für ein erfülltes Leben in Gesundheit nutzbar macht.

Vielfach werden Atemlehren nur mit „richtig atmen lernen" in Verbindung gebracht. Dies mag für manche Atemschulen zutreffen. Atem und Bewegung befasst sich darüber hinaus mit der größeren Bedeutung des Atems und den umfassenden Möglichkeiten, die die Arbeit mit dem Atem bietet. Dies möchte ich Ihnen im vorliegenden Buch in theoretischer und praktischer Form nahe bringen.

Das Buch ist in drei Teile gegliedert:
- 🟩 Theorie
- 🟦 100 Übungen
- 🟦 Anatomie und Physiologie der Atmung

Im Theorieteil beschreibe ich zunächst die vielfältigen Aspekte des Atems und wie er damit zum Vermittler zwischen verschiedenen Welten wird. Es folgt eine Darstellung der wichtigsten theoretischen Grundlagen der Arbeit mit Atem und Bewegung. Abschließend werden 17 spezifische Anwendungsgebiete angeführt und dazu jeweils drei Übungseinheiten mit je 10 Übungen vorgeschlagen. Seit der zweiten Auflage dieses Buches sind auch Illustrationen der Übungen auf einer Seite je Anwendungsbereich übersichtlich abgebildet. Außerdem sind von den jeweils 10 Übungen drei durch Rahmen und Grün hervorgehoben, so dass Ihnen auch kurze Übungsfolgen zur Verfügung stehen. Dies soll Ihnen das regelmäßige Üben noch weiter erleichtern.

Im Übungsteil werden zunächst die Voraussetzungen für das Üben beschrieben und in der Folge 111 Übungen, gegliedert nach bestimmten Themen- und Körperbereichen. Zuerst wird die Ausgangshaltung erklärt, danach der Bewegungsablauf und wie der Atem sich auf die Bewegung einstellt. Zum Schluss werden mögliche Wirkungen auf Körper, Seele, Geist und Atem genannt. Meine Anleitungen der Übungen haben sich aufgrund von vielfältigen Erfahrungen und neuem Wissen im Laufe der Jahre verändert. Ich beziehe seit einiger Zeit auch immer häufiger Tönen in die Bewegungsübungen ein. Deshalb war es mir ein großes Anliegen, viele Übungsbeschreibungen in der vorliegenden dritten Auflage des Buches zu ändern. Die Rückmeldungen zur Verständlichkeit und Umsetzbarkeit der Übungen sind sehr gut. Dennoch werde ich häufig angesprochen, dass für das selbstständige Üben Audioaufnahmen hilfreich wären. Diesen Wunsch erfüllen wir in dieser Auflage. Ich habe 10 Übungen, für die Anleitungen per Hördatei besonders hilfreich sind, dafür ausgewählt. Sie sind im Buch auf der Liste der 111 Übungen auf Seite 72f und bei der jeweiligen Übungsbeschreibung neben dem Titel mit folgendem Zeichen 🔊 markiert. Sie können die Hördateien auf der Website des Springer Verlags – extras.springer.com – anhören und auch downloaden. Geben Sie hierzu im Suchfeld bitte die ISBN dieses Buches an: 978-3-662-57495-9

Als weitere Übungshilfe finden Sie auf Youtube unter dem Titel: „Atempause – Atem ganzheitlich erleben" auch ein Video mit 16 Übungen, die ich anleite. Sie sind auf der Liste der 111 Übungen und bei der jeweiligen Übungsbeschreibung mit 🎬 markiert.

Im Anatomieteil habe ich Wissenswertes zur Atmung zusammengetragen. Wie das Atmungssystem aufgebaut ist, wie die Atmung funktioniert, welche Aufgaben sie erfüllt und welche Einschränkungen auftreten können, wird detailliert dargestellt. Begleitend werden mögliche Probleme und deren Ursachen beschrieben sowie über die reine Anatomie hinausgehende Informationen gegeben. Anschließend gebe ich Atemtipps für den Alltag.

Im Anhang finden Sie Kontaktadressen, falls Sie AtempädagogInnen in Ihrer Nähe suchen oder an einer Ausbildung in dieser Arbeit interessiert sind. Außerdem soll Ihnen das umfangreiche Sachverzeichnis das Nachschlagen bestimmter Begriffe erleichtern.

Für diese dritte Auflage habe ich im ganzen Buch Statistiken sowie Hinweise auf Institutionen und Websites aktualisiert.

Ich wünsche Ihnen Freude beim Lesen und Erfolg beim Üben.

Wien, im Mai 2018

Norbert Faller

Nachsatz: Ich habe der Einfachheit halber im Text fast immer die männliche Form verwendet. Bitte fühlen Sie sich trotzdem auch als Frau angesprochen.

Mehr als 2000 Jahre reicht nun das Wissen über die Möglichkeiten des Atems bei der Gesundheitspflege sowie Bewusstseins- und Persönlichkeitsentwicklung zurück. Schon im Altertum wurden bei den Ägyptern, den Griechen und den östlichen Kulturvölkern Atem- und Bewegungslehren entwickelt. In der östlichen Welt waren sie vielfach mit Meditationspraktiken verbunden wie z. B. in der Zen-Meditation in Japan sowie im Tai Chi und Qi Gong in China. Im Osten wie im Westen stand die ganzheitliche Bedeutung des Atems im Zentrum. Alle wussten, dass sowohl die körperlichen als auch seelischen und geistigen Kräfte des Menschen untrennbar mit dem Atem verbunden sind.

In der westlichen Welt geriet dies für einige Zeit in Vergessenheit. Eine mehr naturwissenschaftliche Sichtweise mit einem funktionell-mechanischen Umgang mit dem Atem und der Bewegung dominierte. Zu Anfang des 20. Jahrhunderts, in einer Zeit des Aufbruchs in Wissenschaft und Kunst, wurde in der westlichen Welt das ganzheitliche Wissen wieder entdeckt. Es war eine Zeit, in der dem Körper oder dem „beseelten Leib", wie er damals auch bezeichnet wurde, erneut mehr Beachtung geschenkt wurde.

Begonnen hat diese neue Epoche mit dem deutschen Turnvater Jahn, bei dem noch weitgehend das mechanische Üben mit Bewegung im Vordergrund stand. Bald darauf begründeten Frauen wie Kallmeyer, Mensendieck, Medau, Hengstenberg, Ehrenfried, Gindler die Gymnastik. Sie ersetzten den Drill in der Bewegungsschulung durch die Arbeit an der natürlichen Bewegung und an freien Bewegungsimpulsen. Parallel dazu entstand der moderne Tanz oder Ausdruckstanz, wie er damals genannt wurde.

Schlaffhorst und Andersen entwickelten eine Atem- und Stimmtherapie und ihr Schüler Cornelis Veening später seinen atempsychologischen Weg. Wilhelm Reich begann den Körper in die Psychoanalyse zu integrieren und entdeckte dabei die besondere Bedeutung des Atems. Seine Erkenntnisse wurden zur Grundlage für viele Körper(psycho)therapien wie z. B. für die Bioenergetik Alexander Lowens. Zu dieser Zeit entwickelten sich viele Methoden aus einem lebhaften Austausch und persönlichen Beziehungen der Forschenden untereinander (Middendorf 1987).

Ilse Middendorf, selbst von der Gymnastik kommend, lernte sehr viel von Veening. In den 40er Jahren begründete sie ihre eigene Atemlehre „Der Erfahrbare Atem". Der als „Atem-Schmitt" bekannte Münchner Arzt Ludwig Schmitt brachte mehr die ärztliche Sichtweise in die Arbeit mit Atem hinein. Weitere Ärzte wie Volkmar Glaser und Udo Derbolowski haben eigene Ansätze mit dem Atem zu arbeiten entwickelt und wesentliche Schriften verfasst. Sie begründeten gemeinsam 1958 die Arbeits- und Forschungsgemeinschaft für Atempflege (AFA® e. V.), die 2017 umbenannt wurde in ATEM – Der Berufsverband e. V. In ihm sind auch heute noch die Atemlehren nach Middendorf, Schlaffhorst-Andersen, Richter/Schmitt, Veening, Glaser, Graubner/Dürckheim vertreten. Seither gibt es ständig eine lebendige Weiterentwicklung der unterschiedlichen Methoden, basierend auf dem ganzheitlichen Verständnis von Atem. Es gibt z. B. die Atempsychotherapie (von Stefan Bischof begründet) und Atem – Tonus – Ton (von Maria Höller-Zangenfeind begründet). Beide Methoden basieren auf der Middendorf-Lehre.

Ich gehöre der zweiten Generation der Middendorf-Methode an. Es hat sich ergeben, dass sich mittlerweile in meinem persönlichen und beruflichen Werdegang (s. S. 251) die oben dargestellte Entwicklung widerspiegelt. Begonnen habe ich mit Kinderturnen, dann verschiedenen sportlichen Aktivitäten, anschließend folgten Ausbildungen und Tätigkeiten in den Bereichen Tanz, Atemlehre, Körperpsychotherapie und zuletzt Traumatherapie.

Neu in diesem Kontext ist die Traumatherapie, die sich vor allem seit den 1970er Jahren immer mehr ausbreitet und etabliert. Da Trauma immer den Atem beeinflusst und dies bei vielen meiner Klienten der Fall ist, war es mir wichtig, Wissen und Arbeitsweisen aus der Traumatherapie in meine Arbeit einzubeziehen.

Speziell meine letzten Ausbildungen in HA-KOMI® – Erfahrungsorientierter Körperpsychotherapie – und in Somatic Experiencing® (SE) – Trauma-Arbeit nach Peter Levine – sowie meine Weiterbildungen im SE-Bereich und die dort präsentierten aktuellen neurowissenschaftlichen Erkenntnisse haben meine Art, mit dem Atem zu arbeiten, erweitert und vertieft.

Mein noch tieferes Verständnis sowohl von der individuellen Persönlichkeitsstruktur eines Menschen – was ihn in seiner Entwicklung begrenzt und was seine Potenziale fördert – als auch von der wechselseitigen Beeinflussung von Atem und autonomem Nervensystem ermöglicht mir, die Atemlehre Middendorfs anders anzuwenden. Dies ist besonders für die Arbeit mit Menschen, die psychische Probleme oder traumatische Erfahrungen haben, hilfreich.

Weil sich meine Arbeit im Laufe der Jahre durch die verschiedensten Einflüsse verändert hat, habe ich sie 2017 neu benannt – Ganzheitliches Atemerleben®.

Im folgenden ersten Kapitel beschreibe ich die umfassende Bedeutung des Atems, die weit über die reine Funktion des Gasaustausches hinausgeht. Der Atem wird als Verbindung zwischen verschiedenen Welten dargestellt.

Das zweite Kapitel erläutert die Theorie dieser Methode, z.B. wie Atem und Bewegung zusammenhängen, wie sie Kräfte freisetzen und nutzbar machen, Körper, Seele und Geist gleichzeitig ansprechen und zu Bewusstheit und Veränderung führen.

Das dritte Kapitel ist dem breiten Spektrum an Anwendungsmöglichkeiten gewidmet. Es wird dargestellt, wie Atem und Bewegung zur Förderung der Gesundheit, im Büro, bei Schmerzen, Stress, Atemerkrankungen und vielem mehr eingesetzt werden können. Hier finden Sie auch Übungsvorschläge zu den einzelnen Themen.

Die Begriffe Atmung und Atem werden im alltäglichen Sprachgebrauch oft gleichbedeutend verwendet. Als Fachbegriff steht Atmung für den lebenserhaltenden Stoffwechselprozess (vitale Atmung), wie er im dritten Teil des Buches unter Anatomie und Physiologie beschrieben wird. Atem dagegen bezeichnet etwas Größeres und Umfassenderes als die Atmung. In wie vielen Bereichen der Atem eine Rolle spielt und damit zum Vermittler zwischen verschiedenen Welten wird, soll im Folgenden beschrieben werden.

1.1 Die Bedeutung des Wortes Atem

Von seiner Herkunft und Geschichte hat das Wort Atem mehrere Bedeutungen. Sie drücken die Verbindung des Atems zur körperlichen, seelischen und/oder geistigen Ebene aus und beschreiben ihn als Lebensenergie. Der mitteldeutsche Begriff „Odem" bedeutet Atem, Hauch, Seele und Geist (Gottes). Im Lateinischen heißt „spirare" atmen und „spiritus" der Geist bzw. der heilige Geist. Im Griechischen bedeutet „pneuma" Hauch, ätherisches Feuer, Lebensgeist und Seele. Auch das hebräische Wort „ruach" wird übersetzt mit verschiedenen Bedeutungen wie Atem, Wind, Hauch und Geist. „Prana" wird in der hinduistischen Lehre als Leben, Lebenskraft oder die universelle Lebensenergie angesehen. In China steht das Wort „Chi" für Lebenskraft und auch für Atem.

1.2 Atem als Geschenk

Der Ursprung des Atems liegt nicht darin, dass wir ihn machen, sondern darin, dass „es" zu atmen beginnt. Damit ist uns Leben geschenkt. Mit dem ersten Atemzug kommen wir auf die Welt und mit dem letzten Atemzug verlassen wir sie wieder. Der Atem begleitet uns unser ganzes Leben lang. Er wird uns mit jedem Atemzug wieder von neuem geschenkt. Unsere Aufgabe ist es,

dieses Geschenk anzunehmen, sorgsam damit umzugehen, es zu pflegen und kreativ zu nutzen. Unter diesen Bedingungen kann uns der Atem ein Leben lang eine unerschöpfliche Energie- und Kraftquelle sein.

In den Schöpfungsmythen vieler Kulturen steht am Anfang der Atem. Gott haucht dem Menschen den Atem ein und erweckt ihn damit zum Leben. „Da blies Gott ihm den lebendigen Odem in seine Nase. Und also ward der Mensch eine lebendige Seele" (aus dem Schöpfungsbericht der Bibel, 1. Mose 2,7). Der Atem als Geschenk Gottes aus dem Ursprung, der so unsichtbar und ungreifbar ist, wie der belebende Atem selbst. Wir werden belebt, indem wir es geschehen, es atmen lassen. So kommt uns kontinuierlich Leben aus dem göttlichen Ursprung zu. Durch den Atem können wir dies leibhaftig erfahren.

1.3 Atem in der religiösen Praxis

Der Atem wurde und wird auch heute noch vielfach in Verbindung mit dem Göttlichen gebracht. So stammt das Wort Atem „… von dem Wort ‚Atman' aus dem altindischen Sanskrit und heißt dort soviel wie ‚das in uns wirksame Göttliche'" (Derbolowsky 1996, S. 12). Atmen bedeutet in diesem Sinne, das Göttliche in uns wirken zu lassen und in uns und um uns herum wahrzunehmen. Entsprechend spielt der Atem in den religiösen Praktiken vieler Kulturen eine große Rolle als Weg zu Gott. Ist das Ziel erreicht, so verwandelt sich das Atmen von selbst in ein Gebet, in ein Gespräch mit Gott. Vor allem in östlichen Traditionen zeigt sich das Bestreben nach Vereinigung mit dem Göttlichen und nach Erleuchtung und Transzendenz. Alle Yogaübungen und speziell die Ausübung von Pranayama (Atemübungen) haben die Kontrolle des Prana – des Lebensatems – zum Ziel. Prana manifestiert sich als geistige Energie, die nur mit geistigen Mitteln unter Kontrolle gebracht werden kann. Wenn der Schüler auf dem spirituellen Pfad fortschreitet, wird ihm gelehrt, Prana und damit den Geist zu meistern. Große Yogis können damit das allerhöchste Ziel des Lebens, die Freiheit und kosmische Einheit oder das „Königreich des Himmels" erreichen.

Im Sufismus führen religiöse Rituale wie z.B. rhythmisches Rezitieren eines Gebets in Verbindung mit rhythmischem Atmen in Trance. Dadurch entstehen eine Vereinigung mit dem Göttlichen und der ganzen Schöpfung. Die große Bedeutung des Atems betonte ein Sufi durch die Aussage: „Jeder Atemzug ist eine Perle von unschätzbarem Wert. Sei deshalb aufmerksam und hüte jeden Atemzug gut. Die Atemzüge sind gezählt."

Die zentrale religiöse Übung im buddhistischen Zen ist die Atemmeditation. Der Praktizierende folgt mit Aufmerksamkeit dem Ein- und Ausströmen des eigenen Atems. Durch diese Übung lernt er die Individualität des Menschen als ein Konstrukt zu erkennen und erreicht so die Erleuchtung. „Wenn wir einatmen, tritt die Luft in die innere Welt ein; wenn wir ausatmen, geht die Luft hinaus in die äußere Welt. Die innere Welt ist ohne Grenzen, und auch die äußere Welt ist ohne Grenzen. Wir sagen „innere Welt" oder „äußere Welt", aber in Wirklichkeit gibt es einfach nur eine ganze Welt. In dieser grenzenlosen Welt ist unsere Kehle wie eine Schwingtür. Die Luft kommt herein und geht hinaus, wie jemand, der durch eine Schwingtür tritt. Wenn ihr denkt „Ich atme", ist dieses „Ich" ein Zusatz. ... Was wir „Ich" nennen, ist nur eine Schwingtür, die sich bewegt, wenn wir einatmen und ausatmen. Sie bewegt sich einfach, das ist alles" (Suzuki 2016, S. 31).

Jedem Menschen, der sich dem Atem achtsam zuwendet, öffnet sich das Tor zum Augenblick und zur Wirklichkeit.

1.4 Atem als Tor zum Augenblick und zur Wirklichkeit

Wenn wir die Aufmerksamkeit auf unseren Atem lenken, dann nehmen wir uns und unseren Körper in diesem Augenblick wahr. Das Atmen hilft uns, im Moment ganz anwesend zu sein, egal was wir tun. Deshalb wird dem Atmen in vielen Meditationspraktiken eine wichtige Rolle zugeteilt. Wenn wir den Atem achtsam wahrnehmen, beschäftigen wir unseren Geist mit dem gegenwärtigen Geschehen. Die Gedanken finden einen Anker und kommen mit der Zeit und konsequenter Übung zur Ruhe. Wir bringen über den Atem Geist und Körper in Verbindung und im Idealfall in Übereinstimmung. Dabei öffnet sich das Herz. In diesem Moment entsteht Stille und ein direktes und intensives Erleben des Augenblicks und der Wirklichkeit. Es ist wie bei einem besonderen Naturerlebnis, bei dem uns die Schönheit des Moments ganz gefangen nimmt und uns berührt.

Wenn wir zur Ruhe gekommen sind und unser Herz sich geöffnet hat, dann nährt dies unser Bedürfnis nach bedeutungsvollem Kontakt und Begegnung.

1.5 Atem als Bindeglied

Der Atem ist die Verbindung zwischen innen und außen. Durch das Atmen sind wir offen und kontinuierlich gezwungen uns dem Außen und Neuem zu öffnen. Ständig nehmen wir etwas in uns auf, was außerhalb von uns selbst liegt – Luft. Wir können sie nicht zubereiten wie unser Essen, sondern müssen sie so nehmen, wie sie ist. Wir nehmen nicht nur auf von dem, was um uns ist, sondern geben auch ab von dem, was in uns ist. So stehen wir über unseren Atem untrennbar mit der Natur in Verbindung und sind auf sie angewiesen. Die Pflanzen geben Sauerstoff ab, den wir zum Leben benötigen und wir atmen Kohlendioxid aus, das die

Pflanzen zum Leben benötigen. Atmen bedeutet Nehmen und Geben.

Der Atem verbindet auch uns Menschen untereinander. Da alle dieselbe Luft atmen, stehen wir in Verbindung zueinander. Außerdem kommunizieren wir miteinander über das vom Atem getragene Wort.

1.6 Atem als Träger der Stimme und Kommunikationsmittel

Der Atem ist der Stoff, aus dem Stimme, Worte und Sprache entstehen, und in diesem Sinne auch Kommunikationsmittel. Sprachliche Kommunikation ist eine Welt, in der es weht und Luft zirkuliert. Sich sprachlich differenziert auszudrücken und mitzuteilen ist nur möglich auf Grundlage der Atmung. Gleiches gilt für den Gesang. Wie die Stimme trägt und klingt, hängt unter anderem ab von der Durchlässigkeit des Körpers für die Atembewegung, von der Kraft des Atems, von der Spannkraft der Muskulatur, die die Tonspannung stützt und der Schwingungsfähigkeit der Knochen, die den Ton erzeugt (s. 3.5).

Durch Atem und Stimme drückt sich immer auch die Stimmung aus und werden Gefühle kommuniziert.

1.7 Atem und Gefühle

Atem und Gefühle sind unmittelbar miteinander verbunden. Der Atem reagiert auf alle Gefühle und transportiert sie von innen nach außen in den Ausdruck. Das Wort Emotion (Hinausbewegung) drückt dies auch sprachlich aus. Wir finden den Zusammenhang von Atem und Gefühlen sehr vielfältig in unserer Sprache wieder. Wenn wir traurig sind, wird der Atem zum Schluchzen, wir jauchzen vor Freude, wir schnauben vor Wut usw.

Ein Gefühl entsteht als Reaktion auf das Erleben einer emotionalen Situation. Als erstes treten immer unmittelbare körperliche Reaktionen wie Herzklopfen, Schweißbildung, Magenkrämpfe, Erröten, Zittern, Ausschüttung von Hormonen usw. auf. Durch die Gehirnforschung ist heute bekannt, dass verschiedene Hirnregionen (wie die Insula im Bereich der Schläfen) diese Reaktionen registrieren. Sie leiten die Informationen an das Zentrum der Gefühlsverarbeitung (limbisches System, s. 2.13) weiter, das die Impulse in Gefühle übersetzt. Bewusst werden die Gefühle erst, wenn sie in die Hirnrinde (Kortex, s. 2.13) gelangt sind, wo das Erlebnis gedeutet wird. Untersuchungen haben gezeigt, dass es eine Region im Gehirn gibt (Stirnlappen), die die Gefühle unterbinden kann (Damasio 1995). Demnach können Gefühle schon auf der Verarbeitungsebene im Gehirn zugelassen oder verhindert werden. Ist ein Gefühl entstanden, so wird es sich immer im gesamten Organismus zeigen. Jede Art von Gefühl (Trauer, Freude, Wut usw.) drückt sich spezifisch im Atem, der Stimme, in der Bewegung, Gestik, Haltung, Mimik und der Herzfrequenz aus (Bloch et al. 1987 in Mehling 1999). Dieser bestimmte Ausdruck ist universell, d. h. in allen Kulturen gleich anzutreffen. Folglich nutzen Schauspieler die spezifischen Atemmuster zusammen mit der Stimme und dem körperlichen Ausdruck, um den entsprechenden Gefühlsausdruck zu produzieren und auch wieder bewusst abzulegen (Mehling 1999).

Das Atem- und Muskelsystem drückt nicht nur unmittelbar Gefühle aus, sondern kann auch dafür eingesetzt werden, sie zu kontrollieren. Damit können Gefühle gehemmt oder ganz unterdrückt werden. Der Psychoanalytiker Wilhelm Reich entdeckte als einer der Ersten an seinen Patienten, dass sie emotionale, körperliche Reaktionen und Gefühle durch dauernde muskuläre Spannungen kontrollieren und binden. Zudem stellte er fest, dass die Patienten durch Spannungen in Bauch, Zwerchfell, Brust und Hals die Atmung hemmen. Damit mindert sich die

Sauerstoffzufuhr und Energieerzeugung und letztlich die emotionale Erregbarkeit. Das Ergebnis ist ein Affektverlust und eine Herabsetzung der emotionalen Spannung sowie eine Einschränkung der Bewegungsfähigkeit des Körpers.

Der Atem kann aber auch Gefühle auslösen und sie verstärken. Besonders bei Menschen mit starker Anspannung im Schulterbereich und vorherrschender Brustatmung (z.B. aufgrund von Stress) kann beschleunigtes Atmen Angst auslösen und verstärken. Dies geschieht vor allem, wenn das Atmen bis zur Hyperventilation (s. Anatomie 6.3) führt. Auch ein Asthmaanfall (s. 3.15) mit Atemnot löst meist Angst aus.

Gefühle, die nicht bewusst oder verdrängt werden, sind Teil des Unbewussten.

1.8 Atem als Zugang zum Unbewussten

Das persönliche Unbewusste entsteht dadurch, dass wir nicht alle Erfahrungen des täglichen Lebens bewusst verarbeiten können. Ein großer Teil des Erlebten muss einfach aus Gründen der begrenzten Verarbeitungskapazität, sozusagen der „seelischen Ökonomie" wegen, unbewusst bleiben. Es bleibt relativ leicht zugänglich, da es in den „Erfahrungsschatz" des Menschen eingegangen ist (Tölle 1994).

Auch durch Erlebnisinhalte, die Konflikte auslösen, entsteht persönlich Unbewusstes. Wenn diese Spannungen nicht gelöst werden können, nicht erträglich oder nicht bewusstseinsfähig sind, werden sie verdrängt oder abgewehrt. Oft sind es Konflikte in den Bereichen Haben und Besitzen, Nähe und Trennung, Autonomie und Abhängigkeit, Macht und Unterlegenheit, Aggressivität und Rivalität oder auch traumatische Erfahrungen. Durch die Verdrängung oder Abwehr wird (unbewusst) eine Entlastung erreicht, indem Konfliktspannung und Angst reduziert werden (Tölle 1994).

C. G. Jung beschreibt das kollektive Unbewusste, womit ein Reservoir an Reaktionen gemeint ist, das allen Menschen gemeinsam ist. Es drückt sich durch sogenannte Archetypen wie „große Mutter", „alter Weiser" usw. aus, die aus Mythen und Märchen bekannt sind. Die Arbeit mit dem kollektiv Unbewussten führt nach C. G. Jung zu Selbstverwirklichung (Individuation) und Sinnfindung (Tölle 1994).

Der autonome Atem bildet eine Brücke zum Unbewussten, da er sensibel wie ein Seismograph auf alle inneren und äußeren, bewussten wie auch unbewussten Einflüsse reagiert. Wenn wir den Atem bewusst wahrnehmen, ohne willentlich einzugreifen (s. 2.3), so erhalten wir Zugang zu unbewussten Reaktionen und Inhalten. Erlebnisse aus unserem Erfahrungsschatz, die bislang noch unbewusst waren, können bewusst integriert werden. Dies können Anteile aus dem persönlichen als auch kollektiven Unbewussten sein, die zum Wachstum und zur Reifung unserer Persönlichkeit beitragen.

Besonders, wenn wir an der Entfaltung des Atems arbeiten, kann bewusst werden, was zur Einschränkung des Atems geführt hat. Es können ursächliche Situationen und Erlebnisse in der Erinnerung auftauchen, die bis in die frühe Kindheit oder zur Geburt zurückreichen. Sie sind im Körper und den Atemmustern gespeichert und über sie zugänglich. Daher ist es möglich, Unbewusstes bewusst zu machen, was auf verbaler Ebene nicht oder nur schwer erreichbar ist. Dies nutzen die meisten körpertherapeutischen Verfahren.

Die Integration und Aufarbeitung unbewusster Anteile fördert die Entfaltung der Persönlichkeit und führt zu einem freien lebendigen Atem.

1.9 Atmen, ein lebendiges ganzheitliches Geschehen

Jede Situation im Alltag, die wir erleben, bildet sich in unserem Atmen ab. Ob wir ruhen oder laufen, ob wir uns wohl fühlen oder ärgern, auch was wir denken beeinflusst unser Atmen. Allein der Gedanke an ein schönes Erlebnis lässt uns durchatmen. Unsere Sprache drückt es vielfältig aus: Wir halten vor Angst die Luft an, wir schnauben vor Wut, wir atmen aus Erleichterung auf, wir lassen bei Ärger Dampf ab, bei Geduld haben wir einen langen Atem. Alle inneren und äußeren Einflüsse beeinflussen unser Atmen. Atmen ist demnach ein ganzheitliches Geschehen und wechselt entsprechend den Einflüssen sehr flexibel und lebendig seine Form, d.h. seine Frequenz, Tiefe, Bewegung und seinen Rhythmus.

Ist dieses Wechselspiel gestört, geraten wir aus dem Gleichgewicht. Zum einen können körperliche Faktoren die Ursache sein. Zum anderen kann es aber auch daran liegen, dass wir uns bestimmten Einflüssen nicht oder nicht mehr aussetzen, wir diese bewusst oder unbewusst abwehren, oder ganz einfach gewohnheitsmäßig reagieren. Charlotte Selvers, eine Pionierin der Bewegungs- und Körpertherapie, vergleicht den atmenden Menschen in seinen verschiedenen Atemweisen mit einem Pianisten, der ein Konzert spielt:

„Der Atem ist ungeheuer sensibel. Wenn wir innerlich wach sind, wird unsere Atmung auf jedes bisschen mehr oder jedes bisschen weniger, das von uns verlangt wird, reagieren. Es ist ungefähr das Gleiche, wie wenn zum Beispiel ein Pianist ein Brahms-Konzert spielt. Es gibt Passagen, die große Zartheit und Ruhe verlangen, und es gibt solche, die sehr emotionell und kraftvoll sind. Und der, der spielt, muss das alles geben können, sonst spielt er einfach nicht gut. ... Und die gleiche wunderbare Möglichkeit haben wir beim Atmen. ... Jeder Moment verlangt etwas anderes, ob wir Klavier spielen oder kämpfen, ob wir laufen oder springen – mit was auch immer wir gerade beschäftigt sind. Die Reaktion im Atmen wird stets die, für das, was wir tun, benötigte Energie zur Verfügung stellen, wenn wir sie nicht zurückhalten oder innerlich zu gleichgültig sind oder gewohnheitsmäßig reagieren, so dass sie nicht spontan verlaufen kann. Wir brauchen uns nicht zu sagen: „Atme!". Atem kommt von selber, ganz spontan, wenn wir es erlauben" (Selvers 1988, S. 2f).

So wie sich das Atmen vollzieht, ist es ein unmittelbares Abbild, ein Spiegel unserer körperlichen, seelischen und geistigen Verfassung. Es ist damit nicht richtig oder falsch, sondern einfach so, wie wir sind. So wie wir leben, so atmen wir und so wie wir atmen, so leben wir. Wenn wir verhalten leben, dann werden wir auch verhalten atmen. Achten wir nun bewusst auf unser Atmen, dann bietet es uns die Chance, dies wahrzunehmen und bei Bedarf zu verändern (s. 2.15).

2. Atem und Bewegung

Eine der einfachsten Möglichkeiten, den Atem zu beeinflussen und aus festgelegten und einschränkenden Mustern zu befreien, bietet Bewegung. Sie beeinflusst den Atem, ohne dass wir willentlich eingreifen müssen. Es bedarf nur einer bewussten Begleitung der Bewegung durch unsere Sammlung und wir können wahrnehmen, wie der Atem spontan reagiert. Voraussetzung ist, dass der Atem nicht willentlich geführt, sondern zugelassen wird. Außerdem fördert Bewegung Wohlspannung und gute Körperhaltung, beides wichtige Bedingungen für die freie Entfaltung der Atembewegung. Je nachdem, welcher Atemraum durch die Bewegung angesprochen wird, werden unterschiedliche universelle, aber auch persönliche Themen berührt und spezifische Kräfte aktiviert. Sobald die Atembewegung in ihren einzelnen Phasen bewusst wahrgenommen werden kann, wird der individuelle Atemrhythmus erfahrbar. Immer sind wir in dieser Arbeit in unserer Ganzheit von Körper, Seele und Geist angesprochen. Entstehende Ressourcen und Bewusstheit bewirken gemeinsam Veränderung und Entwicklung.

2.1 Sammlung

Sich sammeln heißt, nicht an Zukünftiges oder Vergangenes zu denken, sondern die Aufmerksamkeit ganz auf den Moment zu lenken und **im Augenblick anwesend** zu **sein**. In dieser Arbeit bedeutet es, die Aufmerksamkeit auf die Bewegung, den Atem und die körperliche, seelische und geistige Befindlichkeit zu richten. Für viele Menschen ist dies am Anfang nicht so einfach, denn sie sind sehr im Denken verhaftet. Gedanken führen die Aufmerksamkeit immer wieder weg vom Üben und Wahrnehmen. In einem gewissen Maß tritt dies bei jedem Menschen auf. Deshalb besteht beim Üben eine kontinuierliche Aufgabe darin, immer

wieder die Gedanken ziehen zu lassen und mit der Sammlung zum aktuellen Geschehen zurückzukehren. Je mehr das Üben und Wahrnehmen die Aufmerksamkeit gefangen nimmt, desto leichter fällt es, sich zu sammeln. Es kann auch hilfreich sein, die Augen zu schließen, damit weniger Ablenkung durch die Außenwelt geschieht. Durch kontinuierliches Üben entwickelt sich eine immer größere **Sammlungsfähigkeit**.

In der Arbeit mit Atem und Bewegung wird bewusst nicht das Wort Konzentration verwendet. Konzentration spricht das Alltagsbewusstsein, den Willen, die Kontrolle, das Tun und die Leistung an und ist zielorientiert. Dies ist in vielen alltäglichen Situationen wie z. B. beim Autofahren, beim Lernen und bei anderen Tätigkeiten sehr wichtig und hilfreich. In der Arbeit mit Atem und Bewegung steht aber das Lassen, Zulassen und Geschehenlassen und das Wahrnehmen des Atems im Vordergrund. Hierbei hilft die auf den Moment und Zustand orientierte, wahrnehmende und lassende Haltung der Sammlung. Denken, Kontrolle und Anstrengung sowie Erwartungen, Vorstellungen und Befürchtungen treten in den Hintergrund.

Bei guter Sammlungsfähigkeit entsteht eine tiefere Bewusstseinsebene der **Achtsamkeit** mit Offenheit für den Moment und Raum für bewusste Wahrnehmung. „Achtsamkeit ist die Art der Aufmerksamkeit, die ohne lang zu wählen oder etwas den Vorzug zu geben, einfach bemerkt. Es ist eine nichtauswählende Wachheit, die wie die Sonne auf alle Dinge scheint ohne Unterschied" (Goldstein). Aus dieser offenen, neugierigen und nichtbewertenden Haltung von Achtsamkeit heraus kann sich Unerwartetes und Unbewusstes (s. 1.8) zeigen und jederzeit Neues oder Veränderung geschehen. Auch wenn Übungen wiederholt werden, ist es wichtig, dass sie immer in Achtsamkeit ausgeführt werden. Hilfreich ist dabei eine innere Haltung, die im Zen Buddhismus **„Anfängergeist"** genannt wird. Das heißt, dass die Übung mit der gleichen Achtsamkeit, Unvoreingenommenheit und Neugierde ausgeführt wird wie beim ersten Mal.

Durch das Üben in Sammlung und Achtsamkeit unterscheidet sich diese Methode von anderen Atem- und Bewegungsmethoden, vor allem von der traditionellen Gymnastik und vom Sport. Viele Menschen sind immer wieder erstaunt, wie wirksam diese einfachen Atem- und Bewegungsübungen sind. Dies resultiert unter anderem aus dem Üben in Sammlung und Achtsamkeit. Gute Sammlungsfähigkeit und Achtsamkeit sind Stärken und Qualitäten, die nicht nur in dieser Arbeit, sondern auch in vielen Bereichen im Alltag sehr hilfreich und bereichernd sein können.

Das Üben in Sammlung und Achtsamkeit erleichtert die Körperwahrnehmung.

2.2 Körperwahrnehmung

Körperwahrnehmung bedeutet, den Körper bzw. seine inneren Vorgänge und Reaktionen wahrzunehmen. In der Arbeit mit Atem und Bewegung wird der Körperwahrnehmung große Bedeutung zugemessen. Durch sie sind wir in der Lage, unseren Körper und Atem und damit uns selbst wahrzunehmen. Die Fähigkeit zur Körperwahrnehmung ist individuell unterschiedlich ausgeprägt, aber jeder Mensch kann diesen Körpersinn erwecken. Körperwahrnehmung lässt sich erlernen und immer feiner ausbilden. Für Ungeübte ist es wie bei der Sammlung hilfreich, die Augen zu schließen und den Blick nach innen auf den Körper zu richten. Stimulation – z. B. Berührung oder Bewegung – fördert die Körperwahrnehmung. Es entsteht **sensomotorisches Lernen**.

Es gibt unzählige Möglichkeiten, die Wahrnehmung vom Körper zu erweitern. Bei vielen Menschen beginnt es mit dem Spüren-Lernen einzelner Körperbereiche, der Muskelspannung, der Gelenke, speziell der Wirbelsäule und der Körperhaltung. Dies beinhaltet die Entwicklung der Eigenwahrnehmung des Körpers, der **Propriozeption** (s. unten). Es setzt sich in der Arbeit mit Atem und Bewegung fort mit dem Wahrnehmen-Lernen des Atems bzw. der Atembewegung, der Atemräume, der Atemkräfte, des Atemrhythmus usw. Die Übungen in diesem Buch geben dafür vielfältige Anregungen. Gefördert wird dieser Prozess durch das Üben in Sammlung und Achtsamkeit. Außerdem wird nach jeder Übung Zeit zum sogenannten Nachspüren gelassen, um die Wirkungen genau wahrzunehmen.

Körperwahrnehmung ist unmittelbar, unverfälscht und genau. In dieser Arbeit treten häufig Empfindungen auf wie lebendig, unbelebt, prickelnd, warm, kühl, kalt, groß, klein, weit, schmal, eng, locker, fest, gehalten, beweglich, steif, fließend, stockend, leicht, luftig, schwer, hell, dunkel, sanft, kräftig und prickelnd (Höller-Zangenfeind 2004). Körperwahrnehmung unterscheidet, bewertet jedoch nicht. Nach einer Übung

---

Propriozeption ist ein „Dialog des Körpers mit sich selbst" (Uexküll, Fuchs u. a. 1997). Sie liefert vor allem Informationen über den Funktionszustand der Skelettmuskulatur und die Lage und Bewegung unseres Körpers im Raum. Diese Informationen werden durch spezielle Rezeptoren, die Propriorezeptoren, vermittelt. Durch Propriozeption können wir z. B. bei geschlossenen Augen präzise die Position der Gliedmaßen und damit die Lage des Körpers im Raum wahrnehmen. Außerdem dient sie der Regulierung der Körperhaltung und der Gelenksstabilität und optimiert die Steuerung des Bewegungsapparates im Sinne einer höheren Bewegungseffizienz und Bewegungssicherheit.

wird z.B. ein Körperbereich weiter, lockerer, wärmer oder lebendiger als zuvor wahrgenommen. Die gefühlsmäßige Bewertung, ob dies nun „angenehm oder unangenehm, gut oder schlecht ist", geschieht erst als zweiter Schritt der Wahrnehmungsverarbeitung (s. 2.13). Sie erfolgt auf der Grundlage von persönlichen Erfahrungen aus der Lebensgeschichte. Solange wir jedoch bei der Körperwahrnehmung bleiben, ist alles, was wir wahrnehmen, gleichwertig. Dadurch können wir über unseren Körper erfahren, wie und wer wir sind, ohne uns zu bewerten. Dies hilft uns, uns so anzunehmen, wie wir sind und ermöglicht einen tieferen Blick als üblich. Unbewusstes und Verdrängtes kann sich zeigen. Es kann wahrgenommen, gefühlt, bewusst gemacht, näher erforscht und integriert werden. Körperwahrnehmung fördert auf diese Weise Bewusstheit und bewirkt Entwicklung.

Körperwahrnehmung schafft außerdem Zugang zu inneren Kräften und Ressourcen (s. 2.14). Wir können z.B. in der Bewegung unsere Kraft bewusst spüren, unsere Beweglichkeit und Lebendigkeit. Wir können durch einen guten Bodenkontakt Grundvertrauen erfahren oder durch die Beweglichkeit im Becken unsere Lebenskraft spüren. Wir können dem Bedürfnis nach Nähe über das Hinausreichen der Hände bis in den Kontakt nachgeben und uns in unserem Herzen berühren lassen und erfüllte Beziehungen leben. Wir können aber auch das ebenso wichtige Bedürfnis nach Rückzug und Erholung wahrnehmen, ihm nachgeben und durch Ruhen regenerieren und neue Kraft sammeln.

Viele Menschen haben jedoch verlernt oder finden es unwichtig, ihren Körper wahrzunehmen und auf ihn zu hören. Sie erwarten von ihm nur, dass er reibungslos funktioniert. Entsprechend funktionell betrachten sie ihn und gehen sie mit ihm um.

Wenn sie dem Körper Beachtung schenken, dann in Form von Sport und Fitness-Programmen – er wird trainiert und in Form gebracht. Selbst wenn dabei oft von Körper, Geist und Seele und vor allem von Wellness gesprochen wird, so steht doch meist der äußerliche Umgang mit dem Körper im Vordergrund. Ziele sind uneingeschränkte Funktionstüchtigkeit, Leistungssteigerung, gutes Aussehen und Anti-Aging.

Der funktionelle Umgang mit dem Körper, die zunehmenden täglichen Anforderungen und der vielfach bestehende Leistungsdruck führen aber dazu, dass viele natürliche Rhythmen wie z.B. Aktivität und Erholung ignoriert werden und aus dem Gleichgewicht geraten. Der Körper reagiert mit Konzentrationsschwäche, Schmerzen, Schlafstörungen, Kurzatmigkeit usw., d.h. mit Signalen, die auf eine Überlastung hinweisen (s. 3.9–14). Oft werden die Symptome so lange wie möglich übergangen. Werden sie schließlich wahr- und ernstgenommen, so führt der Weg meist zum „Fachmann" in der Hoffnung auf Hilfe von außen. Am einfachsten erscheint es, die Symptome durch Medikamente zu beseitigen. Solange die Ursachen aber nicht behoben sind, werden die Symptome bleiben oder sich verlagern.

Eine Alternative, die vielleicht herausfordernder, dafür langfristig erfolgreicher ist, besteht in einer selbstverantwortlichen Auseinandersetzung mit dem eigenen Körper, den körperlichen Symptomen und letztlich mit sich selbst. Die in diesem Buch vorgestellten Atem- und Bewegungsübungen sind eine Möglichkeit, wie dies geschehen kann. Sie schulen die Körperwahrnehmung und damit auch die **Selbstwahrnehmung**. Sie eröffnen einen Weg nach innen zum Aufspüren der Ursachen von Symptomen und ermöglichen Veränderung oder einen veränderten Umgang mit ihnen. Sie ermutigen, mehr im Einklang mit dem Körper zu leben und schaffen Zugang zu inneren Kräften und Ressourcen. Auf diese Weise genutzt, werden sie zu einer mächtigen Quelle für Heilung, Gesundheit und Entwicklung. Manche Konsultation eines Fachmanns wird dadurch unnötig, denn Sie werden ihr eigener Fachmann.

Von großer Bedeutung ist, welche Atemweise bei den Übungen genutzt wird.

2.3 Atemweisen

Von Natur aus fließt der Atem **unwillkürlich** und **autonom**. Er bleibt, wie viele andere Körperfunktionen auch, meistens **unbewusst**. Wie schon beschrieben (s. 1.9), reagiert ein freier Atem sehr sensibel auf alle äußeren und inneren Einflüsse und versorgt uns mit der Menge an Sauerstoff, die gerade benötigt wird (s. Anatomie 5.1–6). Niemals wären wir in der Lage, den Atem willentlich in dieser Komplexität sinnvoll zu steuern. Vielmehr würden wir ein großes Durcheinander verursachen.

Verschiedene Ursachen wie z.B. ungesunde Lebensweise und Atemerkrankungen (s. Anatomie 6.2–4) können jedoch die autonome und unbewusste Atemfunktion stören und aus dem Gleichgewicht bringen. Da nun in Belastungssituationen die Leistungsfähigkeit eingeschränkt ist bzw. Atemnot entsteht (s. Anatomie 6.1), wird den Menschen ihr Atem bewusster. Besteht nun das Bedürfnis oder die Notwendigkeit, am Atem zu arbeiten, so bedarf es einer besonderen Herangehensweise, um das Gleichgewicht der autonomen Atemfunktion nicht zu stören bzw. wieder herzustellen.

Der Atem kann aber auch **willentlich** beeinflusst werden. Dies ist z.B. beim Sport, beim Sprechen, Singen, Blasinstrumentespielen und zur Beruhigung oder Entspannung sinnvoll. Bewusste Steuerung des Atems wird meistens eingesetzt, um ein bestimmtes Ziel zu erreichen, wie mehr Sauerstoff aufzunehmen, den Ausatem zu kräftigen bzw. zu verlängern oder den Atem und damit den ganzen Organismus zu beruhigen. Es ist wichtig, dass der Atem nach der willentlichen Beeinflussung wieder zurück zu seiner autonomen und flexiblen Funktionsweise findet. Ansonsten entstehen Atemmuster, die im Alltag nicht funktionell sind (s. Anatomie 5.5).

Auch in manchen Atemschulen wird mit bewusster Atemsteuerung gearbeitet. Es werden **Atemtechniken** eingesetzt, um den Atem aus eingefahrenen Mustern zu befreien. Dies kann in bestimmtem Maße hilfreich sein. Meist kehren jedoch die alten Muster zurück, sobald nicht mehr auf den Atem geachtet wird und die autonome Atemfunktion wieder die Führung übernimmt. Wirkliche Veränderung muss in das unwillkürliche Atemgeschehen integriert werden, um bestehen zu bleiben.

Diese Möglichkeit bietet die dritte Atemweise, die Grundlage der hier vorgestellten Arbeit mit Atem und Bewegung ist. Der Atem fließt **unwillkürlich** und **autonom**, wird aber **bewusst** wahrgenommen. Ilse Middendorf nennt diese Atemweise deshalb „Der Erfahrbare Atem" und Erika Kemmann-Huber nennt sie „Der bewusste zugelassene Atem". „Sie sind Zeuge der ‚von selbst' einsetzenden Atembewegung und der Art Ihres Atems. Sie können Ihren Atem erfahren, ohne seinen unbewussten Ursprung zu stören" (Middendorf 1987, S. 23). Das „Lassen" oder „Zulassen" steht bei dieser Art zu atmen im Mittelpunkt. „Wir lassen den Atem kommen, wir lassen ihn gehen und warten, bis er von selbst wiederkommt" (Middendorf 1987, S. 27).

In dem Moment, in dem wir auf den Atem bewusst achten, wird er sich verändern (s. 2.4). Meist vertieft er sich und wird langsamer, manchmal wird er lebendiger und schneller.

Wenn wir ihn lassen, nimmt er sich das, was er braucht (s. 1.9).

Ungeübte beeinflussen jedoch den Atem zunächst meist willentlich, auch wenn es nicht ihre Absicht ist und sie es oft nicht bemerken. Vor allem am Anfang des Übens ist es nicht einfach wahrzunehmen, ob sich der Atem nun aufgrund der Sammlung und der achtsamen Wahrnehmung oder wegen willentlicher Einflussnahme verändert. Es braucht Geduld und wiederholtes Üben, bis der Atem wirklich zugelassen und gleichzeitig bewusst wahrgenommen werden kann. Alle Erfahrungen auf diesem Übungsweg können im Körper, in Gefühlen, in Erkenntnissen und im Denken weiterwirken. Sie bringen uns deutlicher in Kontakt mit uns selbst, bringen Unbewusstes ans Licht und führen uns in ganzheitliche Auseinandersetzung (s. 2.13) mit uns selbst. Es entsteht größere Bewusstheit, die Veränderung bewirkt (s. 2.15). Diese Atemweise beinhaltet ein ungeheures Potenzial, das im Folgenden näher erläutert wird.

Grundlage ist die Dreiheit von Sammeln – Körperwahrnehmen – Atmen.

2.4 Sammeln – Körperwahrnehmen – Atmen

Sammeln, Körperwahrnehmen und Atmen fördern sich wechselseitig. Wenn wir uns in einen bestimmten Bereich unseres Körpers sammeln (am Anfang kann direkte Berührung wie z.B. in Übung 1.3 und 1.8 dabei helfen), werden wir diesen Körperbereich deutlicher wahrnehmen und Atembewegung wird sich dort ausbreiten. Wir können aber auch mit dem Wahrnehmen von einem bestimmten Bereich unseres Körpers beginnen, die einsetzende Atembewegung spüren und uns leichter dorthin sammeln. Oder wir atmen in einem bestimmten Bereich unseres Körpers, sammeln uns dorthin und nehmen deutlich diesen Bereich wahr. Gleich,

welches Element zu Beginn steht, es verstärkt immer die anderen beiden (Middendorf 1987).

Auch die Muskelspannung beeinflusst unmittelbar den Atem und die Bewegung.

2.5 Muskelspannung

Die **Grundspannung** aller Muskeln in Ruhe wird als **Tonus** bezeichnet. Die optimale Spannung für das Leben, den momentanen Zustand des Organismus und das Handeln ist veränderlich und passt sich flexibel jeder spezifischen Situation an (Alexander in Hemsy de Gainza 2003). Sie wird **Wohlspannung** oder auch **Eutonus** genannt. Diese situationsangemessene Wohlspannung ist eine wesentliche Voraussetzung dafür, dass der Atem frei und lebendig auf innere und äußere Einflüsse reagiert und seine Form, d.h. seine Frequenz, Tiefe, Bewegung und seinen Rhythmus verändern kann (s. 1.9).

„Als Tonus bezeichnen wir den Spannungszustand, der in der gesamten gestreiften und glatten Muskulatur des lebendigen Organismus zu finden ist und der optimal in der Ruhe im ganzen Körper den gleichen Spannungsgrad hat. Er erhöht sich bei Bewegung oder Erregungszuständen, senkt sich aber im Schlaf und in Erschöpfungszuständen. (...) Der Tonus ist auch beeinflussbar durch emotionelle Zustände und Veränderungen (Psychotonus), z.B. durch Angst, Freude, durch alle Formen von Erregungszuständen (hoher Tonus), sowie durch körperliche und seelische Übermüdung und durch Depression (niedriger Tonus)" (Alexander, zit. n. Höller-Zangenfeind 2004, S. 54).

Der größte Anteil unserer Muskeln sind gestreifte Muskeln, auch **Skelettmuskeln** genannt. Sie dienen der Bewegungserzeugung und Haltungsstabilisierung und sind willentlich über das **somatische Nervensystem** steuerbar. Die Skelettmuskeln arbeiten sehr schnell und sind äußerst leistungsfähig. Wirksam werden sie, indem sie sich anspannen bzw. zusammenziehen (Kontraktion) und dabei Kraft ausüben. Sie besitzen jedoch nicht die Fähigkeit, sich selbstständig wieder zu entspannen. Deshalb hat jeder Muskel einen sogenannten Gegenspieler, um die Kontraktionswirkung aufzuheben und ihn wieder in seinen Ursprungszustand auszudehnen. Auch die Zugkraft elastischer Körpergewebe wie Bänder oder der Druck von anderen Organen kann den Muskel zurückdehnen. Selbst im Zustand der Ruhe befinden sich alle Skelettmuskeln in einer Grundspannung, d.h. in gewissem Umfang in Kontraktion. Sie halten den Körper damit in einer bestimmten Stellung.

Die **glatten Muskeln**, auch Eingeweidemuskeln genannt, sind z.B. in der Wand der Blutgefäße, des Verdauungskanals und der Atemwege zu finden. Auch sie haben einen wechselnden Spannungszustand. Dieser ist nicht willentlich beeinflussbar, da er vom **vegetativen** (autonomen) **Nervensystem** gesteuert wird. Glatte Muskeln kontrahieren sich langsam.

Wenn wir eine Handlung planen, dann steigt die Spannung im Körper in Vorbereitung auf die Aktion. In der Handlung selbst setzen die Skelettmuskeln unseren Willen in Bewegung um. Optimalerweise tun sie dies mit der genau dafür erforderlichen Muskelspannung bzw. Muskelkraft. Abhängig von der Aktion kann in manchen Körperbereichen dafür mehr Kraft erforderlich sein als in anderen. Aber immer ist der gesamte Organismus beteiligt und unterstützt mit angemessener Spannung die Handlung. Nach der Aktion bzw. wenn keine neue folgt, senkt sich die Spannung wieder. Voraussetzung für diesen Vorgang ist eine gute Elastizität der Muskeln, so dass sie sich den Erfordernissen anpassen können (Höller-Zangenfeind 2004). Gerade dieses Wechselspiel zwischen Spannen und Lösen ist für die uneingeschränkte Funktion der Muskeln, die Erhaltung der Bewegungsmöglichkeiten und für ein freies Atmen so wichtig. Es ist die Kunst des Alltags.

Vielfach werden aber Muskeln nicht in der richtigen Dosierung genutzt. Tätigkeiten werden entweder mit zu viel oder mit zu wenig Spannung ausgeführt. Dies wird **Überspannung** bzw. **Hypertonus** oder **Unterspannung** bzw. **Hypotonus** genannt. Die Gründe für zu viel Spannung sind z.B. Unsicherheit, zu hohe Konzentration und Leistungsanspruch und für zu wenig Spannung z.B. Gewohnheit, Zurückhaltung, Desinteresse und Antriebslosigkeit. Im Spannungsniveau drückt sich immer unsere Haltung zum Leben und zum aktuellen Geschehen und unsere Art der Beteiligung aus. Da viele Aktionen automatisiert ablaufen und wir gewohnt sind, auf diese Weise zu agieren, wird uns dies meistens nicht bewusst.

Weitere Gründe, die eine erhöhte Muskelspannung verursachen können, sind Fehlhaltungen wie z.B. eine Skoliose. Sie führt aufgrund der asymmetrischen Form (seitliche Biegung) der Wirbelsäule dazu, dass einzelne Rückenmuskeln stark belastet und überspannt werden. Auch Haltungsschwächen, wie zusammengesunkenes Sitzen, können sogenannte **Verspannungen** hervorrufen. Die Folgen sind eingeschränkte Beweglichkeit, behinderte Durchblutung und Schmerzen (s. 3.11), die oft in einen Teufelskreis münden und zu weiteren Spannungen, Schonhaltung und zusätzlichen Fehlbelastungen führen. Auch Stress (s. 3.9) führt zu einer (gleichmäßigen) Erhöhung des Tonus im gesamten Organismus. Oft werden Gefühle und emotionale Erregbarkeit durch Muskelspannung kontrolliert (s. 1.7). Aber auch Gefühle wie Angst erzeugen Verspannungen (s. 3.13).

Ursachen, die zur Unterspannung führen können, sind mangelnde Bewegung und schlechte Haltung, Erschöpfung, Gefühle wie Resignation und Hilflosigkeit oder psychische Erkrankungen wie Depression (s. 3.14). Bei erhöter Muskelspannung, d.h. erhöhtem Sauerstoffbedarf, wird der Atem direkt angeregt, vertieft (so er nicht durch Überspannung behindert wird) und er fließt schneller (s. Anatomie 5.3). Bei Unterspannung fließt er ganz flach und im Zustand der Ruhe bzw. Grundspannung eher ruhig und langsam. Der Atem wird noch auf andere Weise durch die Muskelspannung beeinflusst. So schränken Verspannungen die Beweglichkeit des Körpers ein und führen z.B. im Bereich des Brustkorbs zu einer verminderten Brustraumerweiterung. Gleiches geschieht durch unnachgiebige Bauchmuskeln, die dem Zwerchfell keinen Raum geben, um sich abzusenken und damit die Atemtiefe reduzieren. Immer beeinflusst die Muskelspannung unmittelbar den Atem (s. Anatomie 1.4, 2.2, 3.1 und Exkurs).

Die Arbeit mit Atem und Bewegung bietet vielfältige Möglichkeiten den Muskeltonus direkt zu beeinflussen (s. 2.7–10). Überspannungen können gelöst, Unterspannungen angehoben und die Flexibilität der Spannungsregulierung und Wohlspannung (wieder)hergestellt werden. Dies wirkt sich positiv auf die Bewegung und den Atem aus. Es führt zu freieren Gelenken, größerer Beweglichkeit und Durchlässigkeit, besserer Durchblutung und Sauerstoffversorgung und vor allem zu freierem Atemfluss. Ebenso wie sich die Spannung nun situationsangemessen ändern kann, wird es auch der Atem tun. Diese vitale Spannung kombiniert mit einem vitalen Atem vermittelt Lebenskraft und Lebensfreude, körperliche, seelische und geistige Wachheit und Präsenz. Sie ist auch eine wesentliche Voraussetzung, um eine mühelose Haltung zu finden.

2.6 Haltung

Haltung, Bewegung und Atem sind eng miteinander verbunden. Die Haltung ist von Mensch zu Mensch verschieden. Sie ist durch die individuelle Körperstruktur und deren Verfassung bestimmt und spiegelt auch die seelische Befindlichkeit und die Geisteshaltung des Menschen wieder. Es gibt persönliche Merkmale, die gleich bleiben, und andere, die je nach Situation wechseln. Haltung verändert sich durch Bewegung.

Haltungsschwächen und Fehlhaltungen führen zu Einschränkungen der Beweglichkeit und zu Störungen des Atemgeschehens. Umgekehrt können gezielte Atem- und Bewegungsübungen Haltungsschwächen und Fehlhaltungen positiv beeinflussen.

Haltung entsteht auf der körperlichen Ebene aus der dynamischen Wechselbeziehung zwischen Knochenskelett und Muskeln und wird zusätzlich durch Organe und Gewebe beeinflusst. Das Skelett bildet das körperliche Gerüst und Stativ der Haltung, gibt dem Körper Halt und Festigkeit und bestimmt dessen grundlegende Körperform (Fischer, Kemmann-Huber 1999). Es besteht aus vielen Einzelknochen, die untereinander durch Gelenke verbunden sind. Dadurch ist der Körper beweglich und in der Lage seine Form und Haltung zu verändern. Bänder stabilisieren die Gelenke und damit die Form. Vor allem aber halten die Muskeln durch ihre Grundspannung das Skelett in einer aufrechten Haltung. Zudem bewegen sie durch Anspannen und Lösen das Skelett und können damit die Haltung ändern.

Diese körperlichen Strukturen sind durch die Veranlagung bestimmt und werden im Laufe des Lebens durch Ernährung, Gebrauch, Missbrauch, Krankheit und Verletzung geprägt. Manche dieser Faktoren können wir beeinflussen, andere dagegen nicht. Wir können z.B. nicht unsere Körpergröße ändern, aber bestimmen, ob wir uns durch unsere Haltung größer oder kleiner machen, wir können angeborene Fehlbildungen kaum verändern und Krankheiten oft nicht abwenden, aber wählen, wie wir mit ihnen umgehen und leben und wir können Haltungsschwächen hinnehmen oder aktiv versuchen sie zu beheben. Im Grunde sind wir in jedem Moment gefordert, die, unseren individuellen Möglichkeiten und der jeweiligen Situation entsprechende, „richtige Haltung" zu finden. Meist nehmen wir aber einfach unsere gewohnte, vielfach unbewusste Haltung ein.

Die **„richtige Haltung"** im Sitzen und Stehen entsteht aus der Auseinandersetzung des Körpers mit der Aufrichtung entgegen der Schwerkraft und durch ein Ausbalancieren des Körpergewichts von den Füßen beginnend hinauf bis zum Kopf. Je besser die Körpereigenwahrnehmung (Propriozeption s. 2.2) ausgebildet ist, desto leichter ist dies möglich. Die erste wichtige Voraussetzung ist ein guter Kontakt zum Boden. Dafür muss das Körpergewicht an den Boden abgegeben werden. Gelingt dies, stehen die Füße fest und sicher am Boden (auch im Sitzen). Die nächste Aufgabe besteht darin, die drei zentralen Bereiche des Körpergewichts: Becken, Brustkorb und Schädel, übereinander in einer Linie auszurichten.

Da die Aufrichtung von unten beginnt, ist zunächst die senkrechte Stellung des Beckens wichtig. Im Sitzen ist dies daran spürbar, wenn das Körpergewicht auf dem höchsten Punkt der Sitzknochen lagert. Dadurch wird eine gesunde Wirbelsäule in ihrer natürlichen S-Form mühelos aufgerichtet. Brustkorb und Schädel finden ihre Ausrichtung über dem Becken in einer Linie. Es bedarf keines Sichhinaufziehens vom Scheitelpunkt, das vielfach nur den Atem nach oben zieht. Es reicht aus, die Schwerpunkte des Körpergewichtes von unten beginnend über-

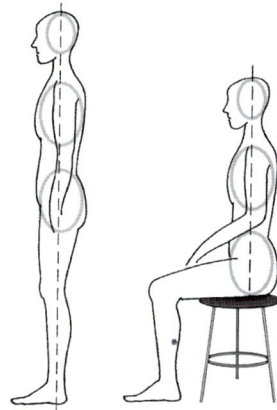

einander auszurichten. Eingerollte Schultern öffnen sich zur Seite, hochgezogene Schultern lassen sich auf dem Brustkorb nieder und ein vorgeschobener oder zurückgelehnter Kopf findet seinen optimalen Platz auf der Wirbelsäule und kann wie eine Krone getragen werden.

Diese aufrechte Haltung bedeutet, auf dem Boden der Realität zu stehen, die eigene wahre Größe einzunehmen, sich zu öffnen und zu zeigen – in Erscheinung zu treten – und präsent zu sein. Diese Haltung ist würdevoll und königlich. Sie ist für viele Menschen am Anfang ungewohnt und zuweilen sogar eine Herausforderung. Hieran wird deutlich, dass die äußere Haltung auch von innen getragen sein muss. Oft bedarf es der gleichzeitigen Entwicklung der Persönlichkeit (s. nächste Seite).

In dieser optimalen aufrechten Haltung besteht die Arbeit der Muskulatur weniger in einem Halten als in einem Balancieren des Skeletts. Die Muskulatur befindet sich im Idealfall in der Wohlspannung (Eutonus). Haltung wird weniger zu einem gehaltenen Zustand als vielmehr zu einem dynamischen Gleichgewicht, das immer wieder neu gefunden werden muss. Haltung beinhaltet damit auch Bewegung. Dies wirkt sich günstig auf das Atemgeschehen aus. Der

Brustkorb ist frei beweglich und das Zwerchfell sowie alle anderen Atemmuskeln können frei arbeiten. Die wohlgespannte Skelettmuskulatur ist jederzeit in der Lage, der Atembewegung (s. 2.9) in alle Richtungen, selbst in den Rücken, nachzugeben und Raum zu geben. So atmet es sich mühelos und leicht (s. Anatomie 3. Exkurs).

In der Praxis sieht die Haltung vieler Menschen aber anders aus. Sie sind gezwungen mehrere oder gar viele Stunden des Tages im Sitzen oder Stehen zu verbringen. Kaum jemand findet dabei eine gute Haltung, vor allem nicht auf Dauer. Gerade wenn es nicht möglich ist, sich zwischendurch frei zu bewegen, sitzt oder steht nach einer gewissen Zeit fast jeder Mensch auch bei gutem Willen in einer mehr oder weniger **schlechten Haltung**.

Wenn z.B. im Sitzen das Becken nicht aufgerichtet, sondern nach hinten gekippt ist – wie bei vielen Menschen, wenn sie nicht bewusst auf ihre Haltung achten – dann können auch Brustkorb und Schädel nicht ihren idealen Platz finden. Alle drei Bereiche geraten im wahrsten Sinne des Wortes aus dem Lot (s. Abb. S. 19). Dadurch kommt es zu muskulären Unter- und Überspannungen, die Schmerzen (s. 3.11) verursachen können. Wird nun diese Fehlhaltung über längere Zeit, und dies geschieht oft über Jahre, eingenommen, dann führt die ständige Überspannung der Muskeln oft zu chronischen Schmerzen (s. 3.17) und anderen Folgebeschwerden.

Weitere häufige **Haltungsschwächen** und **Fehlhaltungen** betreffen die Wirbelsäule, den Brustkorb, den Schultergürtel und den Kopf. In allen Fällen werden Muskeln verstärkt mit Haltearbeit beschäftigt. Sie können sich nicht mehr in vollem Umfang lösen und behindern die Entfaltung des Atems. Selbst das Zwerchfell kann durch eine Fehlhaltung in seiner Schwingungsfähigkeit ein-

geschränkt sein. Ebenso können alle anderen Atemmuskeln, weil sie zugleich auch Haltungsmuskeln sind, in ihrer Funktion als Atemmuskeln beeinträchtigt sein (s. Anatomie 3. Exkurs).

Haltung drückt aber nicht nur unsere individuelle körperliche Verfassung aus, sondern immer auch unsere seelischen Erfahrungen, unsere Gefühle, unsere Stimmung und unsere Geisteshaltung. Je nachdem, ob wir z.B. traurig oder fröhlich sind, etwas gelangweilt oder sehr interessiert tun, uns zurückhalten, aus dem Kontakt nehmen, unser Herz schützen oder uns freizügig öffnen, uns größer machen, aufblasen, anstrengen und durch Leistung beweisen wollen oder selbstbewusst und entspannt agieren, wird es sich in der Haltung äußern. Manchmal ist uns dies bewusst, oft ist es aber unbewusst. Vielfach sind daher diese Haltungen keine freie Wahl, sondern Gewohnheiten, festgefahrene Muster und Fixierungen, die nach einer Lösung in ganzheitlichem Sinne – körperlich, seelisch und geistig – verlangen. Sie können in der achtsamen Arbeit mit Atem und Bewegung bewusst werden und sich im Laufe des Übens verändern (s. 2.14/15).

Gleich, ob die Ursachen für eine „schlechte Haltung" körperlicher, seelischer oder geistiger Natur sind, mit Hilfe einer Kombination aus dehnenden, lösenden und aktivierenden Atem- und Bewegungsübungen (s. 3.11) kann die optimale aufrechte Haltung wie zuvor beschrieben (wieder) erarbeitet werden. Die Atmung wird dadurch nicht nur freier und leichter, sie kann bei dem Prozess selbst unterstützend mitwirken. Von unten kann der aufrichtende Ausatem die Haltung unterstützen, von oben der absteigende Ausatem Spannungen lösen helfen und von der Mitte der horizontale Atem zentrieren und von innen Ich-stärkend aufrichten (s. 2.11).

Sind wir körperlich, seelisch und geistig gestärkt und in unserer Haltung wieder beweglich geworden, kann sie sich flexibel jeder Situation anpassen. So ist die „richtige Haltung" ein Ideal, dem wir uns immer wieder nähern. Sie ist meist in Bewegung, vielleicht unterbrochen von Momenten inneren und äußeren Gleichgewichts.

Die Atem- und Bewegungsübungen beginnen wir immer aus einer aufrechten Haltung heraus (siehe die Übungsbeschreibungen). Sie bietet uns einen Anhaltspunkt, anhand dessen wir das Vorher und Nachher vergleichen können. So können wir wahrnehmen, was die Übungen bewirken und verändern. Zudem erfordert diese aufrechte Haltung eine gute Grundspannung und damit körperliche, seelische und geistige Wachheit (aus diesem Grund ist die aufrechte Haltung auch Basis vieler Achtsamkeitsübungen und Meditationsformen). Wir können jetzt aufmerksam gesammelt die Übungen ausführen, uns in freier Wahl mit der momentan möglichen Tiefe auf sie einlassen und dabei bewusst wahrnehmen, was geschieht.

In der Arbeit mit Atem und Bewegung wird vor allem die Bewegung genutzt, um den Atem zu fördern.

2.7 Bewegung

Bewegung beeinflusst den Atem unmittelbar und regt je nach Belastung die Atmung mehr oder weniger stark an (s. Anatomie 2.2 und 5.3). Sie kann zudem gezielt eingesetzt werden, um die körperlichen Voraussetzungen für einen freien Atem wie muskuläre Wohlspannung, Beweglichkeit, eine gute Haltung und Durchlässigkeit für die Atembewegung (s. 2.9) zu verbessern.

In der Arbeit mit Atem und Bewegung werden verschiedene Formen von Bewegungen oder Bewegungsabläufen willentlich und bewusst eingesetzt. Der Atem dagegen wird nicht willentlich beeinflusst (s. 2.3), sondern kann sich von selbst auf die Bewegungs-

angebote einstellen. Ein freier, zugelassener Atem wird in einer bestimmten Weise und je nach Angebot wechselnd reagieren. Oft ist dies erst möglich, wenn der Übende mit dem Bewegungsablauf vertraut ist und die Bewegung leicht ausgeführt werden kann. Solange der Übende sich noch bemühen oder besonders konzentrieren muss, ist der Atem meist geführt, eingeschränkt oder sogar gehalten. Damit dies möglichst selten geschieht, sind die Bewegungen oder Bewegungsabläufe sehr einfach gehalten.

Einerseits ist es wichtig, die vorgegebene Bewegungsform möglichst genau nachzuvollziehen. Andererseits gibt es individuellen Spielraum, wie schnell, langsam, groß, klein oder dynamisch sie ausgeübt wird. Je vertrauter die Bewegung geworden ist und je bewusster sie ausgeführt werden kann, desto eher kann sie den individuellen Bedürfnissen und Möglichkeiten entsprechend vollzogen werden und desto leichter kann sich der Atem darauf einstellen.

Ist der Atem sehr festgelegt, wird er selbst auf unterschiedliche Bewegungsangebote zunächst immer in der gleichen Weise reagieren. Erst nach wiederholtem Üben einer Bewegung und vor allem durch den Einsatz verschiedenartiger Angebote kann sich das fixierte Atemmuster lösen. Der Atem kann wieder spontan und frei reagieren.

In der Arbeit werden gezielt folgende Formen von Bewegungen oder Bewegungsabläufen eingesetzt, um Körper und Atem auf spezifische Weise anzusprechen (vgl. Fischer, Kemmann-Huber 1999, S. 114ff):

- **Berührungen, bei denen der Atem in seinem eigenen Maß fließt.** Sie werden in Form von Streichungen, Klopfen, Massieren und Händeauflegen wie z.B. in Übung 1.3, 3.1 und 1.8 ausgeführt. Auf direkte Art und Weise wird Kontakt mit bestimmten Körperregionen aufgenommen, um mehr Lebendigkeit spürbar werden zu lassen, die Körperwahrnehmung zu fördern, die Sammlungsfähigkeit und Anwesenheit zu stärken und Atembewegung wahrzunehmen.

- **Fließende Bewegungen, bei denen der Atem in seinem eigenen Maß fließt** wie z.B. in Übung 3.2, 3.12 und 4.2. Die fließenden Bewegungen laufen kontinuierlich ohne bestimmten Rhythmus ab. Sie lösen die Gelenke und fördern die Durchlässigkeit im Körper. Dabei sind wir gefordert, Bewegung und Atem unabhängig voneinander fließen zu lassen und wahrzunehmen.

- **Fließende Bewegungen, bei denen sich Atem und Bewegungsablauf aufeinander einstellen** wie z.B. in Übung 3.5 und 5.8. Obwohl z.B. beim Schulterkreisen die Bewegung kontinuierlich ohne Rhythmus fließt, ordnet sich bei entsprechendem Tempo der Atem oft der Bewegung zu. Beim Nach-vorne- und -oben-Kreisen der Schulter kommt der Einatem und beim Nach-hinten- und -unten-Kreisen geht der Ausatem. Wird nun dem individuellen Atemrhythmus mehr Beachtung geschenkt, beginnt der Atem die Bewegung zu bestimmen. Sie wird je nach Rhythmus des Atems z.B. schneller oder langsamer, kleiner oder größer. Bei dieser Form von fließenden Bewegungen werden die Gelenke gelöst, die Durchlässigkeit im Körper wird gefördert und zusätzlich Atemraum (s. 2.10) geschaffen. Außerdem wird der individuelle Atemrhythmus (s. 2.12) erfahrbar.

- **Gehaltene dehnende Bewegungen, bei denen der Atem in seinem eigenen Maß fließt** wie z.B. in Übung 5.4 und 5.21. Sie lösen Überspannungen in Muskeln und schaffen Atemraum. Dabei sind wir gefordert, in der gehaltenen Dehnspannung den Atem fließen zu lassen und wahrzunehmen.

- **Rhythmisch dehnende Bewegungen, bei denen sich Atem und Bewegung rhythmisch aufeinander einstellen** (s. auch 2.8) wie z.B. in Übung 3.13, 5.11 und 6.6. Wenn der Atem zugelassen werden kann, kommt beim Dehnen der Einatem und beim Lösen geht der Ausatem. Auch hier kann der Atem, wenn dem individuellen Atemrhythmus mehr Beachtung geschenkt wird, beginnen, die Bewegung zu bestimmen (siehe Punkt 2 linke Spalte). Mit diesen rhythmisch dehnenden Bewegungen werden überspannte Muskeln gelöst, der Einatem wird gefördert und Atemraum geschaffen. Sobald Geübtere den Ausatem bewusst mit der Sammlung begleiten können, werden zusätzlich die Atemkräfte und -richtungen (s. 2.11) erfahrbar. Darüber hinaus können die Atemruhe und damit der gesamte Atemrhythmus wahrgenommen werden.

- **Schnelle rhythmische Bewegungen, bei denen der Atem in seinem eigenen Maß fließt** wie z.B. in Übung 2.1, 2.5 und 5.3. Sie wirken lösend, fördern die Durchlässigkeit im Körper und regen den Atem sehr an. Wir sind gefordert, zwei Rhythmen unabhängig voneinander fließen zu lassen und wahrzunehmen.

- **„Tonbewegung" – Tönen von Konsonanten, Vokalen und Umlauten, bei dem sich der Atem auf die Art des Tönens einstellt** wie z.B. in Übung 3.10, 3.14 und 6.9. Dieses Tönen bewirkt Bewegung und Schwingung von innen her und schafft Raum. Es fördert den Ausatem, unterstützt seine Kraft und lässt ihn deutlicher wahrnehmbar werden. Der Atem wird insgesamt angeregt und der gesamte Atemrhythmus beeinflusst. Je nach Übungsweise entsteht der reflektorische Einatem.

Viele Bewegungen im Übungsteil beinhalten ein Dehnen.

2.8 Dehnen

Dehnen löst Spannungen in Muskeln und verringert Gewebe-Widerstände. Durch das Dehnen entsteht eine neue Elastizität und Wohlspannung (Eutonus). Muskeln, Haut aber auch andere Gewebeschichten werden lebendiger, nachgiebiger und reaktionsfähiger. Die Durchblutung wird erleichtert und gefördert. Durch Wärme und Kribbeln an entsprechenden Stellen ist dies deutlich spürbar. Gelenke werden freier, die Beweglichkeit wird größer. Atembewegung (s. 2.9) kann sich müheloser ausbreiten – das Atmen erfolgt leichter.

Oftmals ist es sinnvoll, Muskeln zuerst durch fließende Bewegungen zu lösen, bevor sie gedehnt werden. Verletzte Muskeln z. B. halten zum Schutz vor erneuter Verletzung fest und sollten nicht zusätzlich mechanisch beansprucht werden. In diesem Fall sollte zunächst das Lösen und Regenerieren gefördert und dann erst gedehnt werden.

Dehnen führt allerdings nur in Richtung Wohlspannung, wenn es weich und kontinuierlich ausgeführt wird. Wird zu stark und zu abrupt gedehnt, halten Muskeln als Schutz vor Überdehnung und Verletzung dagegen. **Muskelspindeln** (Sinnesorgane in den Muskeln, die zu den Propriorezeptoren gehören s. 2.2) erfassen den Dehnungszustand der Muskeln und lösen in diesem Fall den so genannten **Dehnungsreflex** aus, wodurch sich die Muskeln wieder zusammenziehen. Das gewünschte Ziel des Nachgebens und der größeren Elastizität der Muskeln wird nicht erreicht.

Katzen sind wunderbare Vorbilder für wirkliches Dehnen. Wenn Katzen eine Weile lang gelegen sind, dehnen sie sich in geschmeidiger Weise, bevor sie weglaufen. Deutlich sichtbar fließt die Bewegung durch den ganzen Körper. Dehnen löst oft ein Gähnen (s. Anatomie 2.5) aus (auch bei Katzen sichtbar).

Viele Menschen dehnen nicht, sondern strecken sich. Meist ist ihnen das nicht bewusst und der Unterschied nicht bekannt. Beim Strecken werden die Gelenke meist durchgedrückt und blockiert und die Muskeln machen fest. Der Atem wird unbewusst angehalten. Es erfolgt kein Nachgeben, Ausdehnen und damit keine Veränderung der Spannung der Muskeln.

Wenn richtig gedehnt wird und damit Spannungen gelöst werden, dann entsteht eine Körperempfindung von mehr Innenraum und Weite (s. 2.10). Nun kann sich der Atem in Form von Atembewegung im Körper leichter ausbreiten und mehr Raum nehmen. Das Dehnen löst sowohl durch das Raum-Schaffen als auch durch direkte Impulse der **Mechanorezeptoren** an das Atemzentrum (s. Anatomie 5.3) den **Einatem** aus. Demnach wird immer, wenn wir weich, kontinuierlich und rhythmisch dehnen, der Einatem hervorgerufen. Er wird genauso lang und intensiv kommen, wie wir dehnen, vorausgesetzt wir bleiben innerhalb des Rahmens unseres Atemrhythmus. Durch Übung 5.25 oder 5.1 kann dies jeder Mensch sehr deutlich an sich selbst erleben. Wird das Dehnen länger gehalten, sollte der Atem nicht angehalten werden, sondern natürlich weiterfließen können.

Solange das Üben mit dem rhythmischen Dehnen neu und ungewohnt ist, ist es sinnvoll, das Dehnen in einem mittleren Tempo und einer mittleren Länge auszuführen. Je mehr wir den Atem sich selbst überlassen bzw. zulassen können, desto größer wird der Spielraum, in dem er sich dem Dehnen (Tempo, Länge und Größe) anpassen kann. Nun können wir spielerisch erforschen, wie langsam oder weit wir dehnen können, ohne den Atem zu überziehen. Wir werden wahrnehmen, ob das Dehnen zu klein und zu schnell und der Atem „unterfordert" ist. Durch schnelleres Dehnen können wir den

Atem stärker aktivieren oder durch langsameres Dehnen vertiefen. Unser individueller Atemrhythmus (s. 2.12) wird uns durch kontinuierliches Üben und Forschen immer bewusster. Wir können nun den Atemrhythmus in den Vordergrund stellen und ihn das Dehnen beeinflussen lassen. Jetzt bestimmt die Einatemlänge das Tempo, die Länge und die Größe des Dehnens.

Beim Dehnen der oberen Extremitäten und des Rumpfes nach vorne und zur Seite spüren die meisten Menschen deutlich, dass Dehnen den Einatem hervorruft. Wenn sie aber den Rücken und die unteren Extremitäten dehnen, vor allem, wenn dies mit einem Nach-vorne- oder Nach-unten-Beugen verbunden ist wie z. B. bei Übung 2.7, 2.10, 3.7, 3.13, 3.16 und 3.18, dann atmen viele aus. Bei den Bewegungen nach vorne, unten oder nach hinten geben die meisten Menschen im Körper nach. Anstatt zu dehnen, lassen sie sich fallen oder „zusammensacken" und damit geht natürlicherweise der Ausatem einher. Dieses Bewegungsmuster ist weit verbreitet, da es in vielen Bewegungsschulen auf diese Weise vermittelt wird, d. h., die meisten Menschen lernen es von klein auf. Oft ist es mit der festen Überzeugung verbunden, dass der Bauch zusammengedrückt wird, wenn sie sich nach vorne oder unten beugen und sie somit nicht einatmen können.

Viele Menschen denken, dass Atembewegung nur in die Vorderseite und vor allem in den Bauch kommt. Sie übersehen, dass Atembewegung eine dreidimensionale Bewegung ist, die sich in alle Richtungen – nach vorne, hinten, unten, links, rechts und oben – ausbreiten kann (s. Anatomie 2.2). Wenn sie nicht nur auf die Vorderseite achten, sondern auch auf die Rückseite und das Becken, so können sie wahrnehmen, dass diese Gegenden bei den Bewegungen, die nach vorne, unten oder nach hinten ausgeführt werden,

gedehnt werden. Damit wird die Einatmung gefördert und die Einatembewegung breitet sich vor allem nach hinten und unten in die gedehnten Bereiche aus. Die Einatembewegung unterstützt zusätzlich das Öffnen des Rückens und des Beckens und genau das ist bei diesen Übungen erwünscht.

Auf diese Weise zu üben hat den weiteren wesentlichen Vorteil, dass beim Sich-Aufrichten ausgeatmet und damit die Bewegung des Aufrichtens unterstützt wird. Um sich gegen die Schwerkraft aufrichten zu können, wird Kraft benötigt. Sie steht uns im Ausatem weit mehr zur Verfügung bzw. entsteht durch das Ausatmen (s. 2.11). Jede kraftvolle Bewegung im Sport oder in den Kampfkünsten ist mit dem Ausatmen verbunden. Warum nutzen wir dies nicht bewusster bei alltäglichen Bewegungsabläufen wie Aufstehen, etwas Aufheben usw.? Wir würden uns viel leichter tun. Wer dieses Zusammenspiel von Bewegung und Atem einmal gelernt und integriert hat, wird es nicht mehr missen wollen.

Die schon mehrfach erwähnte Atembewegung hat eine zentrale Bedeutung in der Arbeit mit Atem und Bewegung.

2.9 Atembewegung

Oft wird davon gesprochen, dass der Atem z. B. im Bauch oder im Rücken zu spüren ist. In diesem Fall ist die Atembewegung gemeint, denn Atem bzw. Luft gelangt immer nur bis in die Lungen. Atembewegung entsteht, wenn sich das Zwerchfell und der Brustkorb bewegen (s. Anatomie 1.4 und 2.2) und sich diese Bewegung über die Muskulatur, Haut und andere Gewebe im Körper ausbreitet. Beim Einatmen geben die Rumpfwände nach außen hin nach und beim Ausatmen schwingen sie wieder zurück. Durch dieses immerwährende **Weit und Schmal** erleben wir den Atem als Atembewegung, erleben wir, dass wir atmen.

Atem wird demnach nicht nur durch Bewegung ausgelöst, sondern Atem ist selbst Bewegung. Diese Atembewegung kann sich bei entsprechender Durchlässigkeit – wohlgespannter Muskulatur, freien Gelenken, elastischen Geweben – im gesamten Rumpf ausbreiten. Geübte können sie sogar als Welle oder **Schwingung** bis in die Extremitäten wahrnehmen. Erreicht die Atembewegung bestimmte Körpergegenden nicht von selbst, dann kann sie durch gezielte Stimulation (Sammlung, Berührung, Bewegung oder Stimme) hingelockt werden.

Obwohl ihr Ursprung in der Zwerchfell- und Brustkorbbewegung liegt, wird bei einer optimal funktionierenden Atmung (s. Anatomie 2.2) die Atembewegung am deutlichsten im Bauch knapp unterhalb des Nabels spürbar. Diese Stelle wird in der Middendorf-Methode **„Atempulspunkt"** genannt. Von hier breitet sich die Atembewegung im ganzen Körper aus. Sie können dies einfach nachvollziehen, indem Sie die Hand auf diese Stelle legen und die Sammlung dorthin lenken. Normalerweise werden Sie unter der Hand ein Heben der Bauchdecke im Einatem und ein Zurückschwingen im Ausatem wahrnehmen können (s. Übungen 1.8).

Atembewegung hat ähnliche Wirkungen wie eingesetzte muskuläre Bewegung. Sie löst Überspannungen im Körper, aktiviert unterspannte Bereiche und fördert Wohlspannung (Eutonus) und Durchlässigkeit. Sie vermittelt ein Gefühl von Lebendigkeit und Kraft. Sie hilft zu entspannen und zu regenerieren. Außerdem fördert sie den Herz- und Lymphkreislauf und wirkt unterstützend auf die Bauchorgane. Atembewegung hat zudem viele weitere Wirkungen, die über das Körperliche hinaus in den seelisch-geistigen Bereich reichen und im Folgenden beschrieben werden. Die Wahrnehmung von Atembewegung ist die Voraussetzung für die Wahrnehmung von Atemraum.

2.10 Atemraum

Beim Nachgeben der Körperwände im Einatem entsteht innerlich Raum und Volumen. Dies wird in unserer Arbeit Atemraum genannt. Der entsprechende Bereich fühlt sich weiter und größer an als zuvor. Diese Empfindung besteht meist nicht nur im Moment der Einatmung, sondern auch im Nachhinein. Es entsteht eine Körperwahrnehmung von unserem **Innenraum**, der durch die Körperwände vom **Außenraum**, von der Umwelt getrennt ist. Die Körpergrenzen werden dadurch deutlich spürbar.

Der Innenraum wird in drei Atemräume – den unteren, mittleren und oberen – unterteilt. In jedem der Atemräume entfaltet und gestaltet sich die Atembewegung in unterschiedlicher Weise. Zudem sind in diesen drei Atemräumen charakteristische körperliche, seelische und geistige Erfahrungen möglich:

- **Der untere Atemraum** umfasst die Füße, Beine und das Becken bzw. den unteren Bauchraum bis zum Nabel. Die Atembewegung in diesem Raum kann sehr deutlich, groß und kraftvoll sein. Es werden Vitalkräfte wie Urvertrauen, Standfestigkeit, Widerstandskraft, Antriebskraft, Dynamik, Impulsivität, Spontaneität, Sexualität und Lebenskraft erfahrbar.

- **Der obere Atemraum** umfasst den Brustraum oberhalb der Brustbeinspitze, Schultern, Arme und Hände, Hals und Kopf. In diesem Raum ist die Atembewegung kleiner und feiner als im unteren Atemraum – vorausgesetzt der Atem wird zugelassen und nicht willentlich verstärkt. Es ist der Raum des persönlichen Ausdrucks, des Handelns und der Kommunikation, idealerweise gestärkt durch die vitalen Kräfte vom unteren Raum und genährt durch die Verbindung von Herz und Hirn, Gefühl und Verstand.

- **Der mittlere Atemraum** reicht vom Nabel bis zur Brustbeinspitze. Hier ist die

Atembewegung in der Regel deutlich spürbar. Dieser Raum verbindet den unteren mit dem oberen Raum, die vitalen Kräfte mit den seelisch geistigen Kräften. In ihm werden Ruhe, Sicherheit, Gleichgewicht, Gelassenheit, Selbstwert, Selbstbewusstsein und Ich-Kraft erlebbar. Hier entsteht die Empfindung, die als „In-der-Mitte-Sein" bezeichnet wird.

Wie viel Atemraum in diesen Körperbereichen zugelassen werden kann, spiegelt unmittelbar, wie viel Raum diesen Themen im Leben gegeben wird. Weitere Bedeutungen der drei Atemräume werden im Übungsteil unter 3., 5. und 6. und anschließend unter Atemkraft beschrieben.

Während das Zulassen der Atembewegung im Einatem Atemraum schafft, ermöglicht das Begleiten der Atembewegung im Ausatem die Wahrnehmung von Atemkraft.

2.11 Atemkraft

Beim Ausatmen (s. Anatomie 2.3) entweicht Luft von den Lungen über die Atemwege nach außen. Achten wir auf die im Körper stattfindende Ausatembewegung, wird wahrnehmbar, wie die Körperwände beim Ausatmen zurückschwingen und sich der Atemraum verkleinert. Sein Inhalt wird verdichtet und es entsteht Kraft, die Atemkraft oder auch **Ausatemkraft** genannt wird. Sie nimmt, je nachdem in welchem Atemraum sie entsteht, eine bestimmte Richtung ein und hat eine unterschiedliche Wirkung. Wir können dies wahrnehmen, wenn wir die Ausatembewegung mit unserer Sammlung bewusst begleiten.

- Breitet sich die Einatembewegung im unteren Atemraum aus, nimmt sie sich nach vorne in den Unterbauch, den unteren Rücken und bis tief ins Becken Raum. Schwingen diese Körperwände beim Ausatmen zurück, dann sammelt sich zu-

erst die Kraft in der Mitte des unteren Atemraumes, bevor sie weiter nach oben strömt. Dieses Phänomen wird aufsteigender Ausatem genannt. Der **aufsteigende Ausatem** beinhaltet eine vitale, aufrichtende Kraft und unterstützt die aufrechte Haltung.

- Kommt die Einatembewegung in den oberen Atemraum, werden durch die Erweiterung des Brustkorbs die Rippen, das Brustbein sowie ganz leicht die Schultern angehoben. Schwingen die Körperbereiche beim Ausatmen zurück, dann sammelt sich die Kraft zunächst in der Mitte des oberen Atemraums, bevor sie nach unten abfließt. Dies wird **absteigender Ausatem** genannt. Der absteigende Ausatem ist eine sanfte, lösende Kraft und fördert das Lösen und Nachgeben von Spannungen und Festhaltungen und das Niederlassen auf dem Boden.

- Breitet sich die Einatembewegung im mittleren Atemraum aus, dann weitet sie die Körperwände vor allem im Bereich der Flanken, des Oberbauchs und des mittleren Rückens. Schwingen die Körperwände beim Ausatmen zurück, dann sammelt sich die Kraft im mittleren Atemraum. Sie bleibt dort und bildet das „Mittenzentrum". Dies wird **horizontaler Ausatem** genannt. Der horizontale Ausatem besitzt eine zentrierende Kraft und bildet Ich-Kraft.

Alle drei Kräfte wirken auf körperlicher, seelischer und geistiger Ebene. Einzeln geübt, fördern sie verschiedene Aspekte unseres Seins. Zusammengenommen ergänzen sie sich in ihrer Wirkung und unterstützen den Menschen in seiner Ganzheit. Alle drei Atemkräfte können in einer Übung, die wegen ihrer umfassenden Wirkung „kosmische Übung" (s. Übungen 7.6) genannt wird, gemeinsam erlebt werden. Weitere Details zur

Atemkraft und zu den **Ausatemrichtungen** in den einzelnen Atemräumen werden im Übungsteil unter 3., 5. und 6. beschrieben.

Je mehr es gelingt, die einzelnen Phasen des Atems bewusst wahrzunehmen und zu begleiten, desto deutlicher wird der eigene Atemrhythmus.

2.12 Atemrhythmus

Es gibt außerhalb von uns und in uns viele natürliche Rhythmen, die uns beeinflussen – die Jahreszeiten, den Tag-Nacht-Rhythmus, die Mondphasen, die Organtätigkeiten, Aktivität von Sympathikus und Parasympathikus (Teile des vegetativen Nervensystems), den Herzschlag, den Atemrhythmus usw. Manche Rhythmen sind exakt gleichbleibend, andere können sich immer wieder innerhalb eines bestimmten Rahmens verändern. Trotzdem halten sie ein rhythmisches Gleichgewicht und eine natürliche Ordnung aufrecht.

Viele dieser Rhythmen wie z.B. der Atem- und der Herzrhythmus beeinflussen sich gegenseitig. Die Veränderung des einen Rhythmus wirkt sich unmittelbar auf den anderen aus. Für unsere Gesundheit ist es nun wichtig, in Übereinstimmung mit diesen Rhythmen zu leben. Beginnen wir gegen die Rhythmen zu leben bzw. deren natürlichen Rahmen zu verlassen, dann verlieren wir unser Gleichgewicht und die natürliche Ordnung. Dies führt meist nach einer gewissen Zeit zu diversen Problemen.

Der natürliche Atemrhythmus besteht in der Ruheatmung aus **drei Atemphasen**, dem Einatem, dem Ausatem und der Atemruhe (s. Anatomie 2.1). Dieser Grundrhythmus verändert sich bei Aktivität, in dem die Atemruhe wegfällt. Ebenso beim Sprechen und Singen entfällt die Atemruhe, der Ausatem wird verlängert und der Einatem zu einem sogenannten reflektorischen Einatem verkürzt.

Viele Menschen glauben, ein möglichst gleichbleibender, langsamer und tiefer Atem(rhythmus) sei „richtig". Dabei ist „richtiges Atmen" wie die meisten lebendigen Rhythmen veränderlich. Es reagiert auf alle inneren und äußeren Einflüsse (s. 1.9 und Anatomie 5.1–6). Im Grunde gleicht kein Atemzug dem anderen. Sobald sich die Aktivität, das Fühlen und Denken verändern, verändert sich auch der Atemrhythmus, d.h. das Verhältnis der einzelnen Phasen untereinander und das Tempo des gesamten Rhythmus. Bei jedem Menschen geschieht dies unterschiedlich, denn jeder Mensch reagiert entsprechend seinen Anlagen und Lebenserfahrungen verschieden.

Rhythmen können wir in der Regel hören und sehen, manche können wir auch mit den Händen ertasten. Gerade in der Arbeit mit Atem und Bewegung ist es immer wieder hilfreich, die Hände auf den Körper zu legen, um die Atembewegung, den Rhythmus der Atembewegung und das Tempo des Rhythmus deutlich wahrzunehmen (s. Übungen 1.8).

Der Atemrhythmus beginnt mit dem **Einatem**. Wird nur die Atemmuskulatur betrachtet, ist das Einatmen ein aktiver Vorgang. Es ist jedoch nicht aktiv in dem Sinne, dass wir willentlich einatmen müssen. Im Gegenteil, wir sollen den Einatem kommen und geschehen lassen. Dabei sind wir nicht nur auf der körperlichen, sondern auch auf der seelischen und geistigen Ebene angesprochen. Verschiedene Muskeln und Gewebeschichten müssen der Atemmuskulatur und der von ihr initiierten Atembewegung Raum geben. Die Luft muss über die Atemwege ungehindert einströmen können – die Nase als Eintrittstor spielt dabei eine wichtige Rolle (s. Anatomie 1.1). Wir müssen uns für das Außen öffnen, es in uns hereinlassen, innerlich dafür Raum geben. Wir entscheiden durch das Atmen meist unbewusst, wie viel Energie und damit Vitalität wir zulassen. Letztendlich bedeutet der Einatem ein Aufnehmen der Lebensenergie Atem, d.h., wir müssen uns kontinuierlich dem Leben, das uns mit jedem Einatem geschenkt wird, stellen und es annehmen.

Da jeder Mensch unterschiedlich mit diesen Anforderungen umgeht, gibt es entsprechend unterschiedliche Formen von Einatem. Es gibt Menschen, die nicht warten können, bis der Einatem von selbst kommt und aktiv einatmen, die viel einatmen wollen und „tief Luft holen" oder die nach dem Ausatmen eine sehr lange Atempause haben, so als wollten sie nicht mehr weiteratmen. Es gibt den flachen Einatem, der gar nicht reagiert, den scheuen, zurückhaltenden Einatem, der erst nach einer Verzögerung vorsichtig einsetzt oder den kraftvollen Einatem, der mit einem deutlichen Impuls beginnt und sich kontinuierlich entwickelt. In den verschiedenen Einatemformen drückt sich immer auch das Verhältnis des Menschen zum Leben aus.

Optimal wäre ein spontaner Einatem mit einem guten Impuls am Beginn und einer Tiefe, die den aktuellen Erfordernissen entspricht, d.h. ein Einatem, der uns mit soviel Luft – Sauerstoff – Energie versorgt, wie wir gerade benötigen.

Beim Sprechen oder Singen und bei manchen Bewegungsabläufen verlängert sich der Ausatem, die Atemruhe fällt weg und der **Einatem** kommt **reflektorisch** (s. Anatomie 2.2). So können wir ohne große Pausen sprechen oder singen, denn schon in 0,2 Sekunden erhalten wir genug Luft zum Weitersprechen. Dies gelingt, wenn der Wechsel zwischen Spannen und Lösen im Körper reibungslos funktioniert.

Auf seinem Höhepunkt geht der Einatem in den **Ausatem** über. Das Ausatmen in Ruhe ist ein passiver Vorgang (s. Anatomie 2.3). Die Einatemmuskulatur löst sich und alle

am Atemgeschehen beteiligten Strukturen bewegen sich wieder in ihre Ausgangslage zurück. Deshalb wird dem Ausatem eine allgemein lösende Wirkung zugeschrieben. Beim Ausatmen treten wir aber auch nach außen und gehen in die Aktion, den Ausdruck und die Kommunikation. Beim Ausatmen sprechen und singen wir und mit dem Ausatem unterstützen wir kraftvolle Bewegungen. Dieses Ausatmen unter Belastung ist aktiv. Es werden die Ausatemhilfsmuskulatur (s. Anatomie 2.3) und je nach Aktion weitere Muskeln eingesetzt. Entsprechend wird in der Arbeit mit Atem und Bewegung mit dem Ausatem lösend, aktivierend und zusätzlich zentrierend (s. 2.11) gearbeitet.

Wie wir den Einatem als Geschenk betrachten, so können wir den Ausatem als Möglichkeit und auch Aufgabe sehen, unser Leben zu gestalten. Es ist unsere persönliche Entscheidung, wie wir die Energie umsetzen und nutzen, die uns der Einatem bringt. Auch damit geht jeder Mensch anders um. Es gibt Menschen, die ihren Ausatem achtlos verströmen lassen, die ihren Ausatem festhalten und nur zögerlich in Etappen gehen lassen oder die den Ausatem forcieren. Dann gibt es den kurzen Ausatem, den Ausatem, der in sich zusammenfällt oder den klaren kontinuierlichen Ausatem usw. Auch hier drückt sich das Verhältnis des Menschen zum Leben aus.

Durch das Ausatmen schaffen wir die Voraussetzung, dass wieder ein neuer Einatem kommen kann. Deshalb stellen viele Methoden den Ausatem in den Vordergrund. Sie gehen davon aus, dass der neue Einatem von selbst kommt, wenn man genug ausgeatmet hat. Ich stimme dem nur zum Teil zu, denn es bleiben immer die Anforderungen des Einatmens (s. vorherige Seite) bestehen. Optimal wäre ein klar konturierter Ausatem, der, die Aktivität oder den Ausdruck adäquat unterstützend, kontinuierlich bis zum Ende fließt und dann in die Atemruhe bzw. den nächsten Einatem übergeht.

An den Ausatem schließt sich die Atempause an oder, wie wir sie auch gerne nennen, die **Atemruhe**, die uns ruhen lässt. Dies ist aber nur in der Ruheatmung der Fall. Bei Aktivität kommt direkt der nächste Einatem. Atemruhe ist der Moment, in dem das Vorhergehende – der Ausatem – nachklingt, ein Augenblick völliger Stille und Leere eintritt und schließlich das Neue – ein neuer Einatem – sich ankündigt. Atemruhe entsteht, wenn wir warten können, bis der Einatem von selbst wiederkommt und erfordert Gelassenheit und Vertrauen.

Es gibt Menschen, die diese Momente bewusst genießen können. Manche suchen und nutzen sie zur Einkehr und Besinnung und als Zugang zum puren Bewusstsein. Auch Künstlern dienen sie oft als Quelle für ihre Kreativität. Arthur Rubinstein, einer der größten Pianisten des 20. Jahrhunderts, wurde einmal von einer glühenden Verehrerin gefragt: „Wie können Sie so meisterhaft mit den Noten umgehen?" Der Pianist antwortete: „Ich gehe genauso damit um, wie alle anderen auch, aber die Pausen … ! Darin liegt die Kunst" (Coelho 2005). Durch die Pausen gelangen wir an das Schöne, das Wesentliche, die Essenz.

Viele Menschen laufen aber vor der Ruhe und Stille weg. Sie bleiben permanent in Aktivität und stehen dementsprechend unter Stress. Anstatt sich einmal oder mehrmals am Tag ruhig hinzusetzen oder hinzulegen, einfach nichts zu tun, zur Ruhe zu kommen und sich im Augenblick wahrzunehmen, halten sie sich mit allem Möglichen beschäftigt. Im Grunde laufen sie dadurch vor sich selbst weg und halten verdrängt, was im Moment des Ruhens aus der Tiefe emporsteigen könnte. Es könnten z. B. unerwünschte Gefühle auftauchen und letzt-endlich die Angst vor dem Lebensende, dem Tod. Wer garantiert, dass nach dieser Ruhe ein neuer Einatem folgt? Doch der Realität des Fühlens, auch oft in Form des Leidens, sowie des Todes, entkommen sie nicht, selbst wenn sie noch so durch das Leben hasten und sich permanent beschäftigen.

Es gibt aber auch Menschen, die sich vom Leben in die Ruhe zurückziehen. Sie leben wie auf einer Insel und sind nicht mehr erreichbar. Alle diese Lebensweisen finden sich in der Atemruhe wieder. Da gibt es die getragene, gefüllte Atemruhe, oder eben keine und permanentes schnelles, oberflächliches Ein- und Ausatmen oder die nicht enden wollende Ruhe. Optimal wäre eine der Situation angemessene getragene Atemruhe.

So wie die einzelnen Atemphasen einen bestimmten Eindruck erwecken, kann es auch der gesamte Rhythmus. Er kann schnell oder langsam, hektisch oder ruhig, geführt oder gelassen, lebendig oder gleichförmig, stockend oder fließend usw. wirken (Fischer, Kemmann-Huber 1999).

Ein Atemrhythmus, der aus dem Gleichgewicht geraten ist, zeigt immer das Fehlende beim Menschen. Menschen, die z. B. in der Ruheatmung keine Atemruhe finden, werden keine Entspannung und innere Ruhe erreichen. Durch gezielte Atem- und Bewegungsübungen können sie mit der Zeit zur Atemruhe finden und zu Entspannung kommen. Meistens werden sie ebenso in ihrem Leben etwas verändern müssen, um diese Ruhe auch im Alltag immer wieder finden zu können.

Wenn ein Mensch gesund ist und mit sich und seiner Umwelt in Einklang lebt, wird er in seinem ihm eigenen Rhythmus atmen. Dieser Atemrhythmus ist so individuell und einmalig wie der Mensch selbst.

Wollen Sie Ihren **individuellen Atemrhythmus** finden, so ist es wichtig, dass Sie alles in dem Rhythmus und auf die Art und Weise tun, wie es Ihnen entspricht. Oft muss auch das erst durch bewusstes Ausprobieren herausgefunden werden. Deshalb werden Sie später in den meisten Übungen dieses Buches keine Vorgaben für das Tempo und die Größe der Bewegung und damit auch des Atmens finden (s. 2.7). Sie werden dagegen eingeladen und ermutigt, Ihren eigenen Rhythmus in der Bewegung zu finden und dann wahrzunehmen, wie der Atem sich von selbst auf die Bewegung einstellt.

Manchmal kann es sinnvoll sein, einem sehr festgelegten Atem einen anderen, sozusagen „besseren" Rhythmus anzubieten, um ihn aus seiner Fixierung zu lösen. Methoden aber, die nur im für alle Menschen gleichen vorgegebenen Atemrhythmus üben, vereinheitlichen den Atem. Es bleibt kein Raum, um den eigenen Atemrhythmus zu finden. Meistens ist er entweder zu langsam oder zu schnell. Es wird dem Atem das vorgegebene Tempo aufgezwungen, wenn dies überhaupt möglich ist. Vielfach wird dies mit der Aufforderung verbunden: „Und wir atmen tief ein". Dadurch wird meistens ein willentlich geführter Atem verursacht und wieder das langsame, tiefe Atmen als richtig suggeriert. Dem Atem und letztlich dem Menschen wird die Freiheit und die Individualität genommen. Meiner Meinung und Erfahrung nach führt dies nicht zum freien Atmen und zum persönlichen Atemrhythmus.

Vielfach wurde nun die Verbindung von Körper, Seele und Geist beschrieben. Wie kommt sie zustande und lässt sie sich erklären?

2.13 Körper, Seele und Geist

In vielen Bereichen des heutigen Lebens wird Wohlbefinden für Körper, Seele und Geist angeboten und versprochen. Es bedarf aber bestimmter Gegebenheiten, damit der Mensch in seiner Ganzheit von Körper, Seele und Geist angesprochen wird.

Die meisten Bewegungsangebote auf dem Gesundheitsmarkt bleiben auf der körperlichen Ebene. Gymnastik, Aerobic, Joggen usw. erhalten und verbessern Beweglichkeit, helfen z.B. Spannungen abzubauen, trainieren das Herz-Kreislaufsystem und schaffen einen wertvollen Ausgleich. Sie haben viele positive Wirkungen und verbessern sicher auch das Allgemeinbefinden. Sie arbeiten aber nicht auf einer bewussten Ebene mit der Seele/den Gefühlen und dem Geist/ dem Verstand. Gefühl und Verstand werden erst angesprochen, wenn sie wie in der Arbeit mit Atem und Bewegung beim Üben und Nachspüren bewusst einbezogen werden. Es benötigt Aufmerksamkeit/Sammlung, Zeit und Raum zum Wahrnehmen und Reflektieren, damit die gewonnenen Informationen und Erfahrungen alle drei Ebenen bewusst durchdringen können.

Wissenschaftliche Erkenntnisse aus der Hirnforschung bilden die Grundlagen für Erklärungsmodelle, wie die Verbindung von Körper, Seele und Geist zustande kommt und funktioniert. Das menschliche Gehirn hat sich im Laufe der Evolution immer weiter entwickelt. Es lässt sich entsprechend den Entwicklungsstufen in drei Hirnregionen unterscheiden:

1. das **Stammhirn** (s. Abb. Gehirn), das auch als **Reptiliengehirn** (weil es dem Gehirn z.B. eines Krokodils entspricht) bezeichnet wird. Es liegt oberhalb des Rückenmarks und bildet den innersten und ältesten Teil des Gehirns. Das Stammhirn ist für die **Art- und Selbsterhaltung** und **Überlebensreaktionen** zuständig. Es kontrolliert und steuert lebenswichtige Grundfunktionen und -bedürfnisse wie das vegetative Nervensystem mit Sympathikus (Leistungssteigerung und Aktivität) und Parasympathikus (Ruhe und Erholung), Atmung, Herzrhythmus, Blut-

druck, Schlafrhythmus, Appetit, Körpertemperatur, Fortpflanzungstrieb, Hormone und auch das Immunsystem. Bei Bedrohung gerät das Stammhirn in Alarmbereitschaft und versucht durch Kampf- und Fluchtreflexe das Überleben zu sichern (s. 3.10). Diese Stressreaktionen können nicht bewusst kontrolliert werden (s. 3.9). Die Informationsverarbeitung im Stammhirn ist viel primitiver als in später entwickelten Gehirnregionen, läuft dafür aber viel schneller ab. Einfache Reaktionen verlaufen in relativ festgelegten Bahnen, die wir als Reflexe kennen. Komplexere Prozesse sind Bewegungsmuster wie Gehen und Laufen, die in frühen Jahren gelernt werden und später automatisiert ablaufen.

2. das **limbische Gehirn** (s. Abb. Gehirn), das auch **limbisches System** genannt wird. Es besteht aus Nervengewebe und umschließt das obere Ende des Stammhirns. Das limbische System ist uns mit allen Säugetieren (Altsäugergehirn) gemeinsam. Es ist weniger festgelegt als das Stammhirn, d. h. es besitzt eine größere Komplexität und Variabilität an Reaktionsmöglichkeiten. Das limbische System reagiert auf Informationen aus dem Körper und der Umwelt mit Gefühlen

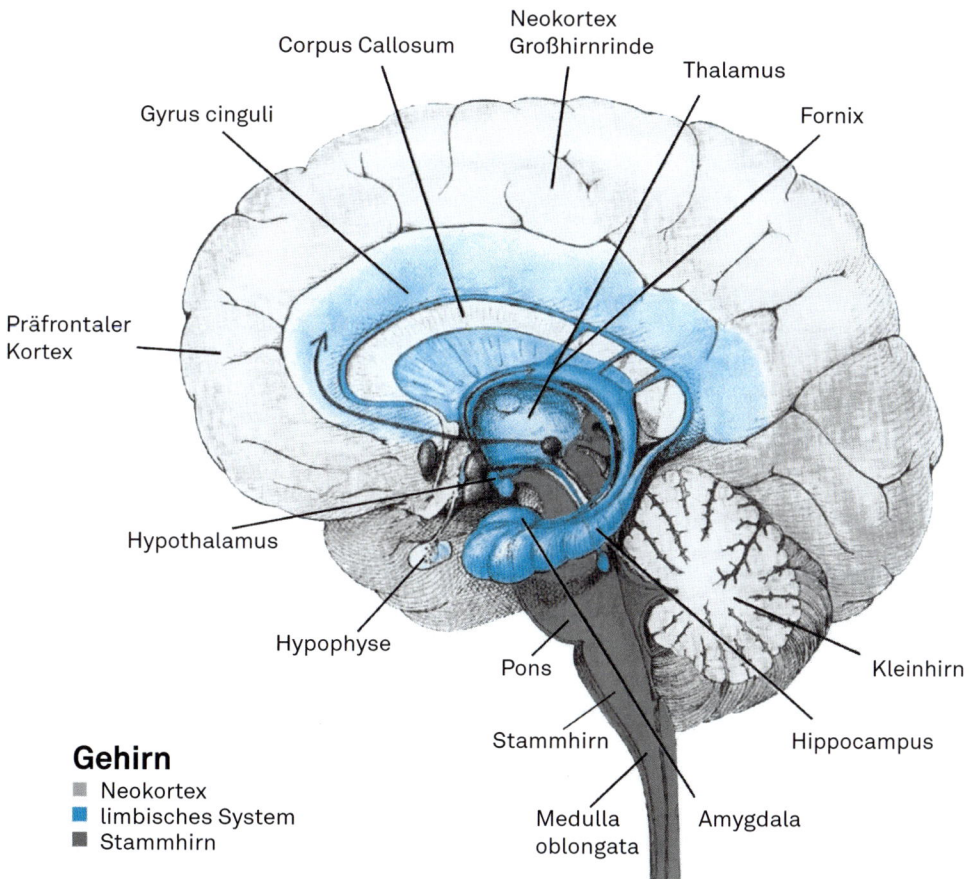

Corpus Callosum
Neokortex
Großhirnrinde
Thalamus
Gyrus cinguli
Fornix
Präfrontaler Kortex
Hypothalamus
Hypophyse
Pons
Kleinhirn
Stammhirn
Hippocampus
Medulla oblongata
Amygdala

Gehirn
- Neokortex
- limbisches System
- Stammhirn

(s. 1.7). Die **Gefühle** wiederum schaffen die Grundlage für Entscheidungsprozesse und bilden die **Motivation** für Handlungen (emotionale Intelligenz). Gefühle und Motivation können dabei als zwei Seiten eines Prozesses betrachtet werden, mit einer Befindlichkeits- und Antriebsseite. Aufgrund der engen Verbindung zu den körperlichen Reaktionen sind Gefühle leichter über den Körper als über das Denken erreichbar (Servan-Schreiber 2004).

3. das **neue Gehirn** (s. Abb. Gehirn), das **Neokortex** (= neue Rinde, neue Schale, neue Umhüllung) genannt wird. Der Neokortex befindet sich an der Oberfläche, weil er die zuletzt entwickelte Schicht ist. Er umschließt das limbische Gehirn und das darunter liegende Stammhirn. Durch seinen Aufbau, seine gefaltete Oberfläche entsteht ein „Riesengehirn", das auf kleinem Raum Platz findet und mit außergewöhnlichen und vielfältigen Möglichkeiten ausgestattet ist, Informationen zu verarbeiten. Teil des Neokortex ist der präfrontale Kortex, der zuallerletzt entwickelte Teil des Gehirns. Er befindet sich hinter der Stirn oberhalb der Augen und bildet die für den Menschen typische Stirnform (im Unterschied zu den Affen). Der Neokortex besitzt die größte Komplexität und Variabilität an Informationsverarbeitung und Reaktionsmöglichkeiten. Hier finden alle Prozesse statt, die den Menschen zum Menschen werden lassen wie **Wahrnehmen, Denken, Planen, Entscheiden, zielgerichtetes Verhalten und Sprache**.

Das menschliche Gehirn ist somit die Zusammenfassung seiner evolutionären Entwicklung. Drei grundlegend verschiedene Gehirnregionen mit spezifischen Aufgaben, eigener Intelligenz und eigenem Gedächt-

nis kommunizieren miteinander und beeinflussen sich wechselseitig. Sie funktionieren als ein zusammenhängendes Ganzes. Die Funktionen der höheren, zuletzt entwickelten Ebene erwachsen aus der Integrität tieferer Ebenen und sind von ihnen abhängig. Die geistige Dimension des Menschen kann nicht von seiner körperlichen und seelischen Basis abgelöst werden. Körperzustände und Gefühle sind eine unentbehrliche Grundlage der Rationalität. „Auch wenn die Rationalität die erhabensten Unterscheidungen trifft und entsprechend handelt, wird sie wahrscheinlich durch Körpersignale beeinflusst und geprägt" (Damasio 1995, S. 272). Wir Menschen sind empfindende und fühlende Wesen mit der Fähigkeit zu denken. Wir besitzen einen „verkörperten – und beseelten – (v. Autor ergänzt) Geist" (Petzold 2002).

Dieser Prozess der Beeinflussung und Informationsverarbeitung von unten (Stammhirn) nach oben (Neokortex) wird **„bottom-up-processing"** genannt. Körperliche Grundbedürfnisse, Zustände oder Reaktionen werden wahrgenommen und als angenehm oder unangenehm empfunden. Diese Gefühle wirken motivierend und setzen bewusst gesteuerte Handlungen in Gang. Arbeiten alle drei Gehirnregionen gut zusammen und ergänzen sie sich, verspüren wir innere Harmonie. Die körperlichen Bedürfnisse werden beachtet, die Gefühle geben die Richtung an, wie wir unser Leben gestalten wollen, und der Verstand sorgt dafür, dass wir alles klug koordinieren und auf beste Weise in die Realität umsetzen (Servan-Schreiber 2004). Erst dieses Verständnis vom Zusammenwirken von Körper, Gefühl (Seele) und Verstand (Geist) ermöglicht es, die Ganzheitlichkeit des menschlichen Erlebens und Verhaltens zu begreifen und zu erklären. Jeder Mensch durchläuft in seiner Individualentwicklung immer auch den Prozess der

Zu unserem WOHL gereicht es,
wenn sich der VERSTAND

2. Atem und Bewegung

in den DIENST DES GANZEN stellt.
nicht wie ein TYRANN sondern wie ein WEISER sein

Evolution. So sind Neugeborene zunächst ausschließlich von körperlichen Bedürfnissen geleitet. Bedürfnisbefriedigung, taktile und kinästhetische Wahrnehmungen helfen sowohl das Verhalten als auch die Physiologie des Neugeborenen zu regulieren. Unwohlsein wird zu Beginn nur durch Weinen ausgedrückt. Im Laufe der ersten zwei Jahre differenziert sich der Ausdruck von Gefühlen. Als nächsten Schritt erforschen Kleinkinder die Welt und bilden dabei die neurologischen Grundlagen für die intellektuelle Entwicklung. Sie sind dabei primär von sensomotorischen und emotionalen Informationen und Reaktionen geleitet und noch nicht durch kognitive bzw. kortikale Kontrolle (das Kleinkind als subkortikales Wesen).

Im Laufe der weiteren Entwicklung lernen Kinder ihr Verhalten bewusst zu steuern und den Gegebenheiten und Erfordernissen anzupassen. Bei diesem Lernprozess spielen z.B. soziokulturelle Normen, die Belohnung oder Bestrafung durch Bezugspersonen, die Nachahmung und die Kommunikation von Erwartungen durch die Umwelt eine wichtige Rolle. Sie beeinflussen die Verbindung und die Einstellungen des Heranwachsenden zu Körper, Gefühl und Verstand. Letztlich übernimmt vielfach bei Erwachsenen, vor allem bei Männern, das Denken bzw. der Verstand die Lebensführung.

Die Natur der Hierarchie ist, dass höher entwickelte Ebenen die niedrigeren bestimmen können. Im Fall der Gehirnfunktionen bedeutet dies, dass der Verstand die Gefühle und den Körper beobachten, sichten, regulieren, dirigieren und kontrollieren kann. Dies wird **„top-down-processing"** genannt. Wichtig ist, dass dies zum eigenen Wohle geschieht und dass der Neokortex nicht wie ein Tyrann, sondern wie ein weiser König seine Untertanen regiert. Zu unserem Wohl gereicht es, wenn, wie schon zuvor beschrie-

ben, alle drei Ebenen berücksichtigt sind und zu ihrem Besten intelligent zusammenarbeiten, d.h. der Verstand sich in den Dienst des Ganzen stellt.

Im Alltag geht oft die Kommunikation und Kooperation von Körper, Gefühl und Verstand verloren. Aufgrund von zu vielen und zu hohen Anforderungen, Leistungsdruck usw. übergeht der Verstand körperliche Signale wie Verspannung, Müdigkeit oder Hunger (s. auch 2.2). Sie werden wahrgenommen, jedoch wird ihnen nicht nachgegeben und nicht erlaubt das Handeln zu bestimmen. Häufig wird auch auf Signale unangemessen reagiert. Werden Menschen während eines langen, anstrengenden Arbeitstages müde, beginnen sie z.B. zu essen, anstatt eine kurze Pause einzulegen und zu ruhen (Servan-Schreiber 2004). Außerdem kann, wie schon an anderer Stelle beschrieben (s. 1.7), eine bestimmte Region (Stirnlappen) im Neokortex Gefühle ausschalten.

Umgekehrt können z.B. negative Gefühle wie Zorn oder Angst das Denken dominieren oder blockieren und starke körperliche Reaktionen wie Beschleunigung des Herzschlags, muskuläre Anspannung, Verkrampfung des Magens und Zittern verursachen. Besonders bei krankhafter Angst hilft logisches Denken nicht, die Angst zu verhindern, und die körperlichen Symptome sind nicht kontrollierbar (s. 3.13).

Ebenso kann der Körper in bestimmten Situationen die Zusammenarbeit stören. Aufgrund von Stress oder traumatischen Erlebnissen (s. 3.9/10) wird das Reptiliengehirn aktiviert. Es übernimmt die Führung, verhindert Konzentration und klares Denken und mobilisiert alle Energie durch Anregung vieler Körperfunktionen. In einer Gefahrensituation ist dies sinnvoll, aber wenn danach nicht wieder Normalität einkehrt, dann bleiben sowohl viele Körperfunktionen als auch das Denken gestört. Speziell nach

unterschiedlich regiert.

GEFÜHLE AUS SCHALTEN WIE SCHALTG' MAN GEFÜHLE WIEDER EIN?

Arbeiten alle drei Gehirnregionen gut zusammen und ergänzen sie sich, verspüren wir INNERE HARMONIE.

43

Was bin ich ?
Die Verbraun Pflege an Körper

einem Trauma werden zudem Gefühle, die zu überwältigend sind, ganz ausgeblendet (dissoziiert).

Alle genannten Beispiele kreieren Unordnung und in Folge häufig vielfältige Symptome (s. 3.9–14). Doch jeder Organismus leitet nach einer Störung eine Handlung ein, die die Wiederherstellung des **Gleichgewichtszustandes** (Homöostase) zum Ziel hat, wie bei einer Wundheilung. Wir können dieses organische Bemühen bewusst durch die Arbeit mit Atem und Bewegung unterstützen. Störungen des Gleichgewichts auf allen Ebenen werden von unten beginnend („bottom-up-processing") mit Atem und Bewegung aufgelöst.

Die grundlegenden Lebensfunktionen werden balanciert. Sympathische und parasympathische Aktivität des vegetativen Nervensystems können harmonisiert, übermäßige Spannungen aufgehoben, Herz-, Atem- und Schlafrhythmus, Blutdruck normalisiert und natürliche Widerstandskräfte gestärkt werden. Verdrängte Gefühle können bewusst, verarbeitet und integriert werden. Das Denken wird nicht weiter gestört oder blockiert. Zudem wecken angenehme Körperwahrnehmungen positive Stimmungen und Gefühle und fördern Erkenntnisse und Handlungen, die diesen Prozess weiter unterstützen. Durch die positive Gefühlsbesetzung werden diese Erfahrungen besser erinnert. Ein organisches Zusammenspiel von Körper, Seele und Geist (wie schon auf Seite 30f beschrieben) stellt sich wieder ein, das zu Wohlbefinden, Bewusstheit und kontinuierlicher Entwicklung führt.

Bedauerlicherweise kommen relativ wenige Männer zu der Arbeit mit Atem und Bewegung, obwohl gerade sie, die meistens mehr vom Denken bestimmt sind, es für ihren Ausgleich dringend nötig hätten. Meines Erachtens liegt es daran, dass nicht Denken und Tun bei diesem Ansatz im Vordergrund

stehen, sondern die Arbeit am Körper, am Wahrnehmen und Geschehenlassen. Den meisten Männern fällt es schwer, sich wahrzunehmen, und zudem ist es für viele Männer gefährlich. Es könnte passieren, dass Dinge, die nicht wahrgenommen werden wollen, bewusst werden und nach Veränderung rufen. So sagte z. B. ein Kursteilnehmer in einem Betriebsseminar: „Wenn ich mich derart wahrnehme und das ernst nehme, dann müsste ich aufstehen und kündigen. Ich habe aber Familie, Frau und Kinder und kann mir das nicht erlauben." Er kam nicht mehr zu weiteren Sitzungen. Anstatt den Konflikt bewusst anzugehen und nach alternativen Lösungsmöglichkeiten zu suchen, bleibt er beim Alten und tut alles, um nicht wahrzunehmen bzw. nichts, um wahrzunehmen.

Die Arbeit mit Atem und Bewegung hätte ihm helfen können, Ressourcen zu bilden, um notwendige Veränderungen anzugehen.

2.14 Ressourcen

Ressourcen sind Kraftquellen, die den Menschen unterstützen, sich auf die große Vielfalt der im Leben auftretenden Situationen und Anforderungen kontinuierlich einzustellen sowie angemessen und wirksam zu reagieren. Auch helfen sie Veränderungen anzugehen und Neues zu wagen. Sind wir mit vielfältigen Ressourcen ausgestattet, entsteht Wohlbefinden, Lebendigkeit und Kreativität.

Es gibt innere und äußere Ressourcen:

*   zu den **inneren Ressourcen** zählen eine differenzierte Körperwahrnehmung, körperliche Kraft, Beweglichkeit, Zugang zu Gefühlen, Fähigkeit Gefühle auszudrücken, Selbstwertgefühl, Selbstvertrauen, Kommunikations- und Beziehungsfähigkeit, Fähigkeit zu Nähe, Intimität aber auch Abgrenzung, Sammlungsfähigkeit, kreatives Denken, Klarheit, Entschlos-

senheit, Interesse, Bewusstheit, Widerstandskräfte, Gesundheit usw.

- zu den **äußeren Ressourcen** gehören Familie oder Partner, Freunde, Ausbildungsstätten/Bildung, Arbeit, finanzielle Mittel, angenehmes Zuhause, Natur, Hobbys, medizinische und psychotherapeutische Unterstützung, Selbsthilfegruppen, Religionsgemeinschaften usw.

Innere Ressourcen schaffen die Voraussetzung, äußere Ressourcen zu nutzen. Zum Beispiel hilft guter Bodenkontakt, bei einem Konflikt die eigene Meinung zu vertreten. Körperliche und psychische Gesundheit ermöglichen einer Arbeit nachzugehen. Partnerschaft kann nur gelingen, wenn die Fähigkeit zu Nähe und Intimität sowie zur Abgrenzung besteht. Somit unterstützt die Entwicklung der inneren Kraftquellen jeden Menschen in der Entfaltung seiner Persönlichkeit und in der kreativen Gestaltung seines Lebens.

Dies ist ein zentrales Anliegen in der Arbeit mit Atem und Bewegung. Von Beginn an wird der Mensch über Atem und Bewegung in Kontakt mit seinen eigenen Kräften gebracht und gestärkt. Angesetzt wird an den individuellen Möglichkeiten, der aktuellen Befindlichkeit und den Bedürfnissen des Menschen (s. 3.1/2). Dabei steht das Fördern von vorhandenen Potenzialen und Widerstandskräften im Vordergrund. Sind diese genug entwickelt und gestärkt, können sie helfen eine Krankheit oder ein Problem zu bewältigen (s. 3.1). Auf diese Weise können Symptome verschwinden, selbst wenn sie nicht im Mittelpunkt der Arbeit gestanden sind.

Bei diesem Prozess ist Bewusstheit ein wichtiger Bestandteil. Die gewonnenen Erfahrungen und Erkenntnisse helfen uns, wenn nötig, Veränderungen zu unserem ganzheitlichen Wohl anzugehen.

2.15 Bewusstheit – Veränderung – Entwicklung

„Um zu tun, was man will, muss man fühlen und wissen, was man tut" (Bersin in Milz 1994, S. 93). Durch das achtsame Üben (s. 2.1) mit Atem und Bewegung können wir bewusst wahrnehmen, wie wir mit unserem Körper, unserem Atem – uns selbst umgehen. Wir erleben, was uns guttut und was nicht. Unsere Stärken und Schwächen sowie Strategien, wie wir mit uns, mit anderen und mit unserem Leben umgehen, werden deutlich. Diese wachsende Bewusstheit gilt es für Gesundheit, ganzheitliches Wohlbefinden, persönliche Entfaltung, befriedigende Arbeit, erfüllte Beziehungen und Freude am Leben einzusetzen.

Es genügt nicht, nur für regelmäßigen Ausgleich zu den alltäglichen Belastungen zu sorgen, sondern diese, wo möglich, auch zu reduzieren. Jeder kann etwas tun und oft ist es gar nicht aufwendig und benötigt „nur" Konsequenz um nachhaltige Veränderungen zu bewirken. Z. B. können bewusste Ernährung, körpergerechte Organisation des Arbeitsplatzes, effektives Zeitmanagement und die Aufarbeitung von Konflikten – falls nötig mit fachlicher Unterstützung – große Erleichterung bringen. Wenn wir wissen, dass uns etwas nicht guttut, sollten wir es unterlassen und uns dem zuwenden, was uns guttut.

Die Auseinandersetzung mit sich selbst, aber auch Neues zu wagen, erfordert Kraft, Mut und Vertrauen, dass es zum eigenen Besten geschieht, dass das Neue eine Verbesserung wird. Dabei helfen die erarbeiteten Ressourcen und der kontinuierliche Kontakt zu den Kräften des Atems (s. 2.14/11). Auf diese Weise gestützt fällt es leichter notwendige Veränderungen herbeizuführen.

In der Arbeit mit Atem und Bewegung geschehen Veränderungen aber auch durch das Nicht-Tun. In dem Moment, wo der Atem mehr zugelassen wird, werden oft auch weniger gelebte Teile der Persönlichkeit zugelassen. Dinge, die im Hintergrund schlummerten oder ganz ins Unbewusste verdrängt wurden, können bewusst und integriert werden (s. 1.8). Mehr Lebenskraft, Spontaneität, Impulsivität und Sexualität, mehr Nicht-Wissen, Nicht-Tun, Ruhe und Gelassenheit, mehr Gefühl, Herz-/Liebeskraft und Begegnung, mehr Direktheit, Aufrichtigkeit usw. wird möglich. Dadurch entwickeln wir immer mehr unser Potenzial und nähern uns unserem eigentlichen Wesen.

Veränderungen geschehen auch oft von alleine, wenn wir in einer Situation aufgrund der größeren Verbundenheit mit uns und unseren Kräften anders handeln, als gewohnt. So können wir immer mehr dem Fluss des Lebens und der Kraft des Atems vertrauen und erleben, wie Entwicklung von selbst geschieht.

Auf diese Weise kann uns der Atem in vielen Bereichen und bei vielen Problemen helfen, wie ich Ihnen im nächsten Kapitel weiter darlegen werde.

Bei der Auswahl der Anwendungsbereiche habe ich mich auf die Themen beschränkt, die in meiner Praxis am häufigsten vorkommen. Es gibt sicherlich noch weitere sinnvolle Anwendungsmöglichkeiten für die Arbeit mit Atem und Bewegung.

Die Beschreibungen der einzelnen Anwendungsgebiete können im Rahmen dieses Buches nur in sehr komprimierter Form geschehen. Ich werde aber immer wieder Büchertipps oder Verweise auf Internetseiten geben, die bei tieferem Interesse weitere Informationen zu den Themen bieten.

Auch werden Sie bemerken, dass sich manche Anwendungsgebiete thematisch überschneiden. Angst tritt oft in Kombination mit Depression auf oder Angst hat auch immer mit Stress zu tun und Trauma löst Stress aus, aber nicht jede Stress auslösende Situation ist traumatisch usw. Ich versuche schwerpunktmäßig beim entsprechenden Thema zu bleiben.

Es gibt zur Wirksamkeit von Atem und Bewegung bezüglich der einzelnen Anwendungsbereiche (noch) keine wissenschaftlichen Untersuchungen, aber sehr viele Erfahrungsberichte und Rückmeldungen über bedeutende und nachhaltige Verbesserungen von Befindlichkeiten und Lebensumständen. Ich fühle mich durch die meisten Autoren der Artikel oder Bücher, die ich zu den verschiedenen Themen gelesen habe, in meinen Erfahrungen bestätigt, da sie neben anderen Behandlungsmaßnahmen immer auch Atem- und Bewegungsübungen als wirksame Hilfe sehen und empfehlen.

Ganzheitlichkeit

Wenn im Folgenden die Anwendungsbereiche für die Atem- und Bewegungs-Übungen beschrieben werden, so steht dabei immer die Ganzheitlichkeit dieser Arbeit im Vordergrund. In Einzel- oder Gruppenstunden betrachte ich, wenn jemand z. B. wegen Rückenschmerzen kommt, nicht nur den Rücken, sondern den ganzen Menschen von Fuß bis Kopf. Ich berücksichtige, wie er steht oder sitzt, weil die Schmerzen z. B. aus einer Verschiebung des Beckens resultieren können oder einem mangelnden Kontakt zum Boden usw. Außerdem achte ich auf seine Belastungen im Alltag, seine seelische Gestimmtheit und seine Einstellungen, wie er mit sich und seinem Rücken bzw. seinen Problemen umgeht. Alles zusammen bestimmt, welche Übungen ich anbiete. Im direkten Gegenüber kann ich beim Üben darauf reagieren, wie sich der Mensch bewegt, wie er dabei atmet und was er danach über seine Erfahrungen berichtet. Entsprechend biete ich weitere Übungen an.

In den folgenden Übungsvorschlägen kann ich das natürlich nicht auf Ihre individuelle Situation abgestimmt tun. Ich kann Ihnen nur, meinen langjährigen Erfahrungen gemäß, verallgemeinernd Vorschläge unterbreiten. Je nach Ihrer Verfassung kann es deshalb für Sie empfehlenswert oder notwendig sein, eine/n ausgebildete/n Atempädagogin/en aufzusuchen, die/der individueller auf Sie eingehen kann.

Übungsvorschläge

Die Übungseinheiten bei den Anwendungsbereichen beinhalten meistens 10 Übungen, von denen drei durch Rahmen und Grün hervorgehoben sind. Wenn Sie kürzer üben wollen, nehmen Sie nur diese drei Übungen oder wählen Sie sich selbst drei Übungen nach Ihren Bedürfnissen aus.

3.1 Zur Förderung der Gesundheit

„Es gibt eine Vielzahl von Ansätzen zur Definition von Gesundheit und Krankheit. Sie orientieren sich an unterschiedlichen Gesundheitsnormen. Die jeweiligen Definitionen von Gesundheit und Krankheit haben einen bedeutenden Einfluss darauf, welche Mittel als angemessen und notwendig für die Wiederherstellung, für den Erhalt und die Förderung von Gesundheit angesehen werden. Zudem entscheiden Sie darüber, welche Einflussmöglichkeiten und Verantwortlichkeiten für die Krankheitsentstehung und Heilung dem Patienten (Ausmaß an Selbstverantwortung) zugeschrieben werden können und sollen" (Bengel 2001, S. 15).

Die Schulmedizin, in der die biomedizinische Sichtweise dominiert, betrachtet Gesundheit als die Norm und Krankheit als Abweichung davon. Sie hat sich auf die Erforschung, Diagnose und Behandlung von **Symptomen** spezialisiert. In den 70er Jahren des vergangenen Jahrhunderts wurde diese Sicht um die bio-psycho-soziale erweitert. Forschungsergebnisse belegten, dass neben körperlichen Faktoren auch psychische und soziale für die Entstehung und den Verlauf von Erkrankungen bedeutsam sind und sowohl die Diagnose als auch die Behandlung beeinflussen. Die moderne Medizin erzielt laufend eindrucksvolle Erfolge und weckt bei vielen Menschen hohe Erwartungen. Jedoch hat sie bei bestimmten Erkrankungen auch ihre Grenzen.

Wer nach diesem schulmedizinischen Verständnis gesund ist, wird außer durch Vorsorgemaßnahmen nicht weiter medizinisch betreut. Die **Gesundheitsvorsorge** (Prävention) ist bestrebt, Krankheiten zu verhüten bzw. früh zu erkennen. Dazu gehören Impfkampagnen, Kuraufenthalte, Vorsorgeuntersuchungen und Aufklärung über bestimmte **Risikofaktoren**, wie z. B. Rauchen, Bluthochdruck, Übergewicht, Stress usw., die zu bestimmten Erkrankungen führen können. Mittlerweile wird auch die Arbeitswelt miteinbezogen, da erkannt wurde, dass viele Belastungen aus diesem Bereich zu Erkrankungen führen können.

Mit der **Ottawa-Charta** hat die Weltgesundheitsorganisation (WHO) 1986 ein Programm zur Gesundheitsförderung vorgestellt, das sehr umfassend ist und eine gesundheitsförderliche Gesamtpolitik fordert. Gesundheitsförderliche Maßnahmen sollen einzelne Menschen, Gruppen, Gemeinschaften oder Organisationen dazu befähigen, die Kontrolle über die Determinanten ihrer Gesundheit zu erhöhen und „über die Entwicklung gesünderer Lebensweisen hinaus auf die Förderung von umfassendem Wohlbefinden zielen." Allen Menschen soll ein höheres Maß an Selbstbestimmung über ihre Gesundheit ermöglicht werden. Sie sollen Lebens-, Arbeits- und Freizeitbedingungen verändern können. Die Förderung von Gesundheit soll „weit über die medizinisch-kurativen Betreuungsleistungen hinausgehen." Menschen sollen in die Lage versetzt werden, aktiv die eigene Gesundheit zu stärken.

Gesundheitsförderung kann daher als ein Prozess beschrieben werden, der die Menschen befähigt, eine stärkere Selbstbestimmung im Hinblick auf ihre Gesundheit zu erreichen und auf diese Weise ihre Gesundheit zu verbessern. In diesem Sinne stellt die Gesundheit eine Ressource für das tägliche Leben dar, die einer Person oder einer Gruppe ermöglicht, Erwartungen und Wünsche zu erfüllen und sich zugleich den Herausforderungen des Alltags zu stellen und die Welt zu verändern.

Weitere Impulse für diese Art der Gesundheitsförderung kamen von dem Medizin-Soziologen Aaron Antonovsky, der die Entwicklung von der „Krankheits-" zur „Gesundheitsmedizin", von der **Pathogenese** zur **Salutogenese** fordert. Er versteht unter Gesundheit das Vorhandensein von Lebensqualität und ergänzt die traditionell medizinische Frage: „Was macht krank?" durch die Frage: „Was erhält Menschen gesund?" Seiner Ansicht nach sollten die Medizin und jeder Einzelne sich mehr damit befassen, welche Kräfte und sogenannte Widerstandsressourcen geweckt, gefördert und gestärkt werden können, um Gesundheit und ganzheitliches Wohlbefinden zu erhalten.

Beim salutogenetischen Ansatz wird versucht, den Organismus zu befähigen, mit Problemen und Krankheiten selbst fertig zu werden, anstatt sie nur von außen zu bekämpfen. Der Patient wird beteiligt, indem er überlegen muss, was er dazu beitragen kann, dass ihm die Krankheitsursachen nicht mehr so viel anhaben können. Ein Beispiel: Der Einfluss der modernen Medizin (Medikamente, Intensivstationen usw.) auf die vorzeitige Sterblichkeit bei Herzinfarkt liegt ungefähr bei 12 %. Der Einfluss des einzelnen Patienten liegt bei 54 %. Daran wird deutlich, wie viel mehr der Einzelne für sich tun kann, selbst bei einer so ernsthaften Erkrankung.

In der **Salutogenese** wird der Mensch nicht nur als entweder gesund oder krank gesehen, sondern auf einem Kontinuum zwischen den Polen Gesundheit und Krankheit. Damit kann eine differenziertere Einschätzung des gesundheitlichen Zustandes einer Person getroffen werden. Aber auch dieses Modell trifft wohl nicht ganz die Wahrheit, denn dies bedeutet, wenn gesunde Anteile abnehmen, nehmen kranke zu oder umgekehrt. Das muss aber nicht der Fall sein. Besser wäre Gesundheit und Krankheit unabhängig von einander zu betrachten.

In aktuell existierende Konzepte der Gesundheitsförderung sind wesentliche Gedanken der Salutogenese eingeflossen und den Vorsorgemaßnahmen und dem Risikofaktorenmodell – Warnung, Furchtappell

und Lustfeindlichkeit – wurde ein positives Konzept gegenübergestellt. Es geht dabei um **gesundheitliche Schutzfaktoren** bzw. schützende Bedingungen, Ressourcen und Widerstandskräfte.

Trotz dieser neuen Sichtweisen von Gesundheit und Krankheit und der neuen Ansätze zur Gesundheitsförderung ist nach wie vor die medizinisch-kurative Versorgung und Prävention bestimmend. Dies wirkt sich wie im Eingangszitat beschrieben auf die Haltung der Menschen aus.

Laut einer Studie in Deutschland „... lässt sich die Bevölkerung im Hinblick auf Gesundheitseinstellungen und Gesundheitsverhalten in sechs **Gesundheitstypen** einteilen: ,Informierte' (17 %), ,Souveräne' (16 %), ,Ängstliche' (14 %), ,Bequeme' (21 %), ,Nachlässige' (15 %) und ,Desinteressierte' (18 %). Die verschiedenen Gruppen unterscheiden sich sehr deutlich hinsichtlich ihrer Informiertheit über gesundheitliche Themen, der Einstellungen und Aktivitäten bei der Behandlung und Gesundheitsvorsorge sowie in ihrer Beziehung zum Gesundheitssystem insgesamt" (Quelle Psychonomics AG & Acxiom 2005).

Viele Menschen nehmen der Sichtweise der Medizin folgend ihre Gesundheit als gegeben an und denken, solange sie beschwerdefrei sind, müssen sie sich nicht um ihre Gesundheit kümmern. Nur ein Teil nutzt die Vorsorgeangebote. Tauchen Beschwerden auf, wenden sich die Betroffenen an einen Arzt in der Erwartung, dass er sie kuriert. Am liebsten wollen sie ohne eigenes Dazutun, d.h. in der Regel durch Medikamente, wieder gesund werden. Dies funktioniert aber nur teilweise, wie viele Menschen am eigenen Leib erfahren.

Für manche ist dies ein Anstoß umzudenken und die Verantwortung für ihre Gesundheit selbst zu übernehmen. Aktiv sein Leben in die Hand zu nehmen, ist ein wesentlicher Teil des Gesundwerdens und des Gesundseins. Gerade bei den heutigen Belastungen und Anforderungen bedeutet dies, dass jeder Mensch kontinuierlich etwas für seine Gesundheit tun sollte, um sie zu erhalten.

Atem und Bewegung kann ein Weg sein, wie Sie tagtäglich auf einfache und doch sehr wirkungsvolle Weise Ihre Gesundheit ganzheitlich fördern können. Die Übungen sind sehr einfach, bedürfen keiner speziellen Ausrüstung und Kleidung. Sie können von fast jedem Menschen jederzeit und überall ausgeführt werden. Grundlage ist die für alle Menschen unabhängig von ihrem Alter so wichtige Bewegung und der Atem.

Vielen Menschen fällt es schwer, regelmäßig zu üben. Bauen Sie sich Brücken. Fordern Sie nicht zu viel von sich. Üben Sie lieber weniger lang, dafür aber regelmäßig. Halten Sie immer wieder am Tag einen Moment inne und fragen Sie sich: „Wie geht es mir gerade?", „Wie spüre ich meinen Körper, meinen Atem?", „In welcher Stimmung bin ich?" und „Welche Gedanken bewegen mich?" Beginnen Sie Ihren Tag, indem Sie sich noch vor dem Aufstehen im Bett genüsslich dehnen. Wiederholen Sie das Dehnen immer wieder über den Tag verteilt sitzend oder stehend (s. Übungen 1.5). Auch einfach zu gähnen

oder aufzuatmen (s. Anatomie 2.5) tut sehr gut. Lesen Sie auch die Atemtipps im Anatomieteil mit den vielen Hinweisen, wie Sie ohne großen Aufwand Ihre Atmung gesund erhalten und damit Ihre Leistungsfähigkeit und Ihr Wohlbefinden pflegen können.

Ich habe Ihnen im Folgenden einige Übungseinheiten zusammengestellt. Sollte Ihnen das Alleineüben Schwierigkeiten bereiten, wenden Sie sich an eine/n Atempädagogin/en in Ihrer Nähe und nehmen Sie an einer Gruppe teil. Vielleicht gelingt es Ihnen nach einiger Zeit auch zuhause, am Arbeitsplatz oder unterwegs zu üben.

> Die Expertise „Was erhält Menschen gesund?" können Sie auf der Internetseite der Bundeszentrale für gesundheitliche Aufklärung (BZgA) unter www.bzga.de >> Forschung >> Fachpublikationen >> Forschung und Praxis der Gesundheitsförderung >> Band 06 als PDF-Dokument downloaden.
> Die Ottawa-Charta können Sie als PDF-Dokument downloaden unter www.euro.who.int Ebenfalls auf dieser Internetseite finden Sie unter Gesundheitsthemen „Gesundheit 2020" – das neue Rahmenkonzept für Gesundheit und Wohlbefinden der Europäischen Region.
> Weitere Informationen zum Thema erhalten Sie bei der Bundesvereinigung Prävention und Gesundheitsförderung e. V. www.bvpraevention.de

1. Einheit

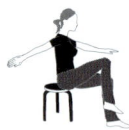

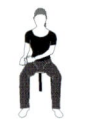

1.1	1.5	2.6	3.1	3.6
Körperreise	Dehnen	Gehen im Sitzen und durch den Raum	Bein klopfen, Knie und Fuß begreifen	Beckenseitkreis

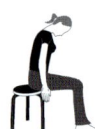

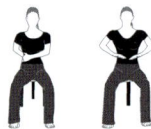

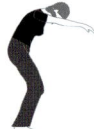

4.2	6.1	6.6	5.8	2.10
Wirbelsäule ab- und aufrollen	Rumpfmitte streichen	Flanke dehnen	Schulter kreisen	Rumpfschwung

2. Einheit

1.2 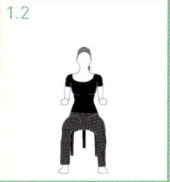	2.7 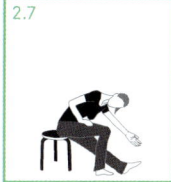	3.3 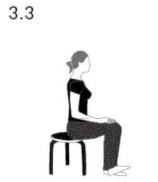	3.4 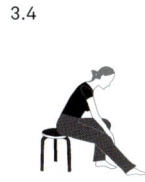	3.5 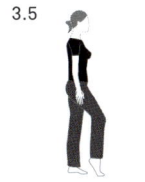
Wechselwirkung von Atem und Bewegung	Arm und Bein dehnen	Vorfuß und Ferse heben	Knie halten und bewegen	Hüfte kreisen
4.4	7.2 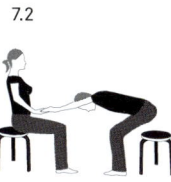	5.6 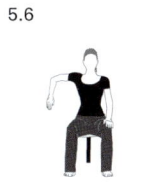	5.26 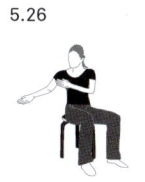	7.1 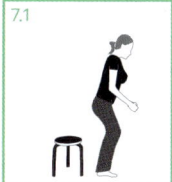
Wirbelsäule abrollen & Arm dehnen	Sich abwechselnd vom Hocker ziehen	Schulter bewegen	Armschwung	Mit „HO" aufstehen

3. Einheit

1.7 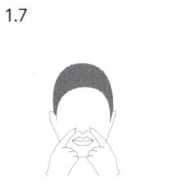	2.1 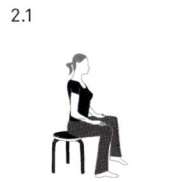	3.2 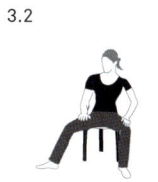	4.1 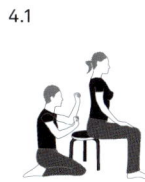	4.3 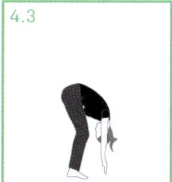
Nase dehnen	Trippeln	Fuß gleiten lassen	Rücken klopfen	Wirbelsäule abrollen & Becken dehnen
3.18 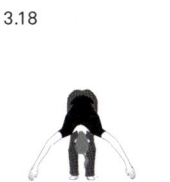	5.5 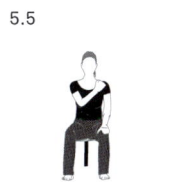	5.25 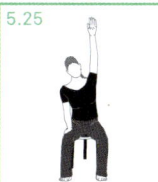	5.27 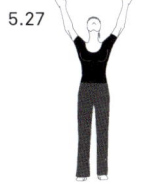	3.18 & 5.27 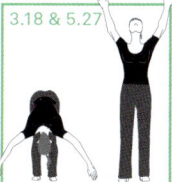
Unterer Kreis der kosmischen Übung	Schulter begreifen	Arm hinaufdehnen	Oberer Kreis der kosmischen Übung	Unterer & oberer Kreis der kosmischen Übung

4. Einheit

2.3 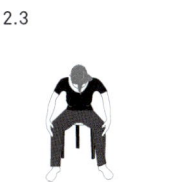	3.8 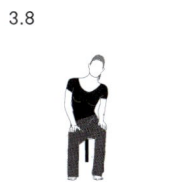	3.7 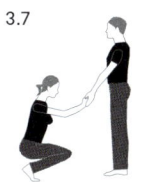	3.10 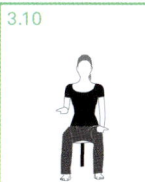	3.13 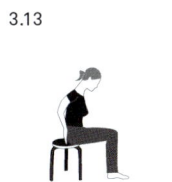
Becken klopfen und Beine streichen	Becken wiegen	Hocke	„F" und „FT" tönen in allen Varianten	Becken kippen
6.4 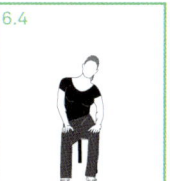	6.2 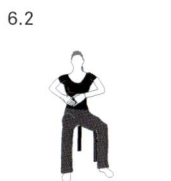	6.10 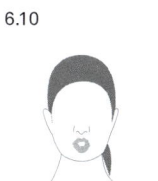	6.13 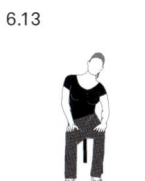	6.15 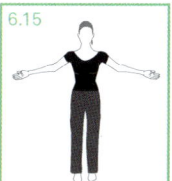
Rumpfmitte kreisen	Rippenbogen federn	Zwerchfell aktivieren	Mitte in Achterschleife kreisen	Mittlerer Kreis der kosmischen Übung

5. Einheit

1.3	3.12	3.15	3.18	5.11
Körper streichen	Becken kreisen	Oberschenkel vorne hinunterstreichen	Unterer Kreis der kosmischen Übung	Achselhöhle dehnen

5.27	6.1	6.13	6.15	7.6
Oberer Kreis der kosmischen Übung	Rumpfmitte streichen	Mitte in Achterschleife kreisen	Mittlerer Kreis der kosmischen Übung	Kosmische Übung

6. Einheit (ca. 30 Minuten)

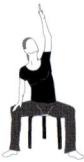

1.5	3.5	4.4	10.3
Dehnen	Hüfte kreisen	Wirbelsäule abrollen & Arm dehnen	Die kleinen Schritte

Zum Wachwerden bzw. neue Energie tanken

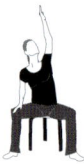
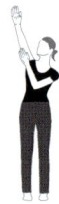

1.5	2.1	3.16	2.9
Dehnen	Trippeln	Oberschenkel hinten hinunterstreichen	Armschwünge in Achterschleife

Gegen Nervosität

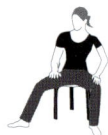

1.6	3.2	2.5	3.8	3.14
Fuß begreifen und Sprunggelenk beleben	Fuß gleiten lassen	Federn und Schütteln	Becken wiegen	„SCH" tönen

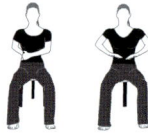
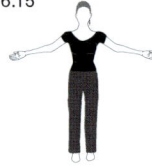

3.2 Zur Selbsterfahrung und Persönlichkeitsentwicklung

„Ich kann dir nichts geben, das nicht schon seinen Ursprung in dir hat. Ich kann keine Gemäldegalerie eröffnen außer deiner. Ich kann dir nur deine eigene Welt sichtbar machen helfen – das ist alles" (Hermann Hesse).

Jeder Mensch hat von Geburt an das natürliche Bestreben, sich seinen Anlagen und seinem Wesen entsprechend zu entwickeln und zu entfalten. Erfahrungen mit sich und der Umwelt bilden die Grundlagen für die Persönlichkeitsentwicklung. Sie können auf körperlicher, seelischer, geistiger, sozialer und spiritueller Ebene geschehen. Bewusst oder unbewusst wählt jeder Mensch aus der täglichen Fülle von Erfahrungen aus (s. 1.8).

Besonders die frühen elementaren Lebenserfahrungen von Willkommen-Sein, Sicherheit, Unterstützung, Autonomie, freier Willensäußerung und Geliebt-Werden bestimmen die persönliche Entwicklung. Z.B. werden Menschen, die als Kleinkind Willkommen-Sein und Geborgenheit erfahren haben, im späteren Leben meist kontaktfreudig auf Menschen zugehen und sich frei in diesem Bereich entwickeln. Menschen, die dies nicht erlebt haben, werden sich unsicher und misstrauisch anderen gegenüber verhalten. Unbewusst richten sie ihr Verhalten so aus, dass „neue" Erfahrungen die alten bestätigen. Entwicklung in diesem Bereich ist oft nur mehr eingeschränkt möglich.

Der Schlüssel zur Weiterentwicklung ist, zurück zur Offenheit für jeden einmaligen Augenblick und die sich bietenden Erfahrungen zu finden. Die Arbeit mit Atem und Bewegung ist dafür ein effektiver Weg und bietet eine Fülle von Erfahrungen, die die Persönlichkeitsentwicklung unterstützen:

- Durch das Lenken der Aufmerksamkeit auf den Körper (Sammlung), das Wahrnehmen der Befindlichkeit und der Atembewegung sowie durch Übungen, um bei sich selbst anzukommen, den Körper und die Körpergrenzen zu spüren, entstehen Offenheit für den Moment und ein Gefühl von Sicherheit und dadurch Präsenz.

- Durch Übungen mit Berührungen wie Massieren, Kneten und Lösen von Muskulatur und das Dehnen und Raum-Schaffen werden die eigenen Bedürfnisse deutlicher und können so leichter umgesetzt werden.

- Sind der Rücken und die Wirbelsäule durch gezieltes Üben beweglicher geworden und wurde gleichzeitig auch der Rückhalt, den sie bieten, erlebt, dann führt dies zu größerer Flexibilität und Aufrichtigkeit bzw. Direktheit in der Begegnung.

- Durch Übungen im unteren Atemraum (s. Übungen 3.) entsteht ein sicherer und fester Stand, der hilft, einen klaren Standpunkt einzunehmen und die eigene Meinung frei zu äußern. Selbstständigkeit wird gefördert.

- Durch Übungen im oberen Atemraum (s. Übungen 5.) wird der Kopf entlastet und das Herz bekommt mehr Raum und damit auch das Sein und das Gefühl. Offenheit für persönlichen Ausdruck, Kommunikation, Kontakt und Begegnung entsteht.

- Durch Übungen im mittleren Atemraum (s. Übungen 6.) entsteht die Verbindung nach innen zum eigenen Wesen. Selbstwert, Selbstvertrauen, Selbstbewusstsein und Ich-Kraft werden entwickelt sowie Gleichgewicht und tiefe innere Ruhe gefördert.

Ich gebe hier keine speziellen Übungsvorschläge, weil die Selbsterfahrung und der Anstoß zur Persönlichkeitsentwicklung in allen Übungen enthalten sind. Voraussetzung ist allerdings, dass die Übungen nicht als reine Gymnastik, sondern auf der Grundlage von Sammlung und Achtsamkeit (s. 2.1) und des zugelassenen Atems (s. 2.3) ausgeführt werden.

3.3 Im Alter

Die Menschen werden dank einer verbesserten allgemeinen Lebenssituation immer älter. Das Alter und Älterwerden haben sich gewandelt. Die Lebensphase, in der früher die Menschen in den „Ruhestand" gingen, ist für viele eine Zeit mit vielfältigen Aktivitäten geworden. Um diesen Lebensabschnitt solange und so uneingeschränkt wie möglich genießen zu können, ist es wichtig, bewusst und aktiv die Gesundheit zu pflegen. Gesunde Ernährung, körperliche und geistige Bewegung, adäquater Umgang mit Konflikten und Stress, die Pflege sozialer Kontakte und Beziehungen sowie das Offensein für Neues tragen dazu bei.

Speziell **körperliche Bewegung erhöht die Selbstständigkeit und Lebensqualität**. Sie ist die einzig wissenschaftlich abgesicherte Methode, um den funktionellen Abbau, insbesondere der Organe, des Halte- und Bewegungsapparates sowie der körperlich-seelischen und geistigen Leistungsfähigkeit aufzuhalten. Zudem hilft Bewegung das frühzeitige Entstehen von alterstypischen Erkrankungen zu verhindern oder diese zumindest abzuschwächen und Vitalität zu erhalten. Selbst bei Hochbetagten, die noch nie oder lange Zeit keine Bewegung/keinen Sport betrieben haben, zeigen sich deutliche Gesundheitsgewinne bei regelmäßiger Bewegung. Dies ist schon durch einfache Bewegungsformen wie Spazierengehen oder Wandern zu erzielen.

Je größer der Abbau, desto gezieltere Bewegungsangebote sind sinnvoll. Die Atmung miteinzubeziehen kann nur positiv verstärkend wirken. Außerdem beeinflusst sie die Funktion der Organe und die körperliche wie geistige Leistungsfähigkeit wesentlich. Deshalb ist es wichtig, die Atmung durch eine möglichst gut funktionierende Atemmechanik zu stärken und den altersbedingten Veränderungen der Atmungsorgane (s. Anatomie 6.2) entgegenzuwirken. Darüber hinaus ist es notwendig, die Körperwahrnehmung, den Gleichgewichtssinn und die Koordinationsfähigkeit zu stärken und **sicheres Gehen und Stehen** zu üben. Auf diese Weise kann der erhöhten Bewegungsunsicherheit und Sturzgefahr bei älteren Menschen, oft auch mitbedingt durch Einschränkungen der Seh- und Hörleistung, entgegengewirkt werden.

Früher oder später stellt sich jedoch jedem Menschen die Aufgabe, sich auf sein Lebensende einzustellen und Integrität zu finden. Freunde und Bekannte ähnlichen Alters sterben. Es heißt immer wieder **Abschied** zu nehmen und sich auf den eigenen Tod vorzubereiten. Somit ist der Lebensabend ab einer gewissen Zeit auch eine seelische Herausforderung. Menschen, die gelernt haben, sich mit sich selbst zu befassen und in sich Ruhe und Harmonie zu finden (s. S. 27) wie auch Menschen, die auf ein erfülltes Leben zurückblicken können, werden sich leichter vom Leben verabschieden können.

In allen Phasen des Alters kann die Arbeit mit Atem und Bewegung Hilfe bieten. Gerade wegen der Einfachheit der Übungen, können diese bis ins hohe Alter ausgeführt werden. Tauchen die ersten Einschränkungen auf, wird es manchmal notwendig sein, die Übungen den Möglichkeiten anzupassen. Oft ist es auch sinnvoll kürzer zu üben. Wer normal beweglich ist, kann die Übungsvorschläge von 3.1 üben.

Beweglichkeit/Haltung

1.3	2.6	3.2	4.1	4.2
Körper streichen	Gehen im Sitzen und durch den Raum	Fuß gleiten lassen	Rücken klopfen	Wirbelsäule ab- und aufrollen

5.8	5.19	6.1	6.6	6.14
Schulter kreisen	„Ja" und „nein" sagen	Rumpfmitte streichen	Flanke dehnen	„Mitte" bilden

Sicheres Stehen und Gehen

1.5	2.1	3.3	3.2	3.8
Dehnen	Trippeln	Vorfuß und Ferse heben	Fuß gleiten lassen	Becken wiegen

3.9	2.4	10.1	10.2	
Druck mit dem Fuß in den Boden geben	Schritte	Gehen mit verschiedenen Aufgaben	Gehen über verschiedene Beläge	

Leichteres Aufstehen

1.5	2.6	1.6	2.3	3.9
Dehnen	Gehen im Sitzen und durch den Raum	Variante Fuß und Sprunggelenk „befüßeln"	Becken klopfen und Beine streichen	Druck mit dem Fuß in den Boden geben

3.10	3.10	3.17		
„F" und „FT" tönen	„F" und „FT" tönen Variante 2	Aufstehen		

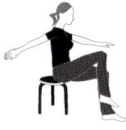
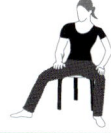
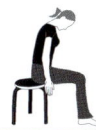
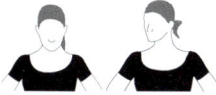
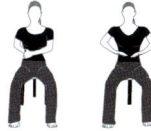
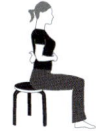
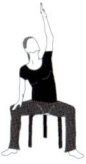
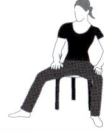
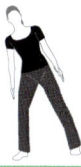
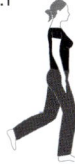
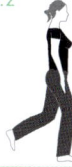
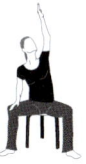
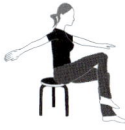
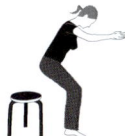
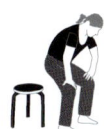

3. Anwendungsbereiche

3.4 Im Büro

In Deutschland arbeiten 50 % aller Erwerbstätigen im Büro (bso-Studie 2015). Sie verbringen etwa 80 % ihrer Arbeitszeit sitzend und hauptsächlich am Bildschirm arbeitend. Viele von ihnen klagen am Ende eines Arbeitstages über Kopfschmerzen, Augenbeschwerden, Verspannungen der Nacken-, Schulter-, und Armmuskulatur, steife Finger, Rückenbeschwerden, geschwollene Füße, Probleme beim Atmen und der Verdauung.

Um die Belastungen so gering wie möglich zu halten, ist ein **ergonomisch eingerichteter Arbeitsplatz** ebenso wichtig wie **„dynamisches Sitzen"**. „Dynamisches Sitzen" kann als bewusstes In-Bewegung-Sein und immer wieder Ändern der Sitzposition auf jedem guten Bürostuhl praktiziert werden, aber auch auf einem Sitzhocker oder Gymnastikball. Da Sitzen die Wirbelsäule und die Rückenmuskulatur stärker beansprucht als Stehen oder Gehen, sollten Sie zwischendurch immer wieder aufstehen. Es gibt mittlerweile Arbeitsplätze mit integrierten Stehpulten, die den **Haltungswechsel** bei der Arbeit fördern. Erledigen Sie alles, was nicht sitzend erledigt werden muss, stehend oder gehend. Sie können stehend telefonieren, etwas lesen oder korrigieren oder eine kurze Besprechung abhalten. Stellen Sie **Geräte** wie Drucker oder Faxgerät in andere Räume, so dass Sie sich bewegen müssen. Gehen Sie zu Kollegen hin, anstatt sie anzurufen oder ihnen eine E-Mail zu schicken.

Nutzen Sie immer wieder kurze Pausen, um sich zu bewegen. Gewöhnen Sie sich an, sich zwischendurch immer wieder spontan zu dehnen (s. Übungen 1.5) und zu gähnen (s. Anatomie 2.5). Trauen Sie sich auch zu bewegen, selbst wenn Sie nicht alleine im Büro arbeiten. Vielleicht können Sie Ihre Kollegen ebenso animieren, denn alle haben mit dem gleichen Problem zu kämpfen. Machen sie anstatt einer Kaffee- oder Rauchpause eine gemeinsame **Bewegungspause**. Entlasten Sie bei der Arbeit am Bildschirm Ihre Augen durch Blinzeln, häufiges Aufschauen oder für einen Moment die Hände-Auflegen.

Im Büroalltag existieren aber oft noch andere Belastungen. Arbeitstempo, Leistungs- und Termindruck nehmen immer mehr zu. Sie verursachen zusammen mit überlangen Arbeitszeiten, unzulänglicher Arbeitsorganisation, Konflikten mit Kollegen oder Kunden, Überforderung, Versagensängsten, Angst vor Arbeitsplatzverlust usw. Stress (s. 3.9).

Folglich ist ein Ausgleich in der Freizeit durch **Entspannung und Bewegung** für Büroangestellte besonders wichtig. An Bewegung ist alles geeignet, was Freude bereitet, Hauptsache, sie wird regelmäßig, mindestens zwei- bis dreimal die Woche getan. Die Atem- und Bewegungsübungen sind besonders hilfreich, da sie Entspannen und Bewegen verbinden.

> ergo-online®, Informationsdienst Arbeit und Gesundheit ist eine sehr umfassende und empfehlenswerte Internetseite www.ergo-online.de

Kopf und Hals

| 9.1 | 5.19 | 5.21 | 5.24 |

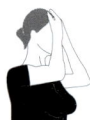

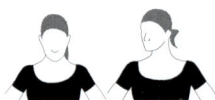

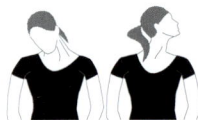

| Augen entspannen Variante im Sitzen | „Ja" und „nein" sagen | Kopf in Seitdrehung vor- und zurückneigen | Schulterkreis |

Schultern

5.5	5.8	5.25	5.13	5.12
Schulter begreifen	Schulter kreisen	Arm hinaufdehnen	Arme und Schultern nach hinten dehnen	Arme und Schultern nach vorne dehnen

Hände und Arme

5.1	5.2	5.3	5.4	5.26
Hand beleben und dehnen	Hand in Achterschleife kreisen	Flügelschlag	Armschwingen von Seite zu Seite	Armschwung

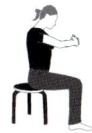

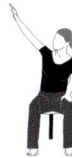
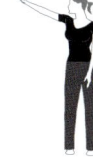
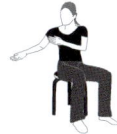

Rücken

4.1	4.2	2.7	3.17	2.10
Rücken klopfen	Wirbelsäule ab- und aufrollen	Arm und Bein dehnen	Aufstehen	Rumpfschwung

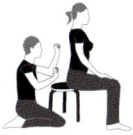
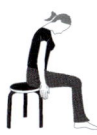
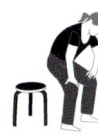
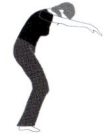

Füße, Beine und Becken

2.1	3.2	3.7	3.12	3.9
Trippeln	Fuß gleiten lassen	Hocke	Becken kreisen	Druck mit dem Fuß in den Boden geben

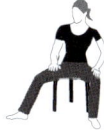
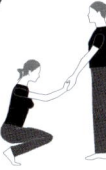

Kombination

2.2	4.3	5.11	6.6	7.6
Freies Bewegen einzelner Körperbereiche	Wirbelsäule abrollen & Becken dehnen	Achselhöhle dehnen	Flanke dehnen	Kosmische Übung

Kurzentspannung

9.1	9.3	9.4	9.2	9.13
Augen entspannen	Kopf rollen lassen und Halswirbelsäule drehen	Halbmond	Atembewegung spüren oder	Tragen lassen

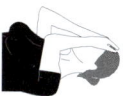
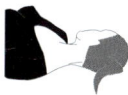
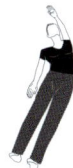

3.5 Zur Stimmentlastung und -kräftigung

Die Stimme gibt einem privaten oder beruflichen Gespräch, einer Präsentation oder einem Vortrag die persönliche Note. Sie vermittelt gewollt oder ungewollt immer die Befindlichkeit des Sprechenden und beeinflusst, welchen Anklang er bei den Zuhörern findet. Menschen, die viel sprechen müssen und nur unzureichend dafür geschult sind, wie z. B. Lehrer, leiden oft unter stimmlicher Überbelastung. Doch jeder Mensch kann seine Stimme für das Sprechen und Singen kräftigen und ausbilden.

Beteiligt an der **Stimmgebung** sind der Körper des Menschen, seine Haltung, Bewegung, Atmung, seelische Verfassung und die Stimme selbst. Durch ein optimales Zusammenspiel dieser Faktoren entsteht eine natürlich klingende und tragende Stimme. In der Middendorf-Methode und deren Weiterentwicklungen existieren viele Möglichkeiten direkt mit der Stimme zu arbeiten (s. Buchtipp).

Mit Atem und Bewegung können wesentliche Voraussetzungen für eine Entlastung, Kräftigung und Entfaltung der Stimme geschaffen werden. Dazu gehören eine mühelose aufrechte Körperhaltung, Durchlässigkeit für die Atembewegung, Wohlspannung der Muskulatur (Eutonus), Spannkraft und Atemkraft. Um später **Stimmkraft** körperlich stützen zu können, wird der gezielte Aufbau von Muskelspannung (Tonus) geübt. Der Tonus wird durch einen Widerstand entweder im Stehen mit den Füßen gegen den Boden oder im Sitzen mit den Sitzknochen gegen den Hocker und ein Aufrichten der Lendenwirbelsäule aufgebaut. Diese wohl-dosierte Spannung der Muskulatur beeinflusst deutlich spür- und hörbar die Stimme. Das Atemgeschehen und die Kehle bei der Stimmgebung werden entlastet und doch entsteht eine Stimmkraft, die mühelos ist. Sobald am Ende der Stimmgebung der Widerstand gelöst wird, geschieht ein spontanes Nachgeben und der Einatem kommt reflektorisch in die Tiefe des Beckens (Höller-Zangenfeind, 1994).

Resonanzschwingung wird durch Lockerung des Rückens, der Schultern, des Nackens und Unterkiefers und Öffnung des Brustraumes und der Kopfräume ermöglicht. Es geht um Gelassenheit in diesen Bereichen und Freigabe, im Sinne des Aufgebens von Kontrolle und Bemühen. Nun kann Resonanzschwingung entstehen. „Erst in der Gelassenheit kann die Kraft, von unten aufsteigend, Resonanzschwingung erzeugen" (Höller-Zangenfeind 1994, S. 24).

Um sich mit sicherer und variationsreicher Stimme präsentieren zu können, bedarf es persönlicher Stärke und seelischer Kraft. In der Arbeit mit Atem und Bewegung werden sie vor allem aus dem Rücken und mittleren Atemraum heraus entwickelt.

Auf diese Art und Weise kann mit allen Menschen und speziell mit Lehrern, Vortragenden, Sprechern und Sängern eine natürlich klingende und **tragende Stimme** erarbeitet werden.

> Maria Höller-Zangenfeind hat auf Grundlage der Middendorf-Methode die Lehrmethode „Atem-Tonus-Ton" entwickelt und in dem Lehr- und Übungsbuch „Stimme von Fuß bis Kopf" mit Übungs-CD im Studien Verlag Innsbruck 2004 veröffentlicht.

1. Einheit

1.6	3.8	3.9	3.14	4.4
Fuß begreifen und Sprunggelenk beleben	Becken wiegen	Druck mit dem Fuß geben inkl. Variation	„SCH" tönen und Variante 1 und 2	Wirbelsäule abrollen & Arm dehnen

5.9	5.11	5.16 & 5.17	5.18	5.22
Rippen kämmen und Achselhöhle begreifen	Achselhöhle dehnen Var. „Ö-U" tönend	Zunge bewegen & Unterkiefer lösen	Löwenmaul	ohne Abbildung „N" und „NÖ" tönen

2. Einheit

2.2	3.15	3.10	7.3	5.19
Freies Bewegen ein-zelner Körperbereiche	Oberschenkel vorne Var. „U-I" tönend	„F" und „FT" tönen in allen Varianten	Trichter	„Ja" und „nein" sagen

5.15	6.12	6.10	6.9	6.14
Schulterwaage	Mitte verwringen	Zwerchfell aktivieren	„H" & Vokale und Umlaute tönen	„Mitte" bilden

3. Einheit

1.3	2.8	4.5	1.4	5.17 & 5.16
Körper streichen	Schwingen um die senkrechte Achse	Rückengespräch	Schmiegen	Unterkiefer lösen & Zunge bewegen

1.4	7.5	6.9	6.11	
Schmiegen Variante „M" tönend	Sich in alle Richtungen öffnen	Variante „HE" tönen	Nasenflügel dehnen und „Duft und Hauch"	

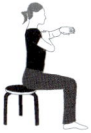
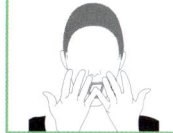
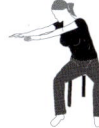
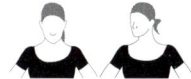
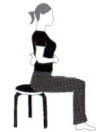
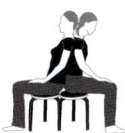
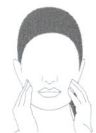
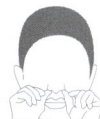

3.6 Zur Entspannung

Der natürliche Wechsel zwischen Spannen und Lösen bzw. Entspannen ist die Grundlage des Lebens und Voraussetzung für Gesundheit. Ist das Gleichgewicht gestört und dominiert zu viel oder zu lange Spannung, können, wie bei den anderen Anwendungsbereichen zu lesen ist, physische und psychische Beschwerden entstehen. Bei vielen Menschen ist dies aufgrund von Hektik, Leistungsdruck, Überforderung, Ängsten, Erkrankungen usw. der Fall.

Entspannung ist deshalb heute ein fester Bestandteil der Medizin und Psychotherapie. Aber auch im beruflichen Alltag werden in zahlreichen Stressbewältigungs-Seminaren Möglichkeiten zur Entspannung vermittelt. Wissenschaftliche Forschungen beweisen, dass Entspannungsübungen Veränderungen der Parameter Herzfrequenz, Blutdruck, Muskelspannung, Atemtiefe und -frequenz, Aktivitäten des Hormon- und Immunsystems usw. bewirken. Entspannung stellt das körperliche und seelische Gleichgewicht wieder her, fördert Selbstheilungskräfte und Heilungsprozesse, ermöglicht Regeneration und lässt den Geist zur Ruhe kommen.

In der Arbeit mit Atem und Bewegung wird meistens von **Wohlspannung** (s. 2.5) gesprochen, denn wörtlich genommen bedeutet Entspannung die völlige Auflösung jeglicher Spannung und wäre sozusagen der Endpunkt auf einem Kontinuum. Völlige Entspannung ist aber nicht möglich. Selbst in tiefer Entspannung und im Schlaf bleibt immer eine Ruhespannung der Muskulatur erhalten. Außerdem ist zu viel Entspannung nicht angenehm. Sie führt zu Unterspannung, Trägheit, Unbeweglichkeit, Reaktions-

unfähigkeit und kann Angst auslösen, die wiederum Spannung erzeugt. In der „Entspannung" sollte jeder Mensch das eigene Maß finden können, das sich wohl anfühlt. Somit sollte Entspannung dem Abbau von zu viel Spannung dienen, mit dem Ziel, zu einer individuellen und situationsangemessenen Wohlspannung zu gelangen. Ein in diesem Sinne „entspannter" Zustand ist durch Gelassenheit, tiefe Ruhe und gleichzeitig Wachheit, klare Wahrnehmung und Lebendigkeit gekennzeichnet.

Viele Menschen suchen in ihrer Freizeit durch Schlafen, Fernsehen, Lesen, Musikhören, Urlaub, Aufenthalt in der Natur, Wandern, Sport usw. Entspannung und Ausgleich. Doch die meisten Belastungen und Beschwerden lassen sich nicht mehr alleine durch diese Form der „Freizeitentspannung" bewältigen, sondern erfordern gezieltere Maßnahmen. Die Arbeit mit Atem und Bewegung eignet sich in besonderer Weise dafür.

Sie hilft auf natürliche, einfache und effektive Art Spannung abzubauen und zu Wohlspannung zu gelangen. Dabei lernen die Menschen schon während der Bewegung und an den Reaktionen des Atems wahrzunehmen, wann sie etwas mit zu viel oder zu wenig Spannung ausführen. Sie lernen die situationsangemessene Spannung zu nutzen und können diese Erfahrungen in den Alltag übertragen. Die Arbeit mit Atem und Bewegung bringt das vegetative Nervensystem (Sympathikus und Parasympathikus) und alle damit verbundenen lebenswichtigen Körperfunktionen ins Gleichgewicht (s. 2.13). Zugleich fördert sie durch die ganzheitliche Arbeitsweise seelische und geistige Harmonie.

1. Einheit

1.1	1.5	3.1	2.5	3.15
Körperreise	Dehnen	Bein klopfen, Knie und Fuß begreifen	Federn und Schütteln	Oberschenkel vorne hinunterstreichen
4.1	4.2	5.5	5.19	2.10
Rücken klopfen	Wirbelsäule ab- und aufrollen	Schulter begreifen	„Ja" und „nein" sagen	Rumpfschwung Variation 1

2. Einheit

1.3	2.10	3.3	3.4	2.7
Körper streichen	Rumpfschwung Variation 1	Vorfuß und Ferse heben	Knie halten und bewegen	Arm und Bein dehnen
5.4	7.2	5.21	4.10	4.11
Armschwingen von Seite zu Seite	Sich abwechselnd vom Hocker ziehen	Kopf in Seitdrehung vor- und zurückneigen	Affengang	Rumpfkreis

3. Einheit

9.1	9.2	9.3	9.5	9.6
Augen entspannen	Atembewegung spüren	Kopf rollen lassen und Halswirbelsäule drehen	Ferse hinaus- schieben	Fuß eindrehen
9.8	9.9	9.10	9.11	9.12
Körperseite dehnen	Beckenschaukel und Wirbelsäule aufrollen	Armkreis	Arm hinausstreichen	Arme kreisen

3.7 Zur Schwangerschaftsbegleitung
**Text von Hannah Rausch,
Hebamme und Atempädagogin**

Die Schwangerschaft ist eine Zeit größter Veränderungen und verlangt Anpassungsfähigkeit im körperlichen und seelischen Bereich. Die Frau ist gefordert, sich auf die Situation als werdende Mutter einzustellen und ihr Selbstbild der sich fast täglich wandelnden Realität anzugleichen.

Es ist eine Zeit, die das Nach-innen-Spüren unterstützt, zum eigenen Körper und zum Kind. Vom Organismus kommen deutlichere Signale als sonst, die zeigen, was zuträglich ist und was nicht. Somit bietet sich eine gute Gelegenheit zu lernen, auf die Botschaften des eigenen Körpers zu lauschen.

Der Wunsch nach außen zu gehen reduziert sich mit fortschreitender Schwangerschaft von selbst, entsprechend der geringeren Belastbarkeit.

Der Organismus passt sich den Bedürfnissen des wachsenden Kindes im Mutterleib an:

- Der Blutkreislauf stellt sich um und nimmt das Ungeborene in die Versorgung auf, die Gesamtblutmenge erhöht sich.
- Atemvolumen und -rhythmus verändern sich entsprechend.
- Die Organe im Bauchraum und das Zwerchfell müssen ihren Platz neu finden. Das hat Auswirkungen auf die Verdauung.
- Durch die Gewichtszunahme vor allem im Bauchbereich verändert sich die Statik. Es gilt eine ganz neue Haltung zu finden.
- Gelenksverbindungen lockern sich, um dem Kind mehr Platz zur Verfügung stellen zu können. Dadurch wird längeres Stehen beschwerlich.
- Darüber hinaus geschehen viele weitere Veränderungen, die alle für das ungestörte Wachstum des Kindes sorgen und den Körper der Frau auf die bevorstehende Geburt vorbereiten.

Seelisch erfährt die Frau unter positiven Umständen eine tiefe Öffnung zum Ungeborenen hin und ein neues Erleben von Sinn. Die Partnerschaft erfährt eine neue Wertigkeit, die Lebensplanung muss oft geändert oder angepasst werden und die eigene Rolle in der Gesellschaft verändert sich.

Die Schwangerschaft bringt auch Ängste mit sich. Themen sind u.a. die Gesundheit des Kindes, die Bewältigung von Geburtsschmerzen und die Lebensumstellung nach der Geburt. Es ist eine Phase der Vorbereitung, der Wandlung und des Abschiedes. Nach der Geburt des Babys ist die Frau ihrem Kind oft auf eine Weise verbunden, die keiner anderen Beziehung gleicht, und sie wird sich selbst anders erleben.

Was ist nun in dieser Zeit hilfreich? Wesentlich sind vor allem die Verfeinerung der Selbstwahrnehmung und die Bereitschaft, die körpereigenen Signale ernst zu nehmen. Dazu gehören auch das Üben des Zulassens des Atems in seinem natürlichen Rhythmus und das Erlernen des bewussten Entspannens. Günstig ist ein möglichst frühzeitiger Beginn des Übens, weil das Kind anfangs körperlich noch nicht soviel Aufmerksamkeit auf sich zieht, und dadurch die eigenen Impulse besser wahrnehmbar sind.

Die Entwicklung der Rückenkraft ist zentral. Sie bietet die nötige Ressource für eine neue Statik und Haltung; Bewusstmachung des Beckenbereiches mit dem Beckenboden und seinen Bewegungsmöglichkeiten ergänzt sie. Die Erschließung der Atemräume bietet weitere wirkungsvolle Hilfen: der untere Raum beherbergt das Kind und unterstützt die Erdung, der mittlere Raum sorgt für die Verankerung der eigenen Mitte und stellt gemeinsam mit dem oberen Raum neue Weite zur Verfügung. Der Einsatz der Stimme im Tönen hilft dabei und spricht auch den seelischen Bereich mit an.

1. Einheit

9.13 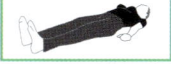 Tragen lassen	9.2 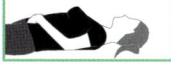 Atembewegung spüren	9.9 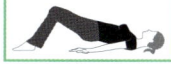 Beckenschaukel und Wirbelsäule aufrollen	1.5 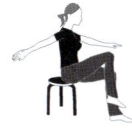 Dehnen	2.6 Gehen im Sitzen und durch den Raum
3.12 Becken kreisen	3.10 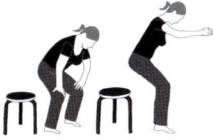 „F" und „FT" tönen Variante 1 oder 2	4.2 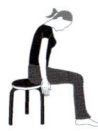 Wirbelsäule ab- und aufrollen	6.1 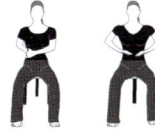 Rumpfmitte streichen	6.14 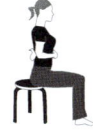 „Mitte" bilden

2. Einheit

1.1 Körperreise	1.5 Dehnen	2.8 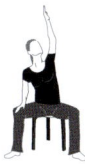 Schwingen um die senkrechte Achse	3.3 Vorfuß und Ferse heben	3.13 Becken kippen
4.5 Rückengespräch	5.19 „Ja" und „nein" sagen	5.22 ohne Abbildung „N" und „NÖ" tönen	6.15 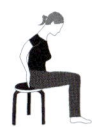 Mittlerer Kreis der kosmischen Übung	6.14 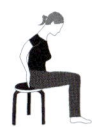 „Mitte" bilden

3. Einheit

1.3 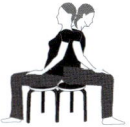 Körper streichen	1.4 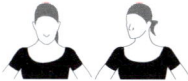 Schmiegen	3.8 Becken wiegen	3.5 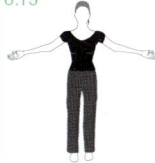 Hüfte kreisen	6.1 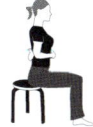 Rumpfmitte streichen
6.6 Flanke dehnen	6.9 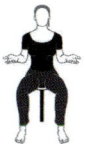 „H" & Vokale und Umlaute tönen	5.1 Hand beleben und dehnen	6.11 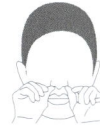 Nasenflügel dehnen und „Duft und Hauch"	6.14 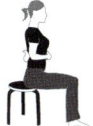 „Mitte" bilden

3.8 Zur Geburtsvorbereitung
**Text von Hannah Rausch,
Hebamme und Atempädagogin**

Ein Kind zu gebären bietet für die Frau die Chance einer tiefgreifenden und außergewöhnlichen Wachstumserfahrung.

Unter günstigen Umständen kann die Geburt für sie eine Grenzerfahrung werden, in der sie intensive Emotionen erlebt, ungeahnte Kraft kennenlernt und letztlich daraus neu und gestärkt hervorgeht. Im negativen Fall kann die Geburt zum Erleben von Ohnmacht, Versagen und Ausgeliefert-Sein führen und durchaus zur traumatischen Erfahrung werden.

Voraussetzungen für positives Erleben sind eine einfühlsame Begleitung, die die Gebärende nicht bevormundet und die Fähigkeit der Frau, sich dem Prozess ganz hinzugeben. Sie muss das Bedürfnis nach Kontrolle der Situation überwinden, trotz Angst und Schmerzen auf die Wehenkräfte vertrauen und sich auf die Signale ihres Körpers einlassen.

Die klassischen Parameter jeder Geburtsvorbereitung sind das Üben von Atmung und Entspannung. Das bewusste Zulassen des Atems und das Vertrauen in den ganz persönlichen Atemrhythmus entsprechen hier dem Annehmen der Natur. Dieses Annehmen des eigenen Rhythmus erleichtert die Geburt mehr als eine perfekte, aber mechanisch durchgeführte Atemtechnik. Der zugelassene Atem passt sich in jedem Moment der jeweiligen Situation an und entspricht immer dem, was gerade benötigt wird – nicht zu viel und nicht zu wenig.

Der Atem ist auch ein nicht zu übertreffendes Hilfsmittel zur Bewältigung von Angst und Schmerz, gibt Mitte und wird als einziger beständiger Parameter während der Geburt zum Leitseil, an dem sich die Frau anhalten kann.

Angst macht eng, Atem schafft Raum!

In der Vorbereitung für die Geburt gilt es das Körperbewusstsein weiter zu ergänzen und zu verfeinern. Mit Hilfe des Atems können körperliche Bereiche neu erschlossen und belebt werden. Diese differenzierte Bewusstheit hilft dabei, günstige Geburtshaltungen einzunehmen und Kraft gerichtet dort einzusetzen, wo sie benötigt wird. Auch gezielte Entspannung ist leichter möglich.

Während in der Schwangerschaft die Unterstützung von Wohlbefinden, das Vorbeugen von Beschwerden und der innige Kontakt mit dem Kind im Vordergrund standen, geht es jetzt darum, sich auf das Loslassen des Ungeborenen vorzubereiten. Das braucht nicht nur Hingabe an den Prozess, sondern auch körperliche Aktivität und Energie. Nun ist das Thema, sich den eigenen Ängsten zu stellen und bereit zu werden für großen körperlichen Einsatz.

Tönen als Vorbereitung unterstützt die Ausatemkraft, bewirkt Bewegung und Schwingung von innen her und schafft Raum. Bei eingeschränkter Bewegungsmöglichkeit in der Schwangerschaft bildet es eine wertvolle Ergänzung. Ein elastisches Zwerchfell erleichtert ein eventuell nötiges „Veratmen" von Wehen.

Der Atem stellt Energie bereit für Mutter und Kind. Das freie Fließen-Lassen des Atems ist grundlegend für den Energiefluss während der Geburt, die körperlich große Anforderungen stellt. Die Kraft des Ausatems ist der Geburt dienlich, denn es gilt mit dem Atem das Kind in die Welt zu entlassen.

Wenn der Atem in seinem Rhythmus schon in der Schwangerschaft selbstverständlich und vertraut geworden ist, kann er bei der Geburt in der aktiven Austreibungsphase bewusst eingesetzt werden.

Mit dem ersten Atemzug beginnt ein kleiner Mensch sein Erdendasein in einem unverwechselbaren Atemrhythmus. Mit ihm neu entsteht die Identität der Frau als Mutter.

1. Einheit

1.4	1.8	2.8	3.6	3.7
Schmiegen	Atembewegung spüren	Schwingen um die senkrechte Achse	Beckenseitkreis	Hocke 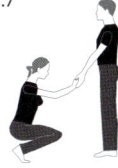

3.14	5.12	5.13	6.1	6.14
„SCH" tönen	Arme und Schultern nach vorne dehnen	Arme und Schultern nach hinten dehnen	Rumpfmitte streichen	„Mitte" bilden

2. Einheit

1.5	2.1	3.3	3.13	3.11
Dehnen	Trippeln 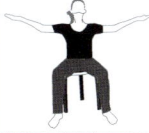	Vorfuß und Ferse heben 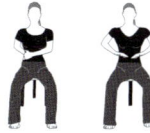	Becken kippen 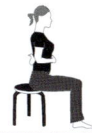	Der Boden schmiegt sich an, …

4.6	5.16	6.9	6.11	6.14
Rücken dehnen 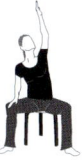	ohne Abbildung	„H" & Vokale und Umlaute tönen	Nasenflügel dehnen und „Duft und Hauch"	„Mitte" bilden 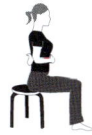

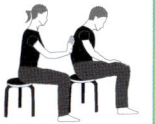
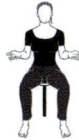

3. Einheit

1.4	2.6	3.9	3.12	3.17
Schmiegen	Gehen im Sitzen und durch den Raum 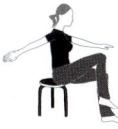	Druck mit dem Fuß in den Boden geben	Becken kreisen 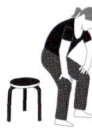	Aufstehen

7.5	4.6	4.2	5.23	6.15
Sich in alle Richtungen öffnen	Rücken dehnen 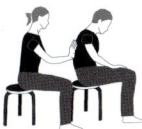	Wirbelsäule ab- und aufrollen 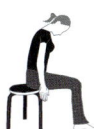	Kopf und Herz verbinden 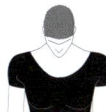	Mittlerer Kreis der kosmischen Übung 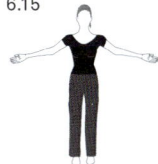

53

3.9 Bei Stress

Herausforderungen, Belastungen oder Gefahren, die aus dem individuellen Gleichgewicht bringen und körperlich oder seelisch unter Druck setzen, verursachen Stress. Es entstehen unmittelbare natürliche **Stressreaktionen** wie Steigerung von Blutdruck, Herzschlag und Atemfrequenz zur Mobilisierung aller Energiereserven. Diese Reaktionen dienten unseren Vorfahren in der Steinzeit als Vorbereitung auf Kampf und Flucht in kürzester Zeit (s. 2.13).

Heutzutage können wir in Situationen, die Stress verursachen, meist weder kämpfen noch fliehen. Die mobilisierten Energien können nicht verbraucht werden und richten sich gegen den eigenen Körper. Kurzdauernde Stressreaktionen kann der Körper in der Regel ausgleichen. Bei länger andauernden, nicht bewältigten Stresssituationen, können Beeinträchtigungen und Krankheiten wie Konzentrationsstörungen, Nervosität, Kopfschmerzen, Muskelverspannungen, Herz-Kreislauferkrankungen, Magen-Darm-Erkrankungen, Störungen des Immunsystems, Allergien, Schlafstörungen, Depression, Angst, Suchtkrankheiten wie Alkohol- und Medikamentenmissbrauch und das chronische Erschöpfungssyndrom („Burnout") entstehen. „Klinische Untersuchungen legen den Schluss nahe, dass hinter 50 bis 75 Prozent aller Arztbesuche vor allem Stress steht und dieser in Bezug auf die Sterblichkeit einen größeren Risikofaktor darstellt als Rauchen" (Servan-Schreiber 2004, S. 15).

Stress wird durch so genannte **Stressoren** (belastende Reize) verursacht, die in unterschiedlicher Weise klassifiziert werden können. Eine mögliche Einteilung ist:

* chemische Stressoren wie Drogen oder Chemikalien
* körperliche Stressoren wie Hitze, Kälte, Lärm, Hunger, Infektionen und Verletzungen
* seelische Stressoren wie Prüfungssituationen, Versagensängste, Zeitdruck, Über- und Unterforderung
* soziale Stressoren wie Konflikte, Meinungsverschiedenheiten, Verlust von Angehörigen, Ablehnung durch andere Menschen, Isolation, Gruppendruck, Rivalität und Intrigen

Auch alltägliche Ereignisse und manchmal eine Aneinanderreihung kleiner Ärgernisse können Stress bewirken. Nicht die Situation löst Stress aus, sondern die subjektive Bewertung der Situation, die abhängig ist von der persönlichen Konstitution, Lebenserfahrungen und der Verfügbarkeit von Bewältigungsstrategien.

Stress ist ein unvermeidlicher Teil des Lebens und nicht nur negativ zu bewerten. Ein gewisses Ausmaß scheint lebensnotwendig und -förderlich zu sein und gehört zum natürlichen Wechsel von Aktivität und Erholung. In der richtigen Dosis kann Stress Höchstleistungen ermöglichen, beispielsweise im Sport. Erst das Zuviel und Zulange kann krank machen.

Wichtig ist, die **persönlichen Stressoren** zu erkennen, aktiv nach Bewältigungsstrategien zu suchen und für Ausgleich zu sorgen. Dazu gehört, dass dem Körper immer wieder die Möglichkeit gegeben wird, aktiv Stressreaktionen aufzulösen. Entspannung, Bewegung und Atem eignen sich besonders, um Spannungen zu lösen, überschüssige Energien umzusetzen und abzubauen und die Atmung und damit gleichzeitig Herzfrequenz und Blutdruck zu normalisieren. Sport alleine reicht nicht, Entspannung und Erholung sind ebenso wichtig.

1. Einheit

1.3

Körper streichen

2.6

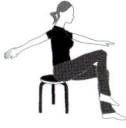

Gehen im Sitzen und durch den Raum

3.2

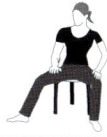

Fuß gleiten lassen

3.11

Der Boden schmiegt sich an, …

3.6

Beckenseitkreis

3.11

Die Sitzfläche schmiegt sich an

4.2

Wirbelsäule ab- und aufrollen

5.6

Schulter bewegen

5.19

„Ja" und „nein" sagen

5.27

Oberer Kreis der kosmischen Übung

2. Einheit

1.5

Dehnen

1.6

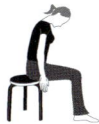

Fuß begreifen und Sprunggelenk beleben

3.4

Knie halten und bewegen

4.3

Wirbelsäule abrollen & Becken dehnen

3.14

„SCH" tönen

4.7

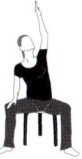

Wirbelsäule federn

7.3

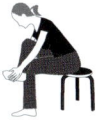

Trichter

5.11

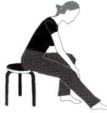

Achselhöhle dehnen Var. „Ö-U" tönend

5.21

Kopf in Seitdrehung vor- und zurückneigen

5.23

Kopf und Herz verbinden

3. Einheit (kurz)

9.1

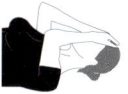

Augen entspannen

9.3

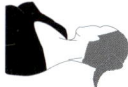

Kopf rollen lassen und Halswirbelsäule drehen

9.4

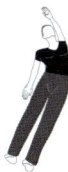

Halbmond

9.2

Atembewegung spüren

oder

9.13

Tragen lassen

4. Einheit (kurz)

2.2

Freies Bewegen einzelner Körperbereiche

4.4

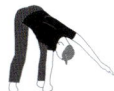

Wirbelsäule abrollen & Arm dehnen

7.4

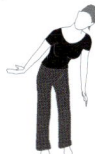

Mokkatasse

10.3

Die kleinen Schritte

3.10 Bei Trauma und Posttraumatischer Belastungsstörung (PTBS)

Trauma entsteht durch ein extrem belastendes und/oder **lebensbedrohliches Ereignis**, das Furcht, Hilflosigkeit oder Entsetzen auslöst. Dies kann eine Gewaltanwendung/physische Misshandlung, eine Naturkatastrophe, ein sexueller Übergriff, ein Krieg, ein Unfall, ein Sturz, selbst eine Operation oder eine lebensbedrohliche und extrem beeinträchtigende Erkrankung sein. Im Sinne einer sekundären Traumatisierung können Zeugen eines lebensbedrohlichen Ereignisses oder z.B. Rettungs- und Intensivstationspersonal, Polizei und Feuerwehr (berufsbedingtes Trauma) betroffen sein. Für die Folgen und deren Aufarbeitung ist die Dauer des Ereignisses sehr wichtig und, ob ein Mensch einem anderen das Leid zugefügt hat, oder ob das „Schicksal, der Zufall, die Natur" dafür verantwortlich sind.

Beim Auftreten eines traumatischen Ereignisses kommt es zu einer Reihe von instinktiven Reaktionen, die vom Stammhirn (s. S. 28f) gesteuert werden und das Überleben sichern sollen. Zunächst entsteht eine Alarmreaktion, bei der der Sympathikus aktiviert wird, Stresshormone ausgeschüttet werden und alle Energie im Körper mobilisiert wird. Je nach Möglichkeit folgt entweder eine aktive Verteidigungsreaktion durch Kampf oder Flucht oder eine passive durch Erstarren (Totstellreflex). Bei Flucht oder Kampf wird die mobilisierte Energie verbraucht, beim Erstarren kann sie sich nur im Nachhinein passiv durch Zittern, Schütteln oder Erbrechen entladen. Wenn alle Reaktionen vollständig durchlaufen sind, tritt wieder Ruhe und Entspannung ein (Levine 1998, Ogden 2000, Faller 2003).

Ein bewältigtes Trauma stärkt den Organismus. Wird es nicht bewältigt, lassen Erstarrung, nicht entladene Energie und dissoziierte (abgespaltene) Erlebnisinhalte den Organismus nicht zur Ruhe kommen und verursachen verschiedene Symptome. Diese können unmittelbar oder auch aufgrund von Dissoziation mit (z.T. mehrjähriger) Verzögerung nach dem traumatischen Geschehen auftreten. Von einer Posttraumatischen Belastungsstörung (PTBS) wird gesprochen, wenn Symptome aus den drei Symptomgruppen: **Wiedererleben** (Flashbacks, Alpträume), **Vermeidungsverhalten** (sich an Teile des Erlebnisses nicht erinnern können, bestimmte Orte oder Situationen nicht aufsuchen) und **erhöhtes Erregungsniveau** (Schlafstörungen, übermäßige Wachsamkeit, Reizbarkeit, Angst, Depression) existieren.

Es gibt heute viele Möglichkeiten mit einer PTBS zu arbeiten und speziell dafür ausgebildete Therapeuten. Ich selbst bin in **Traumatherapie** ausgebildet und habe die Arbeit mit Atem und Bewegung vielfach unterstützend eingesetzt, um:

- das gegenwärtige Erleben zu fördern
- ganzheitliche Selbstregulationsprozesse zu stimulieren
- Ressourcen auf allen Ebenen und Resilienz zu fördern
- das Gefühl für Körpergrenzen und Sicherheit zu stärken
- die oft entstandene Abspaltung des Körperempfindens aufzuheben
- das Zusammengezogen-Sein, die Erstarrung, die festen Gelenke und die Blockierung im Atem zu lösen
- den Fluss im Körper, im Atem und im Leben wieder herzustellen
- den eigenen Rhythmus wiederzufinden
- Energie und Erregung dosiert abzubauen
- das vegetative Nervensystem zu balancieren

Weitere Infos unter:
www.somatic-experiencing-europe.org,
www.degpt.de und www.oent.at

1. Einheit

1.6	3.4	3.12	5.2	5.6
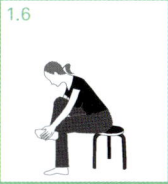	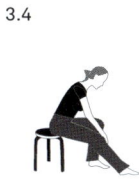	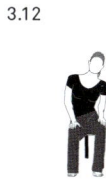	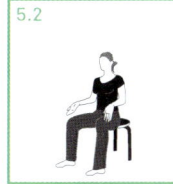	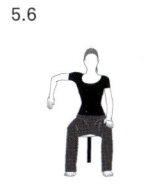
Fuß begreifen und Sprunggelenk beleben	Knie halten und bewegen	Beckenhalbkreis	Hand in Achterschleife kreisen	Schulter bewegen
1.4	5.17 & 5.16	1.4	7.3	7.5
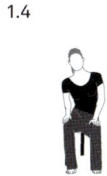	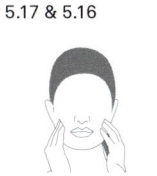	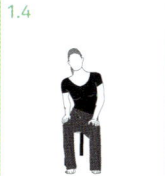	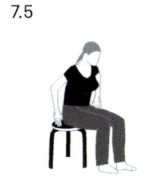	
Schmiegen	Unterkiefer lösen & Zunge bewegen	Schmiegen Variante „M" tönend	Trichter	Sich in alle Richtungen öffnen

2. Einheit

1.3	3.3	3.15	3.11	4.2
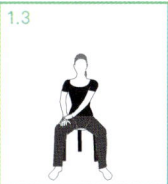	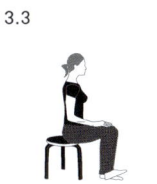	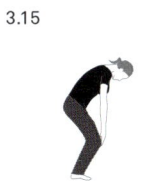	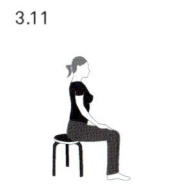	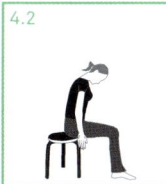
Körper streichen	Vorfuß und Ferse heben	Oberschenkel vorne hinunterstreichen	Der Boden schmiegt sich an, ...	Wirbelsäule ab- und aufrollen Variation 1
4.7	5.8	5.20	7.4	7.4
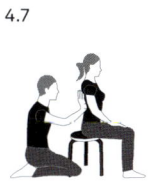	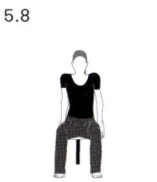	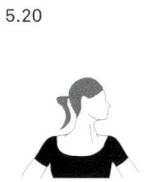	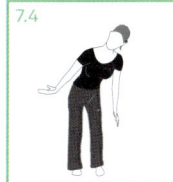	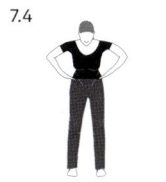
Wirbelsäule federn	Beide Schultern gleichzeitig kreisen	Kopf wenden und lauschen	Mokkatasse einseitig	Mokkatasse beidseitig

3. Einheit

2.1	3.2	3.8	3.5	3.14
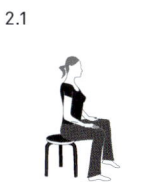	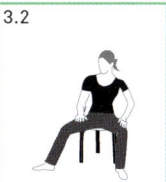	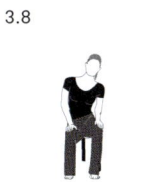	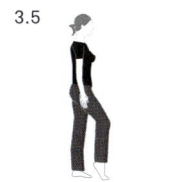	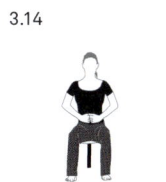
Trippeln	Fuß gleiten lassen	Becken wiegen	Hüfte kreisen	„SCH" tönen und Variante 1 und 2
3.9	6.12	6.6	6.9	6.9
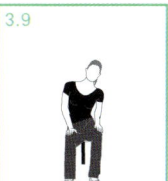	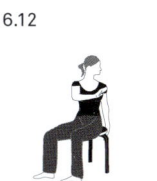	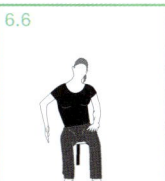	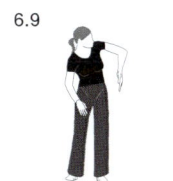	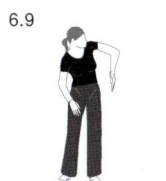
Druck mit dem Fuß geben inkl. Variante	Mitte verwringen	Flanke dehnen	Variante „HE" tönen	Variante „HE" tönen Variation

3.11 Bei Fehlbelastungen, Fehlhaltungen und Rückenschmerzen

Rückenschmerzen entstehen hauptsächlich, da Rückenmuskulatur, Wirbelsäule und Bandscheiben (s. Übungen 4.) durch die heutige Lebensweise zu wenig (mangelnde Bewegung, viel Sitzen, Freizeit vor dem Fernseher) oder falsch bzw. zu stark (einseitige Bewegungen und Belastungen, falsches Tragen und Heben, schlechte Haltung, Leistungsdruck, Stress, seelische Probleme) belastet werden. Zum Teil werden sie auch durch Fehlhaltungen wie Beckenschiefstand und Wirbelsäulenverkrümmungen verursacht oder sind die Folge von Verletzungen, Unfällen oder anderen Erkrankungen.

Fehlbelastungen und Fehlhaltungen führen zu **Muskelverspannungen**. Werden sie nicht gelöst, entsteht eine Durchblutungsstörung mit nachfolgendem Sauerstoffmangel in den betroffenen Muskeln. Durch Milchsäurebildung (Laktat) kommt es zur lokalen Übersäuerung und damit zur Reizung von Schmerzrezeptoren. Der betroffene Bereich verhärtet schmerzhaft. Den Schmerzen wird oft durch **Schonhaltungen** ausgewichen, welche wieder zu Fehlbelastungen der Gelenke und Muskulatur und zu Bewegungsarmut führt. Es entsteht ein Teufelskreis. Somit führen Muskelverspannungen, aber auch abnützungsbedingte Veränderungen im Bereich der Wirbelsäule und Bandscheibe oft zu Symptomen wie:

- **Nacken- und Schulterschmerzen**, die häufig mit einer Bewegungseinschränkung der Halswirbelsäule und Kopfschmerzen einhergehen.
- **Schmerzen im Bereich der Brustwirbelsäule**, die auch durch rheumatische Beschwerden verursacht und mit entzündlichen Prozessen verbunden sein können.

- **Kreuzschmerzen**, d.h. akute oder chronische, in Schüben auftretende Schmerzen im Lendenbereich. Sie werden „Lumbago" genannt und können sich allmählich entwickeln oder als „Hexenschuss" plötzlich bei einer Dreh- oder Bückbewegung auftreten.
- **Ischiasschmerzen**, die vom Lendenbereich über das Gesäß ins Bein und oft bis in den Fuß ausstrahlen. Sie gehen vielfach mit einem Taubheitsgefühl und Kribbeln und schlimmstenfalls mit lähmungsartigen Erscheinungen einher.

Rückenschmerzen kommen so häufig vor, dass sie als „Volkskrankheit" bezeichnet werden können. 80 % aller Erwachsenen leiden mindestens einmal im Leben daran. 68 % aller Fälle betreffen die Lendenwirbelsäule, 30 % die Halswirbelsäule und Schultern und 2 % die Brustwirbelsäule. Rückenschmerzen sollten, wie jede Form von Schmerzen, ernst genommen werden, da sie chronisch werden können (bei 10 % der Betroffenen) (s. 3.17). Eine ärztliche Untersuchung und Behandlung ist angezeigt. Sobald als möglich sind zusätzlich Physiotherapie, eine Rückenschule und die Arbeit mit Atem und Bewegung empfehlenswert.

In der Arbeit mit Atem und Bewegung werden Rückenschmerzen im ganzheitlichen Zusammenhang mit der Haltung (s. 2.6) des Menschen und seinen Belastungen betrachtet. Von Fuß bis Kopf werden Verspannungen gelöst und die Muskulatur gestärkt. Unterstützt durch die Atemkräfte (s. 2.11) entsteht eine mühelose und vom „Atem getragene Haltung" und ein beweglicher und vom „Atem gestärkter Rücken". Gleichzeitig wird das Körperbewusstsein für rückengerechte und -stärkende Bewegung geschult.

1. Einheit

1.3
Körper streichen

1.4
Schmiegen

3.2
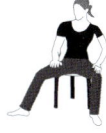
Fuß gleiten lassen

3.15
Oberschenkel vorne
hinunterstreichen

4.1
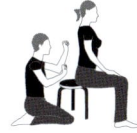
Rücken klopfen

4.2
Wirbelsäule ab- und
aufrollen Variante 1

4.7
Wirbelsäule federn

5.8
Schulter kreisen

5.20
Kopf wenden und
lauschen

2.10
Rumpfschwung

2. Einheit

1.5
Dehnen

2.2
Freies Bewegen ein-
zelner Körperbereiche

4.3
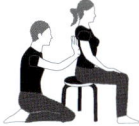
Wirbelsäule abrollen
& Becken dehnen

3.13
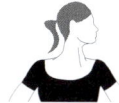
Becken kippen

6.4
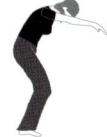
Rumpfmitte kreisen

6.5
Hintere Mitte
beleben

4.8
Gleichgewichtsspiel

5.6
Schulter bewegen

5.14
Schultern ein- und
ausrollen

3.17
Aufstehen

3. Einheit

9.4
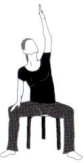
Halbmond

9.8
Körperseite dehnen

9.9
Beckenschaukel und
Wirbelsäule aufrollen

4.5
Rückengespräch

4.6
Rücken dehnen

5.5
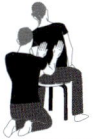
Schulter begreifen

5.21
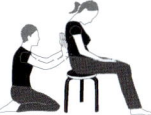
Kopf in Seitdrehung
vor- und zurückneigen

5.13
Arme und Schultern
nach hinten dehnen

5.12
Arme und Schultern
nach vorne dehnen

4.9
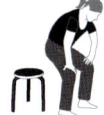
Aus dem Rücken in die
freie Bewegung kommen

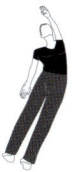
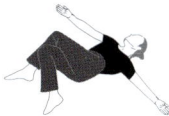
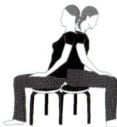
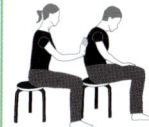
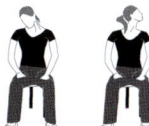
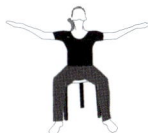
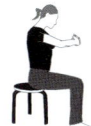
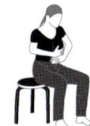

3.12 Bei hohem und niedrigem Blutdruck

Der Blutdruck ist der in den Blutgefäßen und Herzkammern herrschende Druck. Seine Höhe ist von der Pumpkraft des Herzens, dem Strömungswiderstand in den Blutgefäßen und dem Blutvolumen abhängig. Der Blutdruck schwankt bei einem Erwachsenen in einem relativ weiten Bereich. Er sinkt bei körperlicher und seelischer Ruhe und steigt bei Anstrengung, Aufregung, Stress (s. 3.9) und nach Mahlzeiten. Als idealer Blutdruck gelten Werte von 120/80 mmHg. Ab wiederholt gemessenen Werten über 140/90 mmHg wird von Bluthochdruck (Hypertonie) gesprochen. Eine 2015 von der NCD Risk Factor Collaboration weltweit durchgeführte Studie kam zu dem Ergebnis, dass 24,1 % der Männer und 20,1 % der Frauen unter **Bluthochdruck** leiden. „Im Trend westlicher Industriestaaten (sogenannter High-Income-Länder) liegend, … ist das Vorkommen von Bluthochdruck von 1975 bis 2015 in Österreich bei Männern von 40,8 % auf 25,2 % und bei Frauen von 31,0 % auf 16,8 % deutlich gesunken, … was auf gute Aufklärung und Behandlung zurückzuführen ist. … Das Problem Bluthochdruck hat sich in den vergangenen vier Jahrzehnten von den High-Income-Ländern zu den Low-Income-Ländern in Südasien und Sub-Sahara-Afrika verlagert, während die Bluthochdruckprävalenz in Osteuropa anhaltend hoch geblieben ist" (Heidegger 2016, www.i-med.ac.at). Damit ist Bluthochdruck heute längst keine Krankheit des Überflusses mehr.

In den westlichen Industriestaaten sind Männer bis zum 60. Lebensjahr deutlich öfter betroffen als Frauen und ältere Menschen viel öfter als jüngere. Viele von ihnen bemerken es aber nicht, da keine charakteristischen Beschwerden auftreten – oft fühlen sie sich anfangs sogar sehr wohl. Schwindelgefühle, Kopfschmerz oder Nervosität können jedoch erste Anzeichen sein. Jahrelanger unbehandelter Bluthochdruck gilt als großer Risikofaktor und kann zu Organschäden wie Arterienverkalkung, Herzenge, Herzinfarkt, Schlaganfall, Seh- und Nierenstörungen führen.

In 10 % der Fälle liegen Erkrankungen vor, die behandelt werden und bei 90 % sind die Ursachen nicht eindeutig geklärt. Angenommen werden Faktoren wie Erbanlagen und die moderne Lebensweise mit Stress, Bewegungsarmut, salzreicher Ernährung, Übergewicht, Rauchen, hohem Alkoholkonsum usw. Entsprechend richten sich die Gegenmaßnahmen auf die Änderung der ungesunden Lebensweise. Bei stark erhöhtem Blutdruck werden zusätzlich verschiedene Medikamente in Einfach- oder Kombinationstherapie verabreicht.

Von **niedrigem Blutdruck** (Hypotonie), der nicht als Erkrankung gilt, wird bei einem Wert von weniger als 100/60 mmHg gesprochen. Er tritt speziell bei jungen, schlanken Menschen, insbesondere Frauen, bei Schwangeren oder älteren hageren Menschen auf. Normalerweise macht niedriger Blutdruck weniger Probleme, kann aber mit Schwindel oder Schwarzwerden vor den Augen beim Aufstehen, Kopfschmerzen, Kältegefühl in den Händen und Füßen oder Blässe verbunden sein.

Bei zugrunde liegenden Erkrankungen werden diese behandelt. Ansonsten werden Wechselduschen am Morgen, Kneipp-Kuren, Saunabesuche, kochsalzreiche Diät und öfters am Tag kleinere Mahlzeiten essen, vor allem viel Bewegung und insgesamt das Leben aktiver zu gestalten empfohlen.

Eine Atem- und Bewegungs-Übungseinheit (s. 3.1) mit einer Mischung aus sowohl aktivierenden als auch lösenden Übungen ist sehr gut geeignet, den Blutdruck im optimalen Bereich zu halten. Es gibt jedoch unter den Atem- und Bewegungsübungen bestimmte Übungen, die speziell bei zu hohem und andere, die besonders bei zu niedrigem Blutdruck helfen.

1. Einheit – Bei hohem Blutdruck

1.3
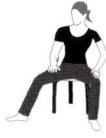
Körper streichen

3.2
Fuß gleiten lassen

3.8
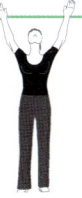
Becken wiegen

4.2
Wirbelsäule ab- und aufrollen

5.4
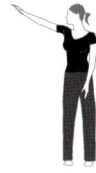
Armschwingen von Seite zu Seite

5.8
Beide Schultern gleichzeitig kreisen

6.12
Mitte verwringen

5.27
Oberer Kreis der kosmischen Übung

6.13
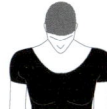
Mitte in Achterschleife kreisen

5.23
Kopf und Herz verbinden

2. Einheit – Bei hohem Blutdruck

9.1
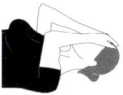
Augen entspannen

9.2
Atembewegung spüren

9.3
Kopf rollen lassen und Halswirbelsäule drehen

9.5
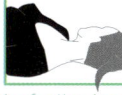
Ferse hinausschieben

9.6
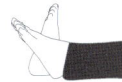
Fuß eindrehen

9.8
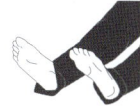
Körperseite dehnen

9.9
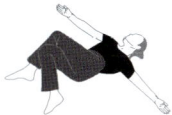
Beckenschaukel und Wirbelsäule aufrollen

9.10
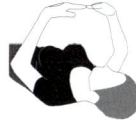
Armkreis

9.11
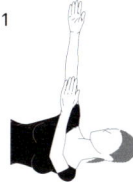
Arm hinausstreichen

9.12
Arme kreisen

Bei niedrigem Blutdruck

1.5
Dehnen

2.2
Freies Bewegen einzelner Körperbereiche

2.4
Schritte

3.12
Variante Beckenhalbkreis

3.10
„F" und „FT" tönen in allen Varianten

6.1
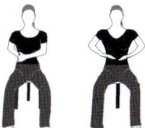
Rumpfmitte streichen

6.7
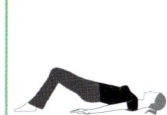
Flanken federn

5.3
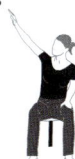
Flügelschlag

5.26
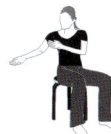
Armschwung

7.1
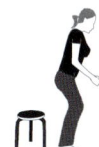
Mit „HO" aufstehen

3.13 Bei Ängsten

Angst ist ein natürliches Grundgefühl, das jeder Mensch in bestimmten Situationen erlebt. Sie aktiviert und alarmiert in gefährlichen Situationen und ermöglicht, diese zu bewältigen. Angst taucht auch auf, wenn etwas Neues oder Unerwartetes auf einen zukommt, das herausfordert oder wenn man sich in einer Situation überfordert fühlt. Angst ermöglicht in diesen Fällen zu überleben sowie sich weiterzuentwickeln und ist deshalb sinnvoll.

Welche Situationen Angst auslösen, ist individuell sehr unterschiedlich. Manche Menschen reagieren schon auf Situationen mit Angst, die für andere völlig unwichtig sind. Krankhaft wird die Angst aber erst durch die Unangemessenheit der Angst gegenüber der tatsächlichen Bedrohung sowie durch ihre Intensität, ihre Dauer und die Beeinträchtigungen, die der Betroffene durch sie erfährt. Es gibt z.B. Flugangst, Höhenangst, Sturzangst, Versagensangst, Ängste am Arbeitsplatz, Angst vor Tieren, engen Räumen, großen Plätzen usw. In der Regel erkennen die Betroffenen zwar, dass ihre Angst übertrieben und unvernünftig ist, aber sie können sie trotzdem nicht abstellen. Meistens meiden sie die Auslöser. Damit beginnt aber ein Teufelskreis. Indem sie den Situationen nicht mehr begegnen, sondern ausweichen, wächst die Angst weiter an. Dies kann soweit führen, dass die Menschen sich zurückziehen und isolieren und zusätzlich in eine Depression verfallen.

Ängste werden immer von **Körpersymptomen** wie Herzrasen, Zittern, Schwindel, Schweißausbrüchen, zugeschnürter Kehle, Durchfall usw. begleitet. Sie gehen meist mit hoher muskulärer Spannung einher. Angst macht eng. Alle Energie sammelt sich im oberen Bereich und Kopf. Auch die Atmung ist sehr nach oben in den Brust- bis Schulterbereich verlagert. Sie wird schnell und flach und kann manchmal sogar bis zum Hyperventilieren führen, was wiederum die Angst verstärkt.

Aufgrund der starken körperlichen Manifestation von Angst kann die Arbeit mit Atem und Bewegung meiner Erfahrung nach besonders mit Übungen helfen, die:

- aus den um die Angst kreisenden Gedanken in den Körper und zur Realität führen (aber nicht zu den körperlichen Symptomen, da diese wieder die Angst verstärken)
- einen guten Bodenkontakt herstellen und Sicherheit vom Boden vermitteln
- Raum schaffen und die Enge auflösen
- die Atmung vertiefen (Bauchatmung) und verlangsamen und damit auch den Herzschlag beruhigen
- den gespannten Nacken- und hochgezogenen Schulter- sowie Brustbereich lösen
- die Ausatmung stärken und den absteigenden Ausatem nutzen zum Lösen
- die Atemruhe und damit Gelassenheit und Vertrauen fördern
- den Menschen in seiner Persönlichkeit stärken

Weitere Informationen zu diesem Thema finden Sie auf der Internetseite: www.angst-und-panik.de und im Buch der Atemtherapeutin Magdalena Unger mit dem Titel: ATEM, Stressabbau und -bewältigung im beruflichen Alltag, Pro BUSINESS Verlag, Berlin, 2008.

1. Einheit

3.1	4.3	3.11	3.14	6.7
Bein klopfen, Knie und Fuß begreifen	Wirbelsäule abrollen & Becken dehnen	Boden und Sitzfläche schmiegen sich an	„SCH" tönen	Flanken federn

6.3	5.11	5.19	5.24	2.9
Schnüffeln	Achselhöhle dehnen Var. „Ö-U" tönend	„Ja" und „nein" sagen	Schulterkreis	Armschwünge in Achterschleife

2. Einheit

1.6	10.1	3.7	4.4	5.6
Fuß begreifen und Sprunggelenk beleben	Gehen mit verschiedenen Aufgaben	Hocke	Wirbelsäule abrollen & Arm dehnen	Schulter bewegen

7.4	6.12	6.5	6.13	7.1
Mokkatasse einseitig	Mitte verwringen	Hintere Mitte beleben	Mitte in Achterschleife kreisen	Mit „HO" aufstehen

3. Einheit

2.1	2.3	3.6	6.1	6.6
Trippeln	Becken klopfen und Beine streichen	Beckenseitkreis	Rumpfmitte streichen	Flanke dehnen

6.9	5.5	5.20	5.15	5.27
Variante „HE" tönen	Schulter begreifen	Kopf wenden und lauschen	Schulterwaage	Oberer Kreis der kosmischen Übung

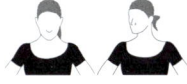
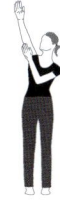
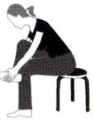
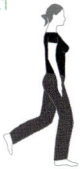
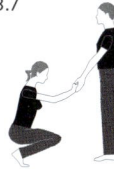
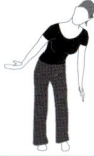
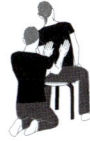
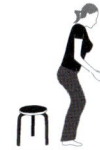
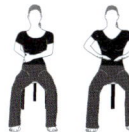
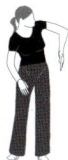
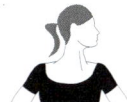
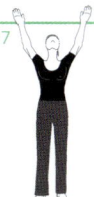

3.14 Bei Depressionen

Depression ist eine seelische Erkrankung, die den Menschen in seiner Gesamtheit betrifft und je nach Art und Schweregrad eine Vielzahl von Symptomen aufweisen kann wie:

- **gedrückte Stimmung**, innere Leere, Gefühllosigkeit („versteinert sein"), Sinn- und Hoffnungslosigkeit, geringes Selbstwertgefühl und Selbstvertrauen
- **Antriebshemmung**, Interesse- und Freudlosigkeit an normalen Aktivitäten (Beruf, Hobby, Freunde), fehlende Energie, bleierne Müdigkeit, eingeschränkte Bewegungsfähigkeit
- **Vital- und vegetative Störungen**, Druck auf Brust- und Bauchraum, Gefühl, nicht durchatmen zu können, innere Unruhe, Ein- und Durchschlafstörungen (Grübeln), verringerte sexuelle Energie, Appetit- und Gewichtsverlust, Verstopfung und Durchfall
- **Denkhemmung und negative Gedanken**, verminderte Konzentrationsfähigkeit, langsamer Gedankengang, starke Grübelneigung, Entscheidungsunfähigkeit, negative Zukunftsgedanken, vermehrte Schuldgefühle, Selbstkritik und Selbstmordgedanken

Abhängig von der Anzahl und Schwere der Symptome wird eine Depression als leicht, mittelgradig oder schwer eingestuft und ist der Betroffene in der Lage, sein gewohntes Berufs- und Privatleben fortzusetzen oder nicht. Depressionen werden häufig von Selbstmordgedanken begleitet, sind daher potenziell lebensgefährlich (Suizidgefahr) und müssen von Fachärzten (Neurologen, Psychiater) ambulant oder in der Klinik behandelt werden.

Bei manchen Depressionen ist kein auslösender Grund erkenntlich. Oft steht aber ihr Beginn in Zusammenhang mit belastenden Ereignissen oder Situationen. Dies können z.B. kontinuierlicher Stress, traumatische Erlebnisse, einschneidende Veränderungen im Berufs- oder Privatleben, Verlust von Lebensraum, Arbeit, Angehörigen oder Erkrankungen wie Krebs, Schmerzen, Ängste (s. andere Anwendungsbereiche) sein. Auch zerebrale Schädigungen und Medikamente können Depressionen verursachen, ebenso Beziehungsstörungen. Zwischen fünf und zehn Prozent der Bevölkerung (Frauen mehr als doppelt so häufig wie Männer) sind im Laufe ihres Lebens von dieser Krankheit betroffen. Depressionen treten meist wiederholt auf.

Die Arbeit mit Atem und Bewegung bietet viele Möglichkeiten, depressive Menschen aus ihrer Niedergedrücktheit, Antriebslosigkeit, eingeschränkten Bewegungsfähigkeit und ihren negativen Gedanken herauszuführen und sie in ihrer gesamten Persönlichkeit zu stärken:

- Die Schulung der Sammlung und Körperwahrnehmung (s. 2.2/3) führt weg vom Grübeln, weckt das Interesse und fördert ein vielfältiges und positives Selbsterleben.
- Durch die Arbeit an den Vitalkräften des unteren Atemraumes (s. Übungen 3.) und der Muskelspannung und -kraft im gesamten Körper werden Lebenskraft und Antrieb aktiviert, die Betroffenen erfahren Selbstständigkeit und Aufrichtung.
- Arbeit am Rücken vermittelt Rückhalt und fördert Flexibilität.
- Übungen im mittleren Atemraum bilden innere Ruhe, Sebstvertrauen, Selbstwert und Ich-Kraft.
- Übungen im oberen Atemraum öffnen für Gefühle, Kontakt, Kommunikation und Aktivität.
- Bodenübungen lösen die innere Unruhe und Anspannung und vermitteln ein Gefühl von Getragen-Sein, Ruhe und Sicherheit.

1. Einheit

1.1	1.8	2.4	3.12	3.10
Körperreise	Atembewegung spüren	Schritte	Becken kreisen	„F" und „FT" tönen in allen Varianten

4.2	6.12	6.4	6.5	6.15
Wirbelsäule ab- und aufrollen	Mitte verwringen	Rumpfmitte kreisen	Hintere Mitte beleben	Mittlerer Kreis der kosmischen Übung

2. Einheit

3.1	3.16	2.5	4.1	4.3
Bein klopfen, Knie und Fuß begreifen	Oberschenkel hinten hinunterstreichen	Federn und Schütteln	Rücken klopfen	Wirbelsäule abrollen & Becken dehnen

3.17	5.25	5.13	5.12	2.9
Aufstehen	Arm hinaufdehnen	Arme und Schultern nach hinten dehnen	Arme und Schultern nach vorne dehnen	Armschwünge in Achterschleife

3. Einheit

10.2	9.4	9.5	9.7	9.8
Gehen über verschiedene Beläge	Halbmond	Ferse hinaus- schieben	Knie kreisen	Körperseite dehnen

9.9	9.10	9.12	9.3	9.13
Beckenschaukel und Wirbelsäule aufrollen	Armkreis	Arme kreisen	Kopf rollen lassen und Halswirbelsäule drehen	Tragen lassen

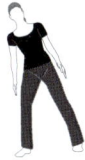
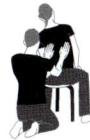
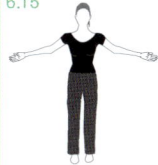
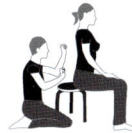
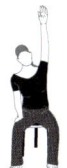
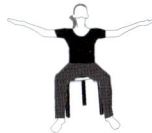
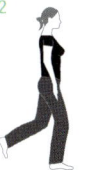
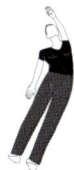
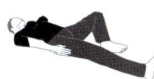
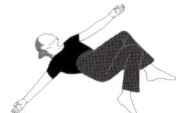
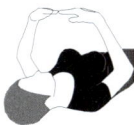

3.15 Bei Asthma

Asthma (Asthma bronchiale) ist eine chronische, entzündliche Erkrankung der Bronchien. Bei Asthmatikern reagieren die Bronchien im Gegensatz zu gesunden Personen auf bestimmte Reize überempfindlich. Deshalb können sowohl Allergene wie Hausstaub, Schimmelpilze, Blütenpollen, Tierhaare, Medikamente, Haushaltsmittel als auch unspezifische Reize wie Atemwegsinfekte, kalte Luft, Tabakrauch, Luftverunreinigung, Stress und körperliche Belastung (Belastungsasthma) eine heftige **Abwehrreaktion – Entzündung** auslösen. Wie bei jeder Entzündung kommt es zu vermehrter Durchblutung. Die Schleimhaut schwillt an und ihre Zellen bilden zähen Schleim, der sich in den Bronchien ansammelt. Zusätzlich verkrampft sich die Bronchialmuskulatur. Der Durchmesser der Bronchien wird von innen und außen verengt und die Atemluft kann nicht mehr ungehindert aus- und folglich auch nicht mehr einströmen (s. auch Anatomie S. 213f).

Die Beschwerden sind auffällige, erschwerte Atmung mit „pfeifenden" Begleitgeräuschen, Husten und **Engegefühl** in der Brust bis hin zu **Atemnot**. Asthma wird in vier verschiedene Schweregrade eingeteilt, je nachdem wie häufig die Symptome auftreten. Es beginnt bei langen beschwerdefreien Intervallen und geht bis zu ständigen Symptomen mit ausgeprägten Tagesschwankungen und **Asthmaanfällen** in der Nacht und frühmorgens. Je stärker der Anfall, desto länger dauert er in der Regel – von Minuten bis zu Stunden. Durch die beklemmende Atemnot stellt sich bei akuten Asthmaanfällen oft **Angst** vor dem Ersticken ein. In anfallsfreien Zeiten erscheint der Betroffene meist völlig gesund.

Etwa 10 % der Kinder sind von Asthma betroffen (häufigste chronische Kinderkrankheit) und etwa 9 % der Erwachsenen. Nach einer Studie des Robert Koch-Instituts sind die Asthmaerkrankungen zwischen den Jahren 2003 und 2009 gestiegen, bei Frauen von 6,0 auf 10,1 %, bei Männern von 5,2 auf 8,3 %, sollen aber in den nächsten Jahrzehnten nicht weiter steigen. Auch der Schweregrad der Asthmaerkrankungen hat zugenommen, weil evtl. die Pollen durch Umwelteinflüsse aggressiver geworden sind (Schumacher 2015).

Da Asthma in der Regel chronisch verläuft, müssen sich Betroffene auf lebensbegleitende Therapiemaßnahmen einstellen. Die Behandlung erfolgt durch Erkennen und Vermeiden der auslösenden Reize sowie mit entzündungshemmenden und bronchienerweiternden Medikamenten. Ziel ist die Entzündungs-, Symptom- und Anfallskontrolle. Vor allem bei guter Mitarbeit der Betroffenen ist es in den meisten Fällen möglich, die anfallsfreien Zeiträume zu verlängern und die Beschwerden zu lindern.

Neben der ärztlichen Betreuung sind physiotherapeutische Atemtherapie und die Arbeit mit Atem und Bewegung sehr empfehlenswert. Sie hilft:

- durch Schulung der Körperwahrnehmung Vorboten, Auslöser und Begleiterscheinungen eines Asthmaanfalles zu erkennen und rechtzeitig Gegenmaßnahmen einzuleiten
- zu entspannen, die Bronchialmuskulatur zu entkrampfen und Angst zu vermindern
- durch Bildung von Atemraum ein Gefühl für Innenraum und Weite zu entwickeln
- durch Bewegung und Tönen die Aus- und Einatmung zu erleichtern
- die Atemmuskelkraft und Atemmechanik (Bauchatmung) zu verbessern
- durch wohldosierte Belastung die Leistungsfähigkeit zu erhalten und zu verbessern
- durch atemerleichternde Körperhaltungen (s. S. 67 + 223) und Lippenbremse (s. S. 230)

Viele weitere Informationen erhalten Sie auf den Internetseiten: www.atemwegsliga.de und www.lungenstiftung.de

1. Einheit

1.8	3.2	3.7	3.13	6.1

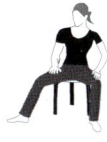

1.8 Atembewegung spüren

3.2 Fuß gleiten lassen

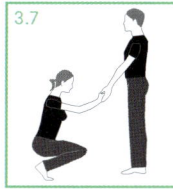 3.7 Hocke

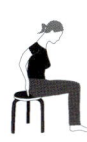 3.13 Becken kippen Var. „SCH" tönend

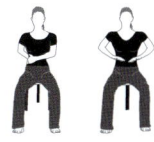 6.1 Rumpfmitte streichen

6.6 Flanke dehnen

5.1 Hand beleben und dehnen

5.9 Rippen kämmen und Achselhöhle begreifen

5.11 Achselhöhle dehnen Var. „Ö-U" tönend

5.26 Armschwung

2. Einheit

1.2 Wechselwirkung von Atem und Bewegung

1.5 Dehnen

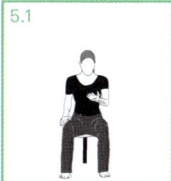 2.3 Becken klopfen und Beine streichen

3.8 Becken wiegen

3.14 „SCH" tönen

7.3 Trichter

5.3 Flügelschlag

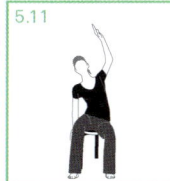 7.4 Mokkatasse einseitig

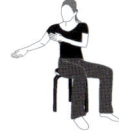 5.27 Oberer Kreis der kosmischen Übung

6.11 Nasenflügel dehnen und „Duft und Hauch"

3. Einheit – Speziell auch für Kinder

1.3 Körper streichen

2.4 Schritte

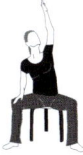 3.10 „F" und „FT" tönen in allen Varianten

6.4 Rumpfmitte kreisen

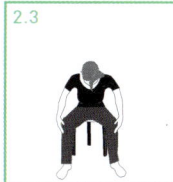 6.7 Flanken federn

6.8 ohne Abbildung — Backen aufblasen

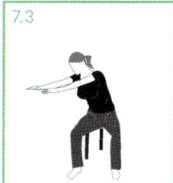 6.10 Zwerchfell aktivieren

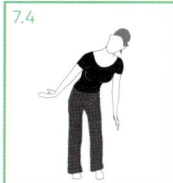 5.7 Schulterblatt bewegen

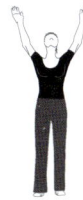 5.10 Ellbogen nach hinten dehnen

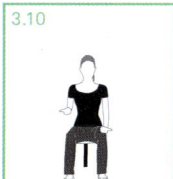 2.9 Armschwünge in Achterschleife

67

3.16 Bei COPD – chronisch obstruktiver Lungenerkrankung

COPD (engl: chronic obstructive pulmonary disease) ist ein Sammelbegriff für zwei Lungenerkrankungen: die **chronisch obstruktive Bronchitis** und das **Lungenemphysem** (s. auch Anatomie S. 214).

Die chronische Bronchitis ist das Frühstadium der COPD. Zur chronischen Entzündung der Atemwege kommt nun eine Verengung (Obstruktion) hinzu, die nicht rückgängig gemacht werden kann. Diese Verengung der Bronchien wird durch eine Verkrampfung der Bronchialmuskulatur, durch ein Anschwellen der Bronchialschleimhaut und durch eine krankhaft erhöhte Schleimproduktion hervorgerufen. Es treten Symptome wie Husten, Auswurf und Atemnot unter Belastung auf. Als Folge der chronisch obstruktiven Bronchitis entsteht ein Lungenemphysem. Da die Ausatmung erschwert ist, werden die Lungen und der Brustkorb überdehnt und überbläht. Es bilden sich immer größere Lungenbläschen bzw. die Wand der einzelnen Lungenbläschen wird irreversibel zerstört. Dadurch wird die Gasaustauschfläche verkleinert, so dass der Gasaustausch behindert ist und Sauerstoffmangel entsteht. Der Betroffene leidet also mit übervollen Lungen unter Atemnot.

Vor allem bei schweren Formen der COPD kann sich der Zustand der Atmung akut verschlechtern, was Mediziner als Exazerbation bezeichnen. Hauptursachen sind Infekte durch Viren und/oder Bakterien. Es treten erhöhte Atemnot, vermehrter Husten, verstärkt eitriger Schleim und häufig Allgemeinsymptome wie Fieber und Abgeschlagenheit auf.

In Deutschland leiden zwischen 8 und 12 % der Bevölkerung an COPD. Sie ist lauf WHO die vierthäufigste Todesursache mit kontinuierlich steigender Tendenz. Vor allem ältere Menschen zwischen 50 und 70 Jahren sind von der Erkrankung betroffen. Etwa 20 % aller Raucher entwickeln die Krankheit, wobei genetische Unterschiede eine wesentliche Bedeutung haben dürften. Daneben spielen berufliche Belastung durch Staub, Gase oder Dämpfe und die Schadstoffbelastung der Außen- und Innenluft eine Rolle. Auch wiederholte Atemwegsinfekte können COPD verursachen.

Da etwa **80 % der Betroffenen Raucher** sind, ist die wichtigste Präventivmaßnahme die Aufgabe des Rauchens und die Vermeidung von Schadstoffen, sowohl am Arbeitsplatz als auch im persönlichen Umfeld. Eine medikamentöse Therapie kann die Atemwege erweitern, Entzündungen und Infekte hemmen, Schleim lösen und Verlauf, Symptome, Belastungstoleranz und Lebensqualität positiv beeinflussen. Trotzdem kommt es zu einer langsam aber stetig fortschreitenden Verschlechterung der Lungenfunktion und Einschränkung der Leistungsfähigkeit. Neben der ärztlichen Betreuung ist vor allem physiotherapeutische Atemtherapie empfehlenswert, die den Betroffenen das Atmen und Husten erleichtern soll.

Die Arbeit mit Atem und Bewegung kann helfen:

- durch Bewegung und Tönen die Aus- und Einatmung zu erleichtern
- die Beweglichkeit speziell im Brustkorb zu erhalten bzw. wieder herzustellen
- die Atemmuskelkraft und Atemmechanik (Bauchatmung) zu verbessern
- durch wohldosierte Belastung die Leistungsfähigkeit zu erhalten und zu verbessern
- durch atemerleichternde Körperhaltungen (s. S. 67 + 223) und Lippenbremse (s. S. 230)

Viele weitere Informationen erhalten Sie auf der Internetseite: www.leichter-atmen.de

1. Einheit

1.3	1.4	2.2	3.8	3.14
Körper streichen	Schmiegen	Freies Bewegen ein-zelner Körperbereiche	Becken wiegen	„SCH" tönen

4.4	5.9	5.11	5.20	1.2
Wirbelsäule abrollen & Arm dehnen	Rippen kämmen und Achselhöhle begreifen	Achselhöhle dehnen Var. „O-U" tönend	Kopf wenden und lauschen	Wechselwirkung von Atem und Bewegung

2. Einheit

2.8	2.3	3.12	3.13	3.17
Schwingen um die senkrechte Achse	Becken klopfen und Beine streichen	Becken kreisen	Becken kippen Variante mit „SCH"	Aufstehen

6.2	6.3	6.7	6.9	5.1
Rippenbogen federn	Schnüffeln	Flanken federn	Variante „HE" tönen	Hand beleben und dehnen

3. Einheit

1.7	3.16	3.10	6.4	6.10
Nase dehnen	Oberschenkel hinten hinunterstreichen	„F" und „FT" tönen in allen Varianten	Rumpfmitte kreisen	Zwerchfell aktivieren

6.12	5.19	5.24	4.11	1.8
Mitte verwringen	„Ja" und „nein" sagen	Schulterkreis	Rumpfkreis	Atembewegung spüren

3.17 Bei chronischen Schmerzen

„Schmerz ist ein unangenehmes Sinnes- und Gefühlserlebnis, das mit aktueller oder potenzieller Gewebsschädigung verknüpft ist ...“ (Internationale Gesellschaft zum Studium des Schmerzes). Somit warnen und schützen Schmerzen den Organismus vor Verletzungen von außen und innen. Akute Schmerzen klingen durch die Behandlung der Ursache meistens schnell ab. Chronische Schmerzen sind dauerhaft vorhandene Schmerzen, die trotz angemessener Behandlung auch nach mindestens **sechs Monaten** nicht abklingen und lediglich in ihrer Intensität variieren. Der Dauerschmerz verliert seine Warn- und Schutzfunktion, löst sich von der eigentlichen Ursache und wird selbst zur Krankheit. Zu den häufigsten Formen gehören Rückenschmerzen, Kopfschmerzen, rheumatische Schmerzen, Neuralgien, Tumorschmerzen, degenerative Schmerzen und Phantomschmerzen.

Die Ursachen für die Entwicklung chronischer Schmerzen sind vielfältig. Lang anhaltende Schmerzen verändern die beteiligten Nervenzellen. Diese entwickeln ein **„Schmerzgedächtnis“** und verursachen Schmerzen, obwohl oft die Auslöser nicht mehr existieren. Auf Schmerzen reagiert der Körper mit Anspannung, was wiederum die Schmerzen verstärkt. Es entsteht ein Teufelskreis. Außerdem werden oft **Schonhaltungen** eingenommen, die zu **Fehlbelastungen** der Gelenke und Muskulatur und zu **Bewegungsarmut** führen. Letztendlich lösen schon normale Belastungen Schmerzen aus. Jeder Schmerz ist also ein Risikofaktor für die Entstehung chronischer Schmerzen. Sie entwickeln sich aber nicht nur aufgrund körperlicher, sondern auch **psychischer und sozialer Faktoren**.

Chronische Schmerzen stellen eine große Belastung und eine schwere Behinderung für die Betroffenen dar, weil sie einen großen Teil ihrer Lebenskraft beanspruchen und den gesamten Tagesablauf in allen Bereichen beeinträchtigen. Schmerzen, die nicht kontrolliert werden können, erzeugen Angst und ein Gefühl der Hilflosigkeit. Angst geht mit einer körperlichen Anspannung einher, die wiederum den Schmerz verstärkt. Sehr häufig ziehen sich die Betroffenen zunehmend aus ihren sozialen Beziehungen in Familie, Beruf und Freundeskreis zurück. Die daraus folgende soziale Isolation zusammen mit der Angst und Hilflosigkeit führt oft in eine Depression. Depressive Gedankenkreisläufe senken die Kontrollfähigkeit des Schmerzerlebens und führen zu einer erhöhten Schmerzempfindung.

Der Behandlungsansatz von chronischen Schmerzen ist sinnvollerweise interdisziplinär. Er liegt zum einen in der Unterbrechung der Schmerzen mit Hilfe von Schmerzmitteln nach dem Prinzip „so viel Medikamente wie nötig, und so wenig wie möglich“. Zum anderen zielt er auf die Veränderung der Schmerzwahrnehmung der Betroffenen und die Beeinflussung der psychischen und sozialen Faktoren. Oft wird begleitend ein **„Schmerztagebuch“** geführt, um Einflüsse und Veränderungen deutlicher festzustellen.

Da chronische Schmerzen sehr vielfältiger Art sein können, werde ich an dieser Stelle keine konkreten Übungsvorschläge unterbreiten. Ich lade Sie ein, sich selbst die passenden Übungen herauszusuchen oder sich an den Übungen unter 3.6 zu orientieren und nur die Übungen auszuführen, die keine Schmerzen verursachen bzw. verstärken. Ich rate davon ab, nur Übungen für den Bereich herauszusuchen, der schmerzt, sondern empfehle sogar eher in den Gegenden zu üben, die schmerzfrei sind. Somit können Sie erleben, dass neben Schmerzen immer auch Empfindungen existieren, die angenehmer Art sind. Dies hilft das Schmerzerleben zu verändern. Die Sammlung auf das Üben zu richten, ist für Sie besonders wichtig, da es Ihre Aufmerksamkeit von den Schmerzen wegnimmt.

In diesem Übungsteil werde ich zunächst Hinweise geben, wie Sie am besten üben. Es folgt eine Beschreibung der Ausgangshaltungen „Aufrechtes Sitzen", „Paralleler Stand" und „Rückenlage", sowie der Ruhehaltungen „Schaukelsitz" und „Kutschersitz". Die folgenden 111 Übungen sind in 10 Themenbereiche gegliedert. Manche Übungen können mehreren Themenbereichen zugeordnet werden. Am Ende der Einführung zum Thema ist jeweils vermerkt, wenn weitere Übungen an anderer Stelle beschrieben sind.

Seit dieser dritten Auflage des Buches können Sie 10 Übungen als Hördateien auf der Website extras.springer.com des Springer Verlags anhören und auch downloaden. Sie sind auf der Liste der 111 Übungen auf den nächsten zwei Seiten des Buches und bei der jeweiligen Übungsbeschreibung mit folgendem Zeichen 🔊 markiert.

Zusätzlich finden Sie auf Youtube unter dem Titel: „Atempause – Atem ganzheitlich erleben" auch ein Video mit 16 Übungen, die ich anleite. Sie sind auf der Liste der 111 Übungen und bei der jeweiligen Übungsbeschreibung mit 🔵 markiert.

Die Übungen mit Konsonanten – teilweise in Verbindung mit Vokalen und Umlauten – ermöglichen Körperbereiche wie Beckenboden, Zwerchfell oder Kopfhöhlen, die sonst nur schwer oder gar nicht zu erreichen sind, über die Bewegung und Schwingung der Konsonanten, Vokale und Umlaute gezielt anzusprechen. Ich benutze auch bei stimmlosen Konsonanten der Einfachheit und allgemeinen Verständlichkeit wegen den Begriff „tönen".

Neu in dieser dritten Auflage sind bei ein paar Übungen die Varianten, bei denen begleitend zur Bewegung im Ausatem Vokale und Umlaute getönt werden. Dadurch wird erstens deutlich, in welcher Bewegungsphase der Ausatem gehen soll, damit die optimalen Wirkungen der Übung entstehen und erlebt werden können. Zweitens verstärkt das Tönen dieser bewusst gewählten Vokale und Umlaute spezielle Wirkungen.

Die meisten Übungen, ausgenommen ein Großteil der Bodenübungen, sind von Ilse Middendorf und einige von ihren SchülerInnen oder mir entwickelt worden. Sie stellen eine umfangreiche Auswahl der wesentlichen Grundübungen der Middendorf-Methode dar.

Ein Großteil der Bodenübungen entstammt anderen Bewegungslehren. Ich nutze sie sehr gerne, da sie sich entsprechend den Prinzipien der Arbeit mit Atem und Bewegung ausführen lassen.

1. **Einleitende Übungen**
1.1   Körperreise 🖐
1.2   Wechselwirkung von Atem und Bewegung
1.3   Körper streichen 🔊
1.4   Schmiegen
1.5   Dehnen 🖐
1.6   Fuß begreifen und Sprunggelenk beleben
1.7   Nase dehnen
1.8   Atembewegung spüren

2. **Anregende Übungen**
2.1   Trippeln 🖐
2.2   Freies Bewegen einzelner Körperbereiche und Gelenke
2.3   Becken klopfen und Beine streichen 🖐
2.4   Schritte
2.5   Federn und Schütteln
2.6   Gehen im Sitzen und durch den Raum
2.7   Arm und Bein dehnen
2.8   Schwingen um die senkrechte Achse
2.9   Armschwünge in Achterschleife
2.10 Rumpfschwung

3. **Unterer Atemraum**
3.1   Bein klopfen, Knie und Fuß begreifen
3.2   Fuß gleiten lassen
3.3   Vorfuß und Ferse heben
3.4   Knie halten und bewegen
3.5   Hüfte kreisen
3.6   Beckenseitkreis 🖐
3.7   Hocke
3.8   Becken wiegen
3.9   Druck mit dem Fuß in den Boden geben
3.10 „F" und „FT" tönen 🖐
3.11 Der Boden schmiegt sich an, …
3.12 Becken kreisen
3.13 Becken kippen
3.14 „SCH" tönen 🖐

3.15 Oberschenkel vorne hinunter- streichen 🖐
3.16 Oberschenkel hinten hinunterstreichen
3.17 Aufstehen
3.18 Unterer Kreis der kosmischen Übung

4. **Rückenübungen**
4.1   Rücken klopfen
4.2   Wirbelsäule ab- und aufrollen
4.3   Wirbelsäule ab- und aufrollen & Becken dehnen
4.4   Wirbelsäule ab- und aufrollen & Arm dehnen
4.5   Rückengespräch
4.6   Rücken dehnen
4.7   Wirbelsäule federn
4.8   Gleichgewichtsspiel
4.9   Aus dem Rücken in die freie Bewegung kommen
4.10 Affengang
4.11 Rumpfkreis

5. **Oberer Atemraum**
5.1   Hand beleben und dehnen 🖐
5.2   Hand in Achterschleife kreisen
5.3   Flügelschlag
5.4   Armschwingen von Seite zu Seite
5.5   Schulter begreifen 🖐
5.6   Schulter bewegen 🔊
5.7   Schulterblatt bewegen
5.8   Schulter kreisen
5.9   Rippen kämmen und Achselhöhle begreifen
5.10 Hände im Nacken, Ellbogen nach hinten dehnen
5.11 Achselhöhle dehnen
5.12 Arme und Schultern nach vorne dehnen
5.13 Arme und Schultern nach hinten dehnen
5.14 Schultern ein- und ausrollen
5.15 Schulterwaage
5.16 Zunge bewegen
5.17 Unterkiefer lösen

5.18 Löwenmaul

5.19 „Ja" und „nein" sagen 🔊

5.20 Kopf wenden und lauschen

5.21 Kopf in Seitdrehung vor- und zurückneigen

5.22 „N" und „NÖ" tönen

5.23 Kopf und Herz verbinden 👊

5.24 Schulterkreis

5.25 Arm hinaufdehnen

5.26 Armschwung

5.27 Oberer Kreis der kosmischen Übung

6. Mittlerer Atemraum

6.1 Rumpfmitte streichen 👊

6.2 Rippenbogen federn 🔊

6.3 Schnüffeln 🔊

6.4 Rumpfmitte kreisen 🔊

6.5 Hintere Mitte beleben

6.6 Flanke dehnen 👊

6.7 Flanken federn

6.8 Backen aufblasen

6.9 „H" in Verbindung mit Vokalen und Umlauten tönen 👊

6.10 Zwerchfell aktivieren 🔊

6.11 Nasenflügel dehnen und „Duft und Hauch"

6.12 Mitte verwringen

6.13 Mitte in Achterschleife kreisen

6.14 „Mitte" bilden

6.15 Mittlerer Kreis der kosmischen Übung

7. Alle Atemräume

7.1 Mit „HO" aufstehen

7.2 Sich abwechselnd vom Hocker ziehen

7.3 Trichter

7.4 Mokkatasse

7.5 Sich in alle Richtungen öffnen

7.6 Kosmische Übung

8. Integrierende Übungen

9. Bodenübungen

9.1 Augen entspannen 🔊

9.2 Atembewegung spüren 🔊

9.3 Kopf rollen lassen und Halswirbelsäule drehen

9.4 Halbmond

9.5 Ferse hinausschieben

9.6 Fuß eindrehen

9.7 Knie kreisen

9.8 Körperseite dehnen

9.9 Beckenschaukel und Wirbelsäule aufrollen

9.10 Armkreis

9.11 Arm hinausstreichen

9.12 Arme kreisen

9.13 Tragen lassen 🔊

10. Übungen im Gehen

10.1 Gehen mit verschiedenen Aufgaben

10.2 Gehen über verschiedene Beläge

10.3 Die kleinen Schritte

Übungszeiten

Erfahrungsgemäß ist es hilfreich, sich eine bestimmte Zeit am Tag für das Üben zu reservieren, genauso wie für Mahlzeiten, Zähneputzen oder andere alltägliche Verrichtungen. Es hängt von Ihnen ab, ob Sie sich lieber morgens dafür Zeit nehmen, tagsüber oder abends. Sie können auch die Entscheidung danach ausrichten, was Sie mit den Übungen erreichen wollen.

Üben zu Beginn des Tages ist besonders für Menschen förderlich, die morgens Mühe haben aufzustehen und unter Energiemangel leiden. Lässt am Tag zwischendurch die Konzentrationsfähigkeit nach oder führt Bewegungsmangel zu Verspannungen, dann können Übungen in solchen Momenten, bzw. sobald es die Gegebenheiten erlauben, helfen. Andere Menschen können abends nach der Arbeit nur schwer abschalten und zur Ruhe kommen. Für sie ist Üben am Abend sinnvoll. Wer kontinuierlich etwas für seine Gesundheit oder persönliche Entwicklung tun will, übt in der Zeit, die am einfachsten im Alltag dafür erübrigt werden kann.

Übungsumgebung und -utensilien

Sorgen Sie dafür, dass Sie beim Üben ungestört sind. Schalten Sie Störquellen wie Radio oder Telefon aus bzw. den Telefonanrufbeantworter ein. Informieren Sie Anwesende, dass Sie sich einen Moment für Ihre Übungen zurückziehen.

Wählen Sie einen ruhigen Ort aus, der Ihnen genügend Platz zum Bewegen bietet. Optimal ist ein ausreichend warmer, gut durchlüfteter Raum mit Holzboden.

Für die Übungen im Sitzen ist am besten ein Hocker (oder auch ein Stuhl ohne Armlehnen) mit ebener und fester Sitzfläche geeignet.

Optimal ist, wenn die Sitzhöhe Ihrer Körpergröße entspricht oder darauf eingestellt werden kann. Vom Becken zu den Knien hin sollten die Oberschenkel ein wenig abfallend verlaufen.

Für die Übungen am Boden sind eine Gymnastikmatte, aber auch ein oder zwei Decken geeignet. Eventuell benötigen Sie zusätzlich ein Kissen für den Kopf.

Tragen Sie bequeme Kleidung oder machen Sie es sich in Ihrer Kleidung bequem – öffnen oder lockern Sie beengende Kleidungsstücke. Üben Sie am besten ohne Schuhe, damit Ihre Füße einen besseren Bodenkontakt haben und weniger eingeengt sind. Achten Sie darauf, dass Ihnen warm genug ist und ziehen Sie eventuell zusätzliche Socken an.

Übungsprogramme und -aufbau

Beginnen Sie mit einem kurzen Übungsprogramm, denn Sie werden eher dafür Zeit finden. Bei Bedarf können Sie es jederzeit erweitern. Sie können Übungseinheiten aus den Anwendungsbereichen (s. Theorie 3. – die Übungen für die Kurzversionen sind durch Rahmen und Grün hervorgehoben) ausführen oder sich Ihr eigenes Programm zusammenstellen. Je öfter und regelmäßiger Sie üben, desto leichter wird es Ihnen fallen und desto nachhaltiger wird der Erfolg sein.

In der Arbeit mit Atem und Bewegung gibt es eine bestimmte Struktur, wie Übungsfolgen aufgebaut werden. Wollen Sie sich Übungen selbst zusammenstellen, können Sie dies berücksichtigen.

Wir beginnen jedes Üben mit einem sogenannten „Ankommen bei uns selbst". Wir nutzen dafür einleitende Übungen (s. 1.1–8). Speziell das Dehnen oder Schmiegen am Anfang jeder Stunde ist sehr sinnvoll. Auf die einleitende folgt eine sogenannte anregende Übung. Danach können Sie sich Ihren Bedürfnissen entsprechend aus den Themenbereichen Übungen zusammenstellen. Es ist ratsam zuerst durch Übungen für den unteren Atemraum eine gute Basis herzustellen und dann weitere anzuschließen. Wir beenden das Üben meist mit einer integrierenden Übung.

Sinnvoll ist es, Übungen oder Übungsfolgen zu wiederholen. Dadurch erschließen sie sich immer deutlicher und schneller in ihrer Tiefe. Zudem verändert sich ihre Wirkung immer wieder aufgrund der Tagesverfassung des Übenden und stattfindender Entwicklungen.

Wiederholungen sind aber auch speziell bei Übungen sinnvoll, die Ihnen nicht so leichtfallen. Führen Sie eine Übung nicht zu lange aus, sondern machen Sie eine Pause. Danach wiederholen Sie sie noch einmal. Oft fällt sie im zweiten Anlauf leichter.

Generell empfehle ich, die Übungen nicht zu lange auszuführen, denn sie sollen anregen und beleben, aber nicht erregen und stören. Sollte eine Übung Schmerzen, Unbehagen oder Schwindel auslösen, lassen Sie diese aus. Ansonsten sind sechs bis zehn Wiederholungen des Ablaufs ein normales Maß. Meist ermöglicht längeres Üben nicht umfangreichere Wirkungen oder Erfahrungen, sondern deckt Entstandenes wieder zu. Weniger ist mehr.

Wollen Sie Ihren individuellen Atemrhythmus (s. Theorie 2.12) finden, so ist es wichtig, dass Sie alle Übungen in dem Rhythmus und auf die Art und Weise ausführen, wie es Ihnen entspricht. Oft muss auch das erst durch bewusstes Ausprobieren herausgefunden werden. Sie werden deshalb in den meisten Übungen dieses Buches keine Vorgaben für das Tempo und die Größe der Bewegung und damit auch des Atmens finden. Sie werden dagegen eingeladen und ermutigt Ihren eigenen Rhythmus in der Bewegung zu finden und wahrzunehmen, wie sich der Atem von selbst auf die Bewegung einstellt.

Ich habe bei den rhythmisch dehnenden Übungen angegeben, wie sich ein zugelassener Atem auf die Bewegung einstellt. Es kann durchaus sein, dass Ihr Atem anders reagiert. Denken Sie nicht in den Kategorien von Richtig und Falsch. Wichtig ist vor allem, dass Sie wahrnehmen, wie Ihr Atem reagiert. Probieren Sie dann auch ein paar Mal bewusst die von mir angebotene Möglichkeit zu atmen aus. Letztlich geben Sie Ihren Atem wieder frei und nehmen wahr, wie er sich von selbst auf die Bewegung einstellt.

Nehmen Sie sich nach jeder Übung Zeit zum „Nachspüren", wie wir es nennen. Es geht nicht nur um die Übung selbst, sondern um das bewusste Wahrnehmen ihrer Wirkungen. Diese sind oft am deutlichsten, wenn zuerst nur eine Körperseite geübt wird und dann beide Seiten verglichen werden. Bei großen und dynamischen Bewegungen werden die Wirkungen meist erst wahrgenommen, wenn die Bewegung beendet ist.

Bei jeder Übung habe ich mögliche Wirkungen auf körperlicher, seelischer und geistiger Ebene angegeben. Es sind Möglichkeiten und es kann sein, dass Sie ganz andere Erfahrungen machen. Es kann auch vorkommen, dass Sie auf körperlicher Ebene vielfältige Empfindungen wahrnehmen, aber keine Veränderung in der Stimmung, im Denken oder im Atmen. Je offener, unvoreingenommener und achtsamer Sie die Übungen ausführen, desto deutlicher werden die Wirkungen spürbar. Geduldiges und kontinuierliches Üben wird die Wirkungen und Erfahrungen vermehren und vertiefen.

Aufrechtes Sitzen

Setzen Sie sich auf die vordere Hälfte eines Hockers (oder Stuhls), so dass die Oberschenkel nicht aufliegen. Stellen Sie die Füße hüftbreit, parallel nebeneinander auf den Boden. Unter- und Oberschenkel bilden einen rechten Winkel. Lassen Sie bewusst Ihr Gewicht in das Becken und die Füße hinunter und lassen Sie sich vom Hocker und vom Boden tragen. Spüren Sie durch ein kleines Zurück- und Vor-Kippen des Beckens die Knochen, auf denen Sie sitzen. Bleiben Sie auf deren höchsten Punkt sitzen. Lassen Sie weiterhin bewusst ein Balancieren des Beckens und der Wirbelsäule zu, damit Sie nicht statisch und fixiert sitzen. Nehmen Sie wahr, wie sich jetzt der Rücken von selbst aufrichtet und wie die Schultern sich zur Seite öffnen und auf dem Brustkorb niederlassen können. Schwingen Sie mit den Armen ein paar Mal seitlich neben dem Rumpf vor und zurück. Lassen Sie die Hände locker auf der Mitte der Oberschenkel landen. Schauen Sie geradeaus, damit Hals und Kopf ihren idealen Platz finden (s. auch Theorie 2.4).

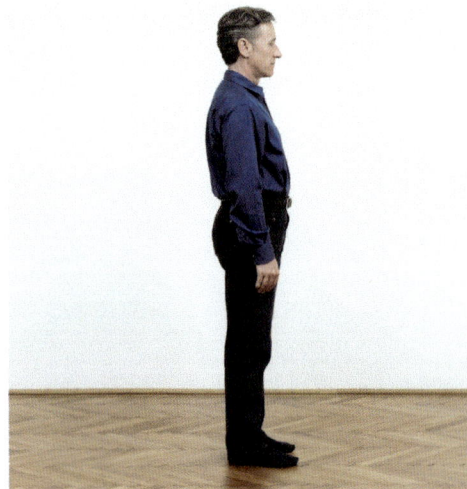

Rückenlage

Legen Sie sich in Rückenlage auf den Boden. Die Arme liegen locker neben dem Körper, die Beine lang am Boden und die Füße etwa hüftbreit auseinander. Bei Bedarf legen Sie sich ein Kissen in passender Höhe unter den Kopf. Geben Sie Ihr ganzes Gewicht an den Boden ab und lassen Sie sich vom Boden tragen.

Paralleler Stand

Nehmen Sie einen parallelen, hüftbreiten Stand ein. Verlagern Sie Ihr Gewicht etwas mehr auf die Vorfüße als auf die Fersen. Nehmen Sie wahr, wie sich dadurch die Knie lösen, das Becken eine bessere Position und der Rücken eine bessere Haltung finden. Balancieren Sie bewusst auf den Füßen, damit Sie nicht fixiert stehen. Lassen Sie Arme und Hände locker neben dem Körper hängen. Schauen Sie geradeaus, damit Hals und Kopf ihren idealen Platz finden.

Zwischen den Übungen ist es sinnvoll immer wieder einen Moment zu ruhen. Das kann nach jeder oder nach mehreren Übungen der Fall sein. Sie können selbst am besten wahrnehmen, wann ein Ruhen angemessen ist. Es dient dazu, dem Organismus – Körper, Seele und Geist – Zeit zu geben, Erlebtes zu verarbeiten und zu integrieren.

Schaukelsitz

Sitzend hängen Sie ein Knie in die verschränkten Hände. Geben Sie im Rücken elastisch nach, so dass sich der Rücken rundet und die Arme gestreckt werden. Aus dem entstehenden Gleichgewicht heraus können Sie genüsslich vor- und zurückschaukeln.

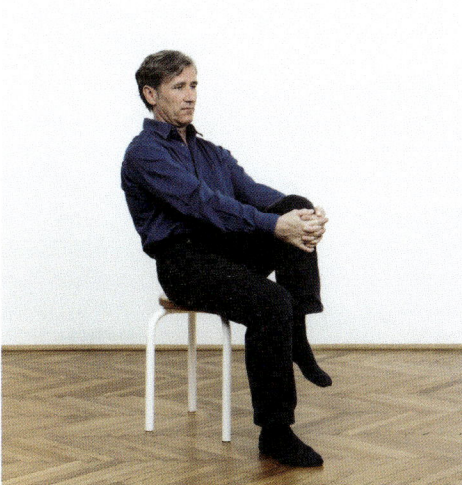

Kutschersitz

Sitzend stellen Sie Ihre Beine etwas weiter auseinander und stützen sich mit den Unterarmen auf den Oberschenkeln nahe der Knie ab. Becken, Rücken, Hals und Kopf sind nach vorne gebeugt.

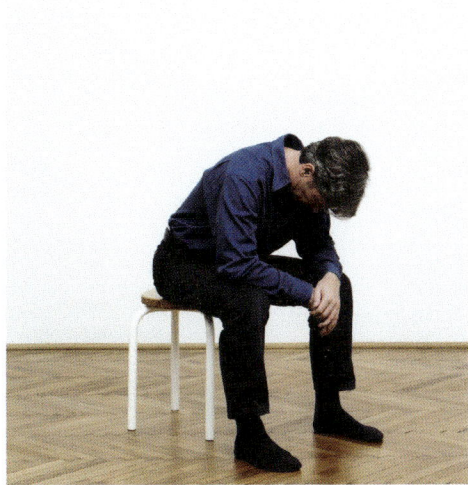

Einleitende Übungen bereiten körperlich, seelisch und geistig auf das Üben vor. Auf unterschiedliche Art und Weise wird Kontakt mit bestimmten Körperregionen aufgenommen, um die Sammlungsfähigkeit und bewusste Anwesenheit zu vertiefen, die Körperwahrnehmung zu fördern, den Atem freier fließen lassen zu können sowie Atembewegung wahrzunehmen.

Gerade die Körperreise im Sinne des „Ankommens bei sich selbst" und der bewuss-

ten Wahrnehmung der aktuellen Befindlichkeit sowie das Dehnen als allgemeine Anregung stehen in der Arbeit mit Atem und Bewegung wie Rituale am Beginn jeder Übungsserie.

Weitere einleitende Übungen sind an anderer Stelle beschrieben:
3.11, 5.1, 5.16, 5.17, 5.18, 6.1, 6.3, 6.11, 9.1, 9.2, 9.13

1.1 Körperreise ✆

Ausgangshaltung: Nehmen Sie eine aufrechte Sitzhaltung oder einen parallelen, hüftbreiten Stand ein. Schließen Sie die Augen und sammeln Sie sich.

Ablauf: Lenken Sie die Achtsamkeit hinunter zu den Füßen. Wie stehen Ihre Füße am Boden? Belasten Sie Ihre Füße mehr außen, innen, vorne oder hinten? Gibt es einen Unterschied zwischen links und rechts? Wie nehmen Sie Ihre Sprunggelenke wahr? Wie spüren Sie Ihre Unterschenkel? Sind sie entspannt oder gespannt? Wie spüren Sie Ihre Knie? Wie nehmen Sie Ihre Oberschenkel wahr? Wie spüren Sie Ihr Becken? Wie sitzen Sie auf dem Hocker? Wie nehmen Sie im Sitzen bzw. Stehen Ihren Rücken wahr? Gibt es schmerzhafte Bereiche? Wie spüren Sie Ihren Bauch? Ist er locker oder gespannt? Wie nehmen Sie Ihren Brustkorb wahr? Wie spüren Sie Ihre Schultern? Sind sie auf gleicher Höhe, locker oder angespannt? Wie nehmen Sie Ihre Schultergelenke, die Verbindung zu den Armen, wahr, wie Ihre Oberarme? Können sie hängen? Wie spüren Sie Ihre Ellbogengelenke, wie Ihre Unterarme? Wie nehmen Sie die Handgelenke wahr und wie Ihre Hände? Sind sie warm oder kalt? Wie spüren Sie Ihren Hals, die Verbindung zwischen Rumpf und Kopf, und speziell den Nacken? Wie nehmen Sie Ihren Kopf und speziell das Gesicht mit Stirn, Nase, Augen, Ohren, Mund und Unterkiefer wahr?
Wenn Sie noch einen Moment Ihren Körper als Ganzes wahrnehmen, welche Bereiche fühlen sich wohlig und lebendig an, welche angespannt, verspannt oder sogar schmerzhaft und welche neutral? Vielleicht gibt es auch Bereiche, die Sie nur undeutlich wahrnehmen. Wie ist Ihre Stimmung, welche Gefühle bewegen Sie? Beschäftigen Sie Gedanken?

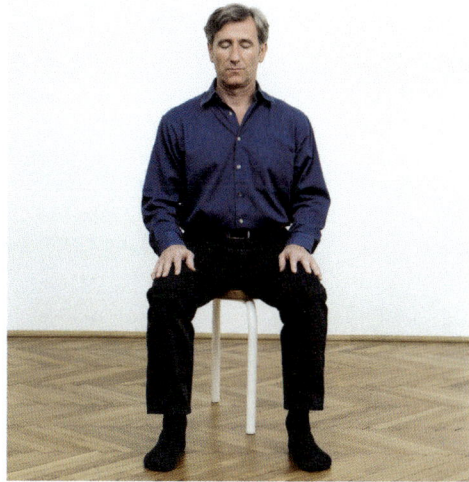

Atem: Wie atmen Sie jetzt gerade, wenn Sie das Atmen nicht willentlich beeinflussen? Wo im Körper nehmen Sie Atembewegung, das Weitwerden der Körperwände beim Einatmen und das Schmalwerden beim Ausatmen wahr? Haben Sie eine Atempause nach dem Ausatmen?

Mögliche Wirkungen
Können Sie nachstehende Wirkungen oder vielleicht andere wahrnehmen?

Körper: Der ganze Körper in seiner momentanen Befindlichkeit wird bewusster.

Seele und Geist: Ruhe, Sammlung, Präsenz und Bewusstheit entstehen.

Atem: Der Atem beruhigt und vertieft sich. Eine deutlichere Atempause entsteht.

1.2 Wechselwirkung von Atem und Bewegung

Ausgangshaltung: Nehmen Sie eine aufrechte Sitzhaltung oder einen parallelen, hüftbreiten Stand ein. Schließen Sie die Augen und sammeln Sie sich.

Atem und Bewegungsablauf: Nehmen Sie Ihren Atem wahr – wie der Einatem kommt, der Ausatem geht und sich vielleicht für einen Moment eine Atempause einstellt, bevor der nächste Einatem kommt. Beeinflussen Sie dabei Ihren Atem nicht willentlich. Lassen Sie ihn – so gut es Ihnen gelingt – frei fließen.
Halten Sie nun beide Hände in bequemer Haltung vor sich – die Handflächen zeigen nach oben. Nehmen Sie eine Bewegung synchron zu Ihrem Atem auf. Während der Einatem kommt, bewegen Sie die Hände aufwärts. Wenn der Einatem in den Ausatem übergeht, drehen Sie die Hände, so dass die Handflächen nach unten zeigen und bewegen die Hände abwärts, während der Ausatem geht. Wenn sich nun eine Atempause einstellt, lassen Sie die Hände ruhen. Sobald Sie bemerken, dass der neue Einatem kommt, drehen Sie die Hände wieder und beginnen von vorne.
Nach einer Weile vergrößern Sie bewusst die Bewegung und nehmen wahr, wie Ihr Atem darauf reagiert. Vertieft er sich? Wie

weit lässt sich die Bewegung vergrößern bzw. der Atem mühelos vertiefen? Führen Sie die Bewegung auch ein paar Mal langsamer oder schneller aus und lassen Sie nach dem Ausatem bewusst eine Pause zu, wenn sie sich nicht von alleine einstellt. Wie reagiert Ihr Atem darauf?

Variation: Halten Sie die Hände, die Handflächen zueinandergerichtet, in Bauchhöhe vor sich. Während der Einatem kommt, bewegen Sie die Hände zur Seite, während der Ausatem geht, aufeinander zu und während der Atempause lassen Sie sie ruhen.
Nach einer Weile dehnen Sie bei der Bewegung zur Seite zugleich die Hände von den Handmitten aus (s. Übung 5.1) und nehmen wahr, wie Ihr Atem darauf reagiert.
Zum Schluss lassen Sie die dehnenden Hände sich immer freier in verschiedene Richtungen des Raumes bewegen und nehmen bewusst die Wechselwirkung von Bewegung und Atem wahr.
Spüren Sie abschließend nach.

Mögliche Erfahrungen
Können Sie nachstehende Erfahrungen oder vielleicht andere machen?

Körper: Die wechselseitige Beeinflussung von Atem und Bewegung wird erlebbar. Die beiden Möglichkeiten, sich bei der Bewegung vom Atem führen zu lassen oder umgekehrt den Atem von der Bewegung beeinflussen zu lassen, werden bewusst.

Seele und Geist: Hingabe, Achtsamkeit, Wachheit und Neugierde entstehen.

Atem: Der Atem vertieft sich und wird lebendiger. Atembewegung und Atemrhythmus werden bewusster. Alle Atemphasen – Einatem, Ausatem und Atempause – werden deutlicher.

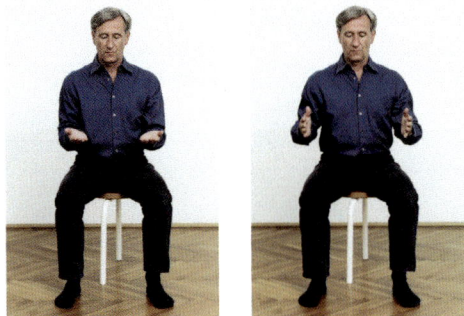

1.3 Körper streichen 🔊

Ausgangshaltung: Wenn Sie eine Brille tragen, dann legen Sie sie für diese Übung zur Seite. Nehmen Sie eine aufrechte Sitzhaltung ein, schließen Sie die Augen und sammeln Sie sich.

Bewegungsablauf: Legen Sie die linke Hand leicht auf die rechte und nehmen Sie einen Moment die Berührung wahr.
Streichen Sie mit der linken Hand langsam und leicht, so dass die Berührung auf der Haut sanft spürbar wird, den rechten Arm hinauf und über die Schulter und das Brustbein herunter bis zum Oberbauch. Wiederholen Sie dies mehrmals. Streichen Sie auf gleiche Weise mehrmals die andere Seite.
Streichen Sie mit beiden Händen langsam und leicht von der Stirn über das Gesicht, den Hals und das Brustbein herunter bis zum Oberbauch. Wiederholen Sie dies mehrmals.
Nun streichen Sie mit beiden Händen langsam und mit leichter Berührung vom Oberbauch zur Seite, die Flanken, die Außenseite des Beckens, der Beine und Füße hinunter bis zu den Zehen bzw. so weit, wie es für Sie angenehm ist. Lassen Sie den Kopf dabei hängen. Streichen Sie die Innenseite der Füße und Beine wieder hinauf, über die Leisten und den Beckenkamm nach hinten und den Lendenbereich so weit hinauf, wie Sie können. Wiederholen Sie dies mehrmals.

Zum Schluss verbinden Sie alle drei Abläufe miteinander. Streichen Sie jeweils mit einer Hand wieder langsam und leicht über die andere, den Arm, die Schulter und das Brustbein bis zum Oberbauch, dann mit beiden Händen von der Stirn über das Gesicht, den Hals und das Brustbein bis zum Oberbauch, weiter mit beiden Händen über die unteren Rippen nach außen, die Flanken, die Außenseite des Beckens und der Beine hinunter bis zu den Füßen, die Innenseite wieder hinauf, über die Leisten nach hinten, den Lendenbereich hinauf, so weit Sie können und wieder neu beginnend über die Hand.

Atem: Der Atem fließt im eigenen Maß. Spüren Sie abschließend nach.

Mögliche Wirkungen
Können Sie nachstehende Wirkungen oder vielleicht andere wahrnehmen?

Körper: Die Körperwände und -grenzen werden bewusster. Es entstehen Verbindung und Fluss im ganzen Körper – der Körper wird als Einheit spürbar.

Seele und Geist: Sicherheit, Klarheit, Ich-Gefühl und Sammlung entstehen.

Atem: Atembewegung breitet sich im ganzen Rumpf aus, Atemschwingung in den Extremitäten und im Kopf.

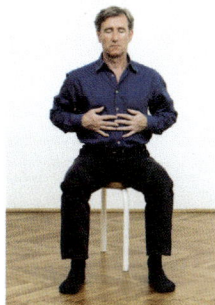

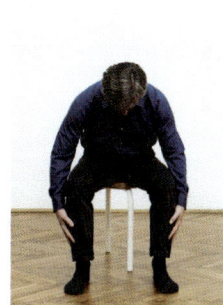

1.4 Schmiegen

Ausgangshaltung: Nehmen Sie eine aufrechte Sitzhaltung oder einen parallelen, hüftbreiten Stand ein. Schließen Sie die Augen und sammeln Sie sich.

Sie kennen sicherlich das Wort „anschmiegen". Anschmiegen bedeutet, mit einer sanften Bewegung von innen heraus in die Berührung mit einem Gegenüber zu gehen. Stellen Sie sich in dieser Übung den Raum um sich herum als Ihr Gegenüber vor.

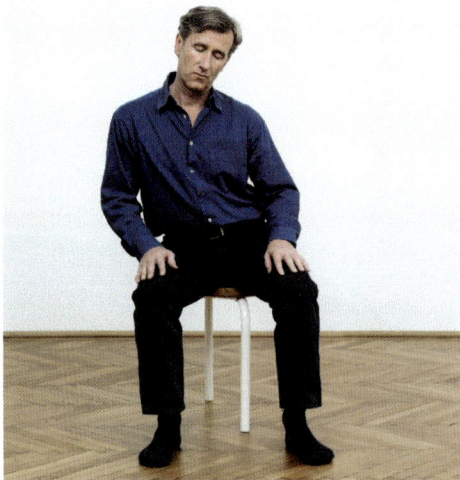

Bewegungsablauf: Schmiegen Sie sich mit Ihrer rechten Flanke in den Außenraum und schwingen Sie wieder in die aufrechte Sitzhaltung zurück. Schmiegen Sie sich mit weiteren Bereichen Ihres Körpers wie z. B. mit der linken Flanke, mit Ihrem Rücken oder noch differenzierter mit Ihrer Lendenwirbelsäule, Ihrem Unterbauch usw. in den Raum. Schwingen Sie nach jedem Schmiegen wieder in die aufrechte Sitzhaltung zurück. Wiederholen Sie das Schmiegen ein- oder zweimal an der gleichen Körperstelle oder wechseln Sie an eine andere, je nach Bedürfnis.

Selbst schmerzhafte Bereiche können auf diese Weise achtsam bewegt werden.

Atem: Sobald Sie mit dem Bewegungsablauf vertraut sind, nehmen Sie wahr, wie sich der Atem darauf einstellt. Bei rhythmischem und nicht zu langsamem Üben sowie zugelassenem Atem wird der Einatem kommen, während Sie sich in den Außenraum schmiegen. Der Ausatem wird gehen, während Sie wieder in die aufrechte Sitzhaltung zurückschwingen.
Spüren Sie abschließend nach.

Variante: „M"-tönend zurückschwingen
Ablauf: Schmiegen Sie sich wie beschrieben in den Außenraum und schwingen Sie nun deutlich „M"-tönend zurück. Synchonisieren Sie dabei Ton- und Bewegungsdauer. Sie können immer in mittlerer Tonhöhe tönen oder entsprechend dem Bereich des Körpers, mit dem Sie schmiegen, tiefer oder höher. Wiederholen Sie diesen Ablauf mehrmals.
Spüren Sie abschließend nach.

Mögliche Wirkungen
Können Sie nachstehende Wirkungen oder vielleicht andere wahrnehmen?

Körper: Alle Bereiche des Körpers werden auf sanfte Weise gedehnt und angeregt. Schmerzen können sich lösen. Die Körperwände als Begrenzung und die Unterscheidung zwischen Innen- und Außenraum werden deutlicher wahrnehmbar. Innerlich wird Weite und Volumen spürbar.

Seele und Geist: Nachgiebigkeit, Hingabe und Sanftheit entstehen.

Atem: Der Atem fließt freier. Atembewegung breitet sich im ganzen Rumpf aus. Eine deutlichere Atempause entsteht.

1.5 Dehnen ☺

Ausgangshaltung: Nehmen Sie eine aufrechte Sitzhaltung oder einen parallelen, hüftbreiten Stand ein. Lassen Sie die Augen geöffnet und sammeln Sie sich.

Bewegungsablauf: Dehnen Sie sich spontan, so wie es Ihrem momentanen Befinden entspricht. Dehnen Sie alle Bereiche, die nach Anregung, Lösung und Bewegung „rufen". Dies können Hände, Arme, Füße, Beine, Becken, Rücken, Flanken, Vorderseite, Hals, Gesicht usw. sein. Dehnen Sie sich in den Außenraum. Achten Sie darauf, dass Sie sich dehnen und nicht strecken (s. Theorie 2.8). Dehnen Sie sich bis in die Endpunkte Ihrer Extremitäten – in die Hände und Finger, Füße und Zehen sowie den Kopf und das Gesicht. Nehmen Sie sich ein Vorbild an Katzen, die sich immer sehr genüsslich und elastisch dehnen. Bei Katzen fließt das Dehnen deutlich sichtbar durch den ganzen Körper.

Atem: Wenn Sie eine Dehnung über längere Zeit halten, lassen Sie den Atem fließen. Dieses Dehnen wirkt eher lösend. Dehnen Sie rhythmisch und lassen Sie den Atem frei fließen, stimuliert das Dehnen einen kraftvollen Einatem. Sie müssen nicht aktiv einatmen, der Atem kommt von selbst! Den Ausatem entlassen Sie stimmlos über den Mund. Erforschen Sie spielerisch Größe und Tempo des Dehnens, die Ihnen entsprechen und zu Ihrem Atemrhythmus passen. Je lebendiger Sie rhythmisch dehnen, desto anregender wirkt es. Meist entsteht dabei ein spontanes Gähnen, was Ausdruck einer tiefen Lösung und eines tiefen Atemzuges ist. Genießen Sie es!
Dehnen Sie sich so lange, bis Sie „satt" sind. Spüren Sie abschließend nach.

Mögliche Wirkungen
Können Sie nachstehende Wirkungen oder vielleicht andere wahrnehmen?

Körper: Der gesamte Körper und speziell die gedehnten Bereiche werden gelöst und belebt, größere Bewegungsfreiheit in den Gelenken entsteht. Alles fühlt sich durchlässiger und meist größer, weiter und voluminöser an. Alle Körperbereiche werden verbundener und der ganze Körper wird mehr als Einheit erlebt. Der Kreislauf wird angeregt. Prickeln, Wärme oder Frische können entstehen.

Seele und Geist: Wohlgefühl, entspannte Wachheit und Präsenz entstehen.

Atem: Der Atem wird stark angeregt und fließt lebendiger und kraftvoller. Atembewegung breitet sich im ganzen Rumpf aus, Atemschwingung in den Extremitäten und im Kopf.

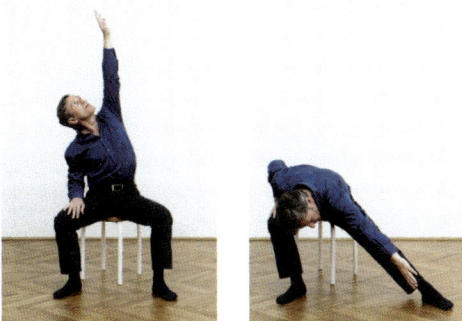

1.6 Fuß begreifen und Sprunggelenk beleben

Ausgangshaltung: Nehmen Sie eine aufrechte Sitzhaltung ein. Lassen Sie die Augen geöffnet und sammeln Sie sich.

Bewegungsablauf: Legen Sie den rechten Unterschenkel auf den linken Oberschenkel. Sollte Ihnen dies nicht möglich sein, üben Sie die Variante. Streichen, massieren und begreifen Sie ausführlich mit beiden Händen Ihren rechten Fuß. Nehmen Sie dabei die knöcherne und muskuläre Struktur Ihres Fußes wahr. Erkunden Sie die Beweglichkeit der vielen Gelenke im Vorfuß. Aktivieren Sie das Fußgewölbe, in dem Sie Vorfuß und Ferse verwringen. Beleben Sie die Ferse durch kraftiges Drücken. Begreifen Sie im doppelten Sinne – sowohl physisch als auch kognitiv – die Flexibilität des Vorfußes, die Elastizität des Mittelfußes und die Stabilität der Ferse. Gibt es Bereiche, die fester und andere, die sanfter behandelt werden wollen, vielleicht auch Bereiche, die schmerzhaft sind?
Nun umfassen Sie mit der linken Hand die Fußsohle und bewegen mit der Hand den Fuß in alle mögliche Richtungen. Erkunden Sie den Bewegungsspielraum des Sprunggelenkes. Können Sie im Sprunggelenk nachgeben und den Fuß bewegen lassen?
Legen Sie anschließend beide Hände um das Sprunggelenk – die linke Hand von unten, die rechte von oben – und schmiegen Sie durch langsame Bewegungen des Fußes verschiedene Bereiche des Sprunggelenkes an die Hände. Zum Schluss halten Sie das Sprunggelenk einfach noch einen Moment in Ihren Händen. Spüren Sie achtsam von den Händen zum Gelenk hin und vom Gelenk zu den Händen.
Stellen Sie den Fuß wieder zurück auf den Boden, nehmen Sie eine aufrechte Haltung ein und spüren Sie nach. Wie nehmen Sie diesen Fuß, das Sprunggelenk, aber auch das gesamte Bein im Vergleich zum anderen wahr? Spüren Sie noch weitere Unterschiede im Körper? Wiederholen Sie den gleichen Ablauf am linken Fuß und Sprunggelenk.

Atem: Der Atem fließt im eigenen Maß. Spüren Sie abschließend noch einmal nach.

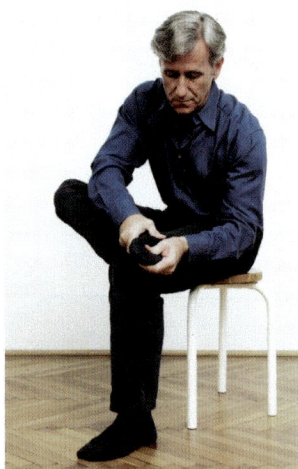

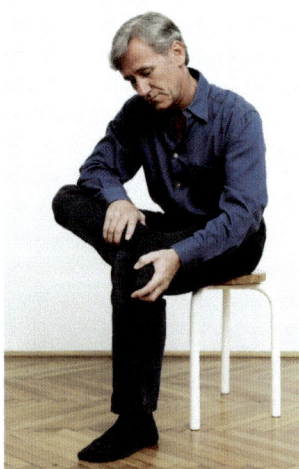

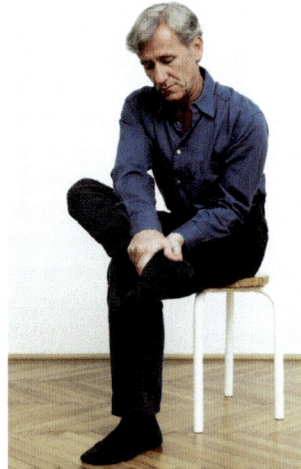

Variante: Fuß und Sprunggelenk „befüßeln"

Bewegungsablauf: Beginnen Sie mit dem linken Fuß den rechten Fuß und das rechte Sprunggelenk zu streichen, massieren und drücken. Setzen Sie nach Bedarf die Zehen, den Ballen, das Fußgewölbe, die Ferse und den ganzen Fuß ein. „Befüßeln" Sie ausführlich den rechten Fuß und das Sprunggelenk. Kippen Sie den rechten Fuß auch auf die Außenkante und bearbeiten Sie seine Fußsohle.

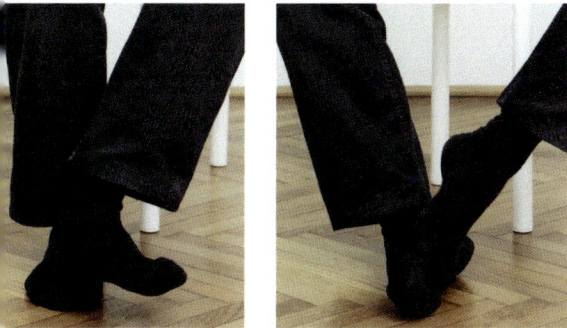

Nun stellen Sie beide Füße wieder zurück auf den Boden und spüren einen Moment nach. Wie nehmen Sie den rechten Fuß, das Sprunggelenk, aber auch das ganze Bein im Vergleich zum anderen wahr? Wiederholen Sie den gleichen Ablauf am linken Fuß und Sprunggelenk.

Atem: Der Atem fließt im eigenen Maß. Spüren Sie abschließend noch einmal nach.

Mögliche Wirkungen

Können Sie nachstehende Wirkungen oder vielleicht andere wahrnehmen?

Körper: Füße und Sprunggelenke werden belebt und sind deutlicher spürbar. Stauungen und Festhaltungen lösen sich. Die Füße fühlen sich meist wärmer an und stehen flächiger und fester am Boden. Die Beine finden eine ausgeglichenere Muskelspannung. Ein guter Bodenkontakt entsteht. Oft fühlen sich aber nicht nur Füße und Beine, sondern der ganze Körper belebter und gelassener an.

Seele und Geist: Stabilität, Sicherheit, Ruhe und Sammlung entstehen.

Atem: Der Atem fließt ruhiger. Atembewegung breitet sich im Bauch und Becken aus, Atemschwingung in den Beinen und Füßen.

1.7 Nase dehnen

Ausgangshaltung: Nehmen Sie eine aufrechte Sitzhaltung oder einen parallelen, hüftbreiten Stand ein. Schließen Sie die Augen und sammeln Sie sich.

Ablauf: Streichen Sie ein paar Mal über Ihre Nase von der Nasenwurzel herunter zur Nasenspitze.
Dann legen Sie beide Zeigefinger direkt unter die Nasenlöcher. Dehnen Sie den Nasenboden, indem Sie mit den Zeigefingern nach unten ziehen. Lösen Sie die Dehnung langsam wieder. Wiederholen Sie den Vorgang mehrmals. Nehmen Sie die Finger wieder weg und spüren Sie nach. Wie nehmen Sie die Nase jetzt wahr und wo spüren Sie Atembewegung im Körper?
Nun legen Sie die Zeigefinger seitlich neben die Nasenflügel. Dehnen Sie die Nase in die Breite, indem Sie zur Seite ziehen. Lösen Sie die Dehnung langsam wieder. Wiederholen Sie dies mehrmals. Nehmen Sie die Finger wieder weg und spüren Sie nach. Wie nehmen Sie die Nase jetzt wahr und wo spüren Sie Atembewegung im Körper?
Zum Schluss legen Sie einen Zeigefinger von unten auf die Nasenspitze und dehnen die Nasenspitze nach oben. Lösen Sie die Dehnung langsam wieder. Wiederholen Sie dies mehrmals. Nehmen Sie den Finger von der Nase und spüren Sie nach. Wie nehmen Sie die Nase jetzt wahr und wo spüren Sie Atembewegung im Körper?

Atem: Wenn Sie rhythmisch und nicht zu langsam üben sowie den Atem von selbst kommen lassen, wird beim Dehnen der Einatem kommen und beim Lösen der Ausatem gehen.
Spüren Sie abschließend noch einmal nach.

Mögliche Wirkungen
Können Sie nachstehende Wirkungen oder vielleicht andere wahrnehmen?

Körper: Die Nase wird weiter, durchlässiger und freier. Die drei Nasengänge (s. Anatomie 1.1) öffnen sich. Das Dehnen des Nasenbodens öffnet den unteren Nasengang und korrespondierend den unteren Atemraum. Dehnen der Nasenflügel öffnet den mittleren Nasengang und Atemraum. Dehnen der Nasenspitze öffnet den oberen Nasengang und Atemraum. Durch alle drei Dehnungen wird die Zwerchfelltätigkeit angeregt. Bei Schnupfen und chronisch entzündeten Nebenhöhlen tritt Erleichterung ein.

Seele und Geist: Offenheit, Leichtigkeit und Weite entstehen.

Atem: Der Atem fließt freier. Atembewegung breitet sich im Bauch, in den Flanken und im Brustbereich aus.

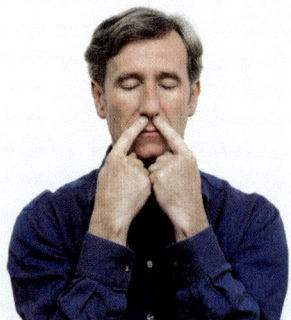

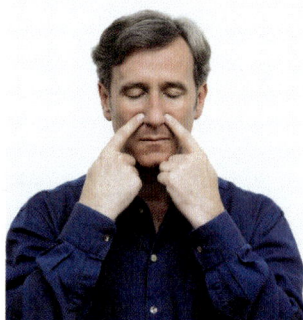

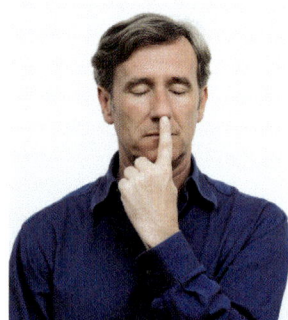

1.8 Atembewegung spüren

Ausgangshaltung: Nehmen Sie eine aufrechte Sitzhaltung oder einen parallelen, hüftbreiten Stand ein. Schließen Sie die Augen und sammeln Sie sich.

Ablauf: Legen Sie eine Hand deutlich spürbar unterhalb des Nabels auf den Unterbauch. Sammeln Sie sich dorthin. Nehmen Sie wahr, ob Atembewegung unter die Hand in den Unterbauch und das Becken kommt, ohne dass Sie den Atem dabei willentlich beeinflussen.
Legen Sie eine Hand deutlich spürbar unterhalb des Schlüsselbeins auf den Brustkorb. Sammeln Sie sich dorthin. Können Sie Atembewegung unter der Hand im Brustkorb spüren, ohne den Atem dabei willentlich zu beeinflussen?
Legen Sie nun eine Hand deutlich spürbar mit dem Handrücken auf die Mitte Ihres Rückens. Sammeln Sie sich dorthin. Nehmen Sie wahr, ob Atembewegung unter die Hand in den Rücken kommt, ohne dass Sie den Atem dabei willentlich beeinflussen.
Legen Sie eine Hand wieder deutlich spürbar vorne auf Ihren Oberbauch, oder wie wir in dieser Arbeit auch sagen, die Mitte. Sammeln Sie sich dorthin. Können Sie Atembewegung unter der Hand im Oberbauch spüren, ohne den Atem dabei willentlich zu beeinflussen?

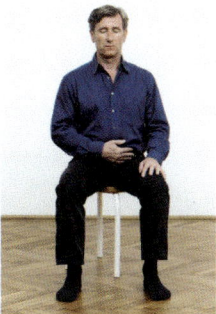

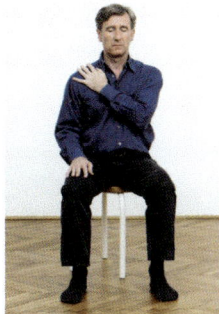

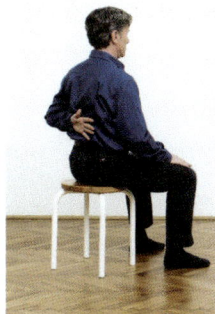

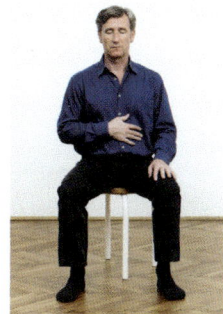

Variante: bei Verspannungen oder Schmerzen
Legen Sie eine Hand deutlich spürbar auf einen verspannten oder schmerzhaften Bereich. Nehmen Sie wahr, ob Atembewegung dorthin kommt, ohne dass Sie den Atem dabei willentlich beeinflussen? Ändert sich etwas an der Verspannung bzw. dem Schmerz?

Atem: Nehmen Sie den Rhythmus Ihres Atems wahr. Wie kommt der Einatem? Strömt er mühelos, fließend, kraftvoll oder zögerlich ein? Wie geht der Ausatem? Entweicht er kontinuierlich, stockend, gepresst? Entsteht nach dem Ausatem eine Atempause? Ist sie kurz oder lang, mit Unruhe oder Gelassenheit verbunden?
Spüren Sie abschließend noch einmal nach.

Mögliche Wirkungen
Können Sie nachstehende Wirkungen oder vielleicht andere wahrnehmen?

Körper: Die angesprochenen Bereiche des Körpers werden belebt und deutlicher wahrnehmbar.

Seele und Geist: Ruhe, Sammlung, Präsenz und Bewusstheit entstehen.

Atem: Atembewegung wird in den angesprochenen Körperbereichen angeregt und deutlicher spürbar.

Anregende Übungen sprechen den gesamten Körper an. Sie lösen Festhaltungen und Verspannungen, verbessern die Beweglichkeit und schaffen Durchlässigkeit. Anregende Übungen aktivieren und beleben den ganzen Körper und regen den gesamten Organismus, speziell den Kreislauf und den Atem an. Sie wirken auch belebend auf Seele und Geist, so dass z.B. Lebendigkeit, Heiterkeit, Beschwingtheit, Lebensfreude, Wachheit, Lust auf Aktivität und Tatendrang entstehen.

Anregende Übungen bilden einen Übergang zu den Übungen mit spezifischeren Themen. Bei Müdigkeit, Energielosigkeit, schlechter Laune und niedrigem Blutdruck können anregende Übungen auch für sich ausgeführt werden. Sie bieten schnelle Hilfe.

Weitere anregende Übungen sind an anderer Stelle beschrieben:
1.5, 3.1, 3.7, 3.9 Variante, 3.10 Variante 2 + 3, 3.16, 3.17, 4.3 Variante, 4.11, 5.4, 5.26, 6.1 Variante, 6.3, 6.9, 7.1, 7.3, 7.4, 10.1, 10.2.

2.1 Trippeln ☯

Ausgangshaltung: Nehmen Sie eine aufrechte Sitzhaltung ein. Lassen Sie die Augen geöffnet und sammeln Sie sich.

Bewegungsablauf: Trippeln Sie mit den Füßen abwechselnd über den Boden. Die ganze Fußsohle hebt vom Boden ab und setzt wieder auf. Treten Sie fester oder leichter auf, so wie es Ihrer körperlichen Verfassung, Ihrem momentanen Bedürfnis und Ihrer Stimmung entspricht. Sie können auch von Zeit zu Zeit wechseln. Lassen Sie die Füße aufeinander zu oder voneinander weg trippeln, näher zum Hocker hin oder von ihm weg – ganz wie es Ihnen Freude bereitet.
Nach einiger Zeit stehen Sie auf. Gehen Sie nun mit sehr kleinen und schnellen Trippelschritten leichtfüßig oder kraftvoll durch den Raum. Zum Schluss gehen Sie noch mit normalen Schritten durch den Raum.

Atem: Der Atem fließt im eigenen Maß. Spüren Sie abschließend zunächst stehend und dann sitzend nach.

Mögliche Wirkungen
Können Sie nachstehende Wirkungen oder vielleicht andere wahrnehmen?

Körper: Die Beine werden gekräftigt und die Füße belebt. Die Füße prickeln und stehen flächiger sowie fester am Boden. Stauungen lösen sich. Der ganze Körper wird wachgerüttelt. Der Kreislauf wird angeregt.

Seele und Geist: Heiterkeit, Vorwärtsstreben und Wachheit entstehen. Ihr persönliches Temperament wird angesprochen.

Atem: Der Atem wird stark angeregt und fließt lebendiger. Atembewegung breitet sich im ganzen Rumpf, vor allem im Bauch und Becken aus, Atemschwingung in den Beinen und Füßen.

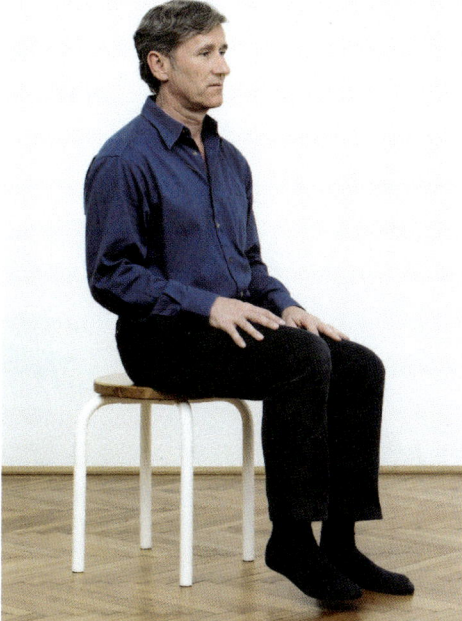

2.2 Freies Bewegen einzelner Körperbereiche und Gelenke

Ausgangshaltung: Nehmen Sie einen parallelen, hüftbreiten Stand ein. Lassen Sie die Augen geöffnet und sammeln Sie sich.

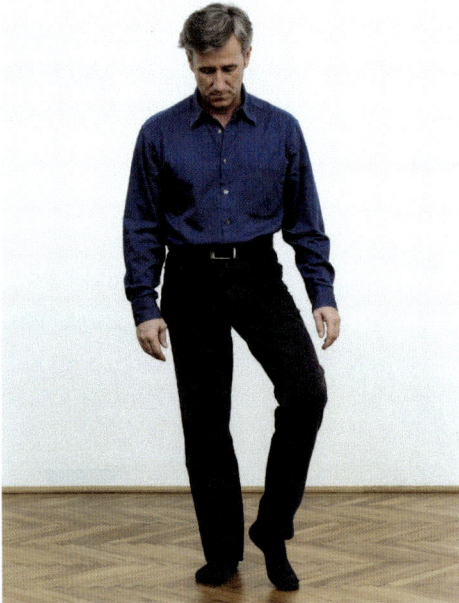

Bewegungsablauf: Beginnen Sie zunächst nur Ihre Zehen auf vielfältige Weise – klein, groß, leicht und kraftvoll – zu bewegen. Als nächstes beziehen Sie Ihre Sprunggelenke und damit die gesamten Füße mit ein und beginnen sich auch durch den Raum zu bewegen. Dann bewegen Sie – weiterhin verschiedenste Bewegungsmöglichkeiten erforschend – primär Ihre Knie und Kniegelenke, nach einer Weile Ihr Becken und Ihre Hüftgelenke, dann Ihre Wirbelsäule mit den 24 beweglichen Wirbeln, dann Ihre Schultern und Schultergelenke, Ihre Ellbogen, Handgelenke, Hände und Finger und damit die gesamten Arme. Beziehen Sie, wenn möglich, auch noch achtsam Hals und Kopf mit in die Bewegung ein. Bewegen Sie Ihren ganzen Körper und all seine verschiedenen Bereiche wie es Ihrem Bedürfnis und Ihrer momentanen Stimmung entspricht. Nutzen Sie dabei kleine oder große, leichte oder kraftvolle Bewegungen, am Platz oder durch den Raum. Achten Sie darauf, welche und wie viel Bewegung den jeweiligen Körperbereichen und Gelenken guttut. Dann bewegen Sie wieder nacheinander primär Ihre Schultern und Schultergelenke, Ihre Wirbelsäule, Ihr Becken und Ihre Hüftgelenke, Ihre Knie und Kniegelenke, Ihre Sprunggelenke und Füße und lassen zum Schluss die Bewegung bewusst ausschwingen.

Variation: Machen Sie die Übung zu Musik z. B.: Paper Aeroplane | Angus & Julia Stone.

Atem: Der Atem fließt im eigenen Maß. Spüren Sie abschließend nach.

Mögliche Wirkungen
Können Sie nachstehende Wirkungen oder vielleicht andere wahrnehmen?

Körper: Die bewegten Körperbereiche werden stark belebt und die Gelenke durchlässiger und beweglicher, Stauungen, Festhaltungen und Verspannungen lösen sich. Der Bodenkontakt wird deutlicher und bewusster, der Stand fester und beweglicher zugleich, die Aufrichtung müheloser. Der ganze Organismus kommt in Bewegung. Bewegungslust und Lebendigkeit entstehen.

Seele und Geist: Lebensfreude, Spontaneität, Kreativität und Lust auf Aktivität entstehen.

Atem: Der Atem wird stark angeregt und fließt lebendiger. Atembewegung breitet sich im ganzen Rumpf aus, Atemschwingung in den Extremitäten und im Kopf.

2.3 Becken klopfen und Beine streichen ☉

Ausgangshaltung: Nehmen Sie eine aufrechte Sitzhaltung oder einen parallelen, hüftbreiten Stand ein. Schließen Sie die Augen und sammeln Sie sich.

Bewegungsablauf: Formen Sie lockere Fäuste und klopfen Sie entweder mit der Innenseite oder den Handrücken – je nachdem, was für Sie einfacher ist – die gesamte Beckenrückseite. Klopfen Sie mit den Händen im rhythmischen Wechsel so stark und so lange, wie es für Sie angenehm ist.
Nun streichen Sie mit beiden Händen von der Rückseite des Beckens zur Seite, die Außenseite der Beine und Füße hinunter bis zu den Zehen bzw. so weit, wie Ihnen das Vornüberbeugen angenehm ist. Lassen Sie Hals und Kopf dabei locker hängen. Streichen Sie die Innenseite der Beine wieder hinauf und über die Leisten und den Beckenkamm zur Beckenrückseite. Wiederholen Sie das Beine-Streichen mehrmals. Variieren Sie dabei spielerisch forschend Tempo und Dynamik des Hinaufstreichens und zugleich Aufrichtens.

Atem: Beim Klopfen des Beckens fließt der Atem im eigenen Maß.
Beim Beine-Streichen wird bei rhythmischem und nicht zu langsamem Üben sowie zugelassenem Atem der Einatem kommen, während Sie hinunterstreichen. Der Ausatem wird – am besten stimmlos über den Mund – gehen, während Sie hinaufstreichen und dadurch das Aufrichten erleichtern. Spüren Sie abschließend nach.

Mögliche Wirkungen
Können Sie nachstehende Wirkungen oder vielleicht andere wahrnehmen?

Körper: Becken, Beine, Füße und auch der Rücken werden belebt. Stauungen und Festhaltungen lösen sich. Ein guter Bodenkontakt und eine mühelosere Aufrichtung entstehen. Der Kreislauf wird angeregt.

Seele und Geist: Gelassenheit, Nachgiebigkeit, Auftrieb und Rückhalt entstehen.

Atem: Atembewegung breitet sich im Rumpf und Rücken aus, Atemschwingung in den Beinen, Füßen, Armen, Händen und im Kopf. Der vitale aufsteigende Ausatem entsteht.

2.4 Schritte

Ausgangshaltung: Nehmen Sie einen parallelen, hüftbreiten Stand ein. Lassen Sie die Augen geöffnet und sammeln Sie sich.

Bewegungsablauf: Setzen Sie mit dem rechten Fuß einen kleinen Schritt zur Seite. Verlagern Sie Ihr ganzes Gewicht auf diesen Fuß, die Beingelenke geben elastisch nach. Kommen Sie wieder in den hüftbreiten Stand zurück, indem Sie sich mit dem rechten Fuß kraftvoll vom Boden abdrücken. Wiederholen Sie diesen Ablauf ein paar Mal und variieren Sie anschließend spielerisch forschend die Größe der Schritte sowie Kraft und Dynamik des Abdrucks mit dem Fuß vom Boden.
Dann spüren Sie einen Moment nach und vergleichen Sie beide Körperseiten.
Üben Sie nun auf gleiche Weise mit dem linken Bein und zum Schluss mit beiden Beinen abwechselnd. Setzen Sie dabei nach einer Weile auch Schritte in die Diagonale, nach hinten oder nach vorne. Erforschen Sie die verschiedenen Möglichkeiten.

Atem: Sobald Sie mit dem Bewegungsablauf vertraut sind, nehmen Sie wahr, wie sich der Atem darauf einstellt. Bei rhythmischem und nicht zu langsamem Üben sowie zugelassenem Atem wird der Einatem kommen, während Sie einen Schritt setzen und sich auf den Fuß niederlassen. Der Ausatem wird – am besten stimmlos über den Mund – gehen, während Sie wieder in den parallelen Stand zurückkommen.
Spüren Sie abschließend nach.

Variante 1
Bewegungsablauf: Setzen Sie mit dem rechten Fuß einen großen Schritt zur Seite. Verlagern Sie Ihr ganzes Gewicht auf diesen Fuß, die Beingelenke geben elastisch nach. Nun drücken Sie sich mit dem rechten Fuß kraftvoll vom Boden ab, balancieren einen kurzen Moment nur auf dem linken Fuß und setzen direkt wieder einen neuen Schritt. Wiederholen Sie diesen Ablauf ein paar Mal. Variieren Sie dabei spielerisch forschend die Kraft des Abdrucks mit dem Fuß vom Boden und die Länge des Balancierens.
Nach Nachspüren und Seitenvergleich üben Sie auf gleiche Weise mit der anderen Seite.

Variation 1: Beziehen Sie die Arme ein, indem Sie diese beim Schritt-Setzen vor dem Körper hängend überkreuzen und beim Abdrücken des Fußes vom Boden zur Seite bis in Schulterhöhe hinaufschwingen.

Variation 2: Tönen Sie „HO", während die Arme hinaufschwingen.

Atem: Der Atem stellt sich wie zuvor auf die Bewegung ein, jedoch kommt der Einatem bei dieser Übungsweise reflektorisch. Spüren Sie abschließend nach.

Variante 2

Ausgangshaltung: Nehmen Sie einen sehr breiten Stand ein, drehen Sie die Vorfüße ein wenig nach außen und beugen Sie die Knie, die über die mittleren Zehen ausgerichtet sein sollen. Legen Sie die Handflächen oberhalb der Knie auf die Oberschenkel, die Daumen zeigen nach außen, die anderen Finger nach innen, die Schultern sind breit und gelöst. Lassen Sie die Augen geöffnet und sammeln Sie sich.

Bewegungsablauf: Drücken Sie sich mit einem Fuß kraftvoll vom Boden weg und verlagern Sie dabei Ihr ganzes Gewicht auf den anderen Fuß. Setzen Sie den Fuß aus der Luft wieder auf den Boden zurück und geben Sie dabei in den Beingelenken und im Becken elastisch nach. Wiederholen Sie den Ablauf mit der anderen Seite und anschließend die Seiten abwechselnd. Variieren Sie

spielerisch forschend Kraft und Dynamik des Abdrucks mit dem Fuß vom Boden.

Atem: Der Atem stellt sich wie bei Variante 1 ein.
Spüren Sie abschließend nach.

Mögliche Wirkungen

Können Sie nachstehende Wirkungen oder vielleicht andere wahrnehmen?

Körper: Füße, Beine und Becken – speziell der Beckenboden – werden stark belebt und gekräftigt. Der Bodenkontakt wird fester und die Aufrichtung fällt leichter. Beziehen Sie die Arme in die Übungen ein, werden auch diese belebt. Der Kreislauf wird angeregt. Die Stimme wird tragender und das „gestützte" Sprechen und Singen müheloser.

Seele und Geist: Antrieb, Lebenskraft, Bestimmtheit und Wachheit entstehen.

Atem: Der Atem wird stark angeregt und lebendiger. Atembewegung breitet sich vor allem im Bauch und Becken aus, Atemschwingung in den Beinen und Füßen sowie bei den Variationen auch in den Armen und Händen. Der vitale aufsteigende Ausatem und der reflektorische Einatem entstehen.

2.5 Federn ...

Bei Problemen mit den Bandscheiben oder Beschwerden in den Beingelenken sollten Sie diese Übung nicht durchführen.

Ausgangshaltung: Nehmen Sie einen parallelen, hüftbreiten Stand ein. Verlagern Sie Ihr Gewicht auf die Vorfüße. Lassen Sie die Augen geöffnet und sammeln Sie sich.

Bewegungsablauf: Federn Sie mit den Fersen vom Boden weg nach oben und landen Sie wieder sanft auf dem Boden, indem Sie in den Fuß-, Sprung-, Knie- und Hüftgelenken elastisch nachgeben. Verlagern Sie nun federnd das Gewicht mehr auf ein Bein und dann auf das andere. Wechseln Sie hin und her und variieren Sie dabei auch das Tempo des Federns. Lassen Sie die Bewegung durch den ganzen Körper hindurch und nehmen Sie wahr, wie sich Schultern, Arme, Hände, Nacken, Kopf und Unterkiefer lösen. Federn Sie nur so lange, wie es Ihnen leichtfällt.

Atem: Der Atem fließt im eigenen Maß und je nach Tempo des Federns stellt er sich auf die Bewegung ein. Sollten Sie außer Atem

kommen, pausieren Sie einen Moment und beginnen Sie erneut. Achten Sie vor allem darauf, dass die Fersen immer wieder den Boden berühren und Sie elastisch in den Gelenken nachgeben.
Spüren Sie einen Moment nach.
Wechseln Sie nun zum Schütteln.

... und Schütteln

Bewegungsablauf: Schütteln Sie klein und schnell aus beiden Füßen heraus, so dass die Fersen nur ganz wenig vom Boden abheben.

Atem: Der Atem fließt im eigenen Maß. Spüren Sie wieder einen Moment nach. Wechseln Sie noch einmal zum Federn. Spüren Sie abschließend nach.

Mögliche Wirkungen
Können Sie nachstehende Wirkungen oder vielleicht andere wahrnehmen?

Körper: Der ganze Körper wird gelockert. Festhaltungen, Verspannungen und Stauungen lösen sich. Die Füße und Beine werden stark belebt, prickeln und stehen deutlicher am Boden. Der Kreislauf wird angeregt. Beim Federn werden die Körperseiten belebt, beim Schütteln die Wirbelsäule.

Seele und Geist: Auftrieb, Lebensfreude und Wachheit entstehen.

Atem: Meistens kommen unmittelbar nach dem Üben ein paar tiefe Seufzer. Diese unwillkürlichen tiefen Atemzüge wirken sehr befreiend – Vollatmung geschieht ohne willentliches Zutun. Beim Federn geht die Atembewegung in die Peripherie des Körpers und beim Schütteln verdichtet sie sich nach innen zur Wirbelsäule.

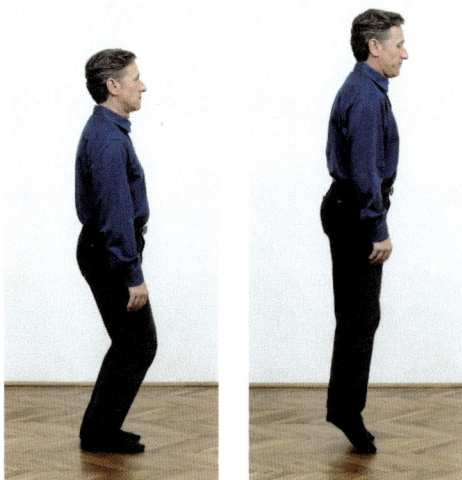

2.6 Gehen im Sitzen …

Ausgangshaltung: Nehmen Sie eine aufrechte Sitzhaltung ein. Lassen Sie die Augen geöffnet und sammeln Sie sich.

Bewegungsablauf: Nehmen Sie sitzend die Bewegung auf, wie wenn Sie gehen würden. Schwingen Sie den linken Arm locker neben dem Körper nach vorne, während Sie das rechte Bein heben. Nun schwingen Sie den linken Arm zurück, während Sie das rechte Bein kraftvoll auf den Boden zurücksetzen. Gleichzeitig heben Sie das linke Bein und schwingen den rechten Arm nach vorne. Gehen Sie einige Zeit auf diese Weise im Sitzen.

… und durch den Raum

Bewegungsablauf: Stehen Sie auf und gehen Sie kraftvoll und eher breitbeinig durch den Raum. Lassen Sie weiterhin die Arme vor- und zurückschwingen.
Zum Schluss gehen Sie noch einen Moment mit normalen Schritten durch den Raum. Welche Veränderungen nehmen Sie jetzt im Gehen und in der Bewegung der Arme wahr?

Atem: Der Atem fließt im eigenen Maß. Spüren Sie abschließend zunächst stehend und dann sitzend nach.

Mögliche Wirkungen
Können Sie nachstehende Wirkungen oder vielleicht andere wahrnehmen?

Körper: Die Füße und Beine werden stark belebt und gekräftigt. Sie stehen deutlicher und fester auf dem Boden. Gleichzeitig werden die Schultern, Arme und Hände gelockert und belebt. Vielfach entsteht ein geschmeidigeres und auch selbstbewussteres Gehen, bei dem die Arme freier schwingen. Der Kreislauf wird stark angeregt.

Seele und Geist: Beschwingtheit, Bestimmtheit und Tatendrang entstehen.

Atem: Der Atem wird stark angeregt und fließt lebendiger und beschwingter. Atembewegung breitet sich vor allem im Bauch, Becken und in der Brust aus, Atemschwingung in den Extremitäten.

2.7 Arm und Bein dehnen

Ausgangshaltung: Nehmen Sie eine aufrechte Sitzhaltung ein. Lassen Sie die Augen geöffnet und sammeln Sie sich.

Bewegungsablauf: Stellen Sie den linken Fuß auf die Ferse und schieben Sie die Ferse auf dem Boden nach vorne. Gleichzeitig reichen Sie mit der linken Hand parallel zum Bein hinunter in Richtung Zehen und drehen den Kopf nach rechts. Beginnen Sie mit kleinen Dehnungen, die größer werden können, je beweglicher Sie werden. Anschließend richten Sie sich auf und ziehen den Fuß wieder zurück. Nun führen Sie den gleichen Bewegungsablauf mit der anderen Seite aus und dann mit beiden Seiten abwechselnd. Das Tempo sollte anregend, d. h. nicht zu langsam sein.

Variation: Sie können diese Übung auch primär für den Rücken einsetzen. In diesem Fall üben Sie zuerst mehrmals nur mit einer Seite. Spüren Sie anschließend einen Moment nach und vergleichen Sie beide Körperseiten. Welche Unterschiede nehmen Sie im ganzen Körper und vor allem im Rücken wahr? Üben Sie nun mit der anderen Seite und zum Schluss mit beiden Seiten abwechselnd.

Atem: Sobald Sie mit dem Bewegungsablauf vertraut sind, nehmen Sie wahr, wie sich der Atem darauf einstellt. Bei rhythmischem und nicht zu langsamem Üben sowie zugelassenem Atem wird der Einatem kommen, während Sie nach vorne dehnen. Der Ausatem wird – am besten stimmlos über den Mund – gehen, während Sie sich wieder aufrichten. Sollte Ihr Atem während des Übens ins Stocken kommen, dehnen Sie wahrscheinlich zu stark. Dehnen Sie in diesem Fall weniger und spielerischer.
Spüren Sie abschließend nach.

Mögliche Wirkungen
Können Sie nachstehende Wirkungen oder vielleicht andere wahrnehmen?

Körper: Füße, Beine, Rücken, Schultern, Arme, Hände und selbst der Hals werden gelöst, belebt, beweglicher und durchlässiger. Speziell die Wirbelsäule und der Rücken werden entlastet. Der Rücken fühlt sich breiter und länger an und beide Rückenhälften sind deutlicher unterscheidbar. Die aufrechte Sitzhaltung fällt leichter und der Kopf ist freier beweglich. Der Kreislauf wird angeregt.

Seele und Geist: Nachgiebigkeit, Flexibilität, Wachheit und Interesse entstehen.

Atem: Der Atem vertieft sich und wird kraftvoller. Atembewegung breitet sich im ganzen Rumpf, vor allem im Rücken aus, Atemschwingung in den Extremitäten und im Kopf.

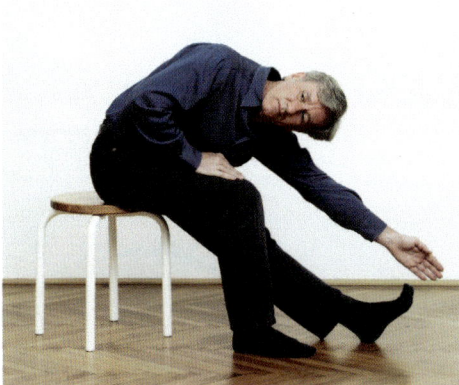

2.8 Schwingen um die senkrechte Achse

Ausgangshaltung: Nehmen Sie einen parallelen, hüftbreiten Stand ein. Lassen Sie die Augen geöffnet und sammeln Sie sich.

Bewegungsablauf: Schwingen Sie mit beiden Armen abwechselnd nach rechts und nach links um den Rumpf herum. Drehen Sie dabei die Schultern und den Oberkörper um die Achse der Wirbelsäule. Das Becken bleibt nach vorne gerichtet. Achten Sie darauf, dass die Arme locker hängen. Jedes Mal am Ende der Drehung legen sich die Arme und Hände an den Körper und die Beingelenke beugen sich – ein kleines Wippen entsteht. Dann schwingen Sie zur anderen Seite und wiederholen dies mehrmals.
Nehmen Sie nach einiger Zeit den Blick mit und schauen Sie den Armen nach. Kopf und Hals werden so miteinbezogen und die Bewegung vergrößert sich.
Wollen Sie die Bewegung noch größer werden lassen, so drehen Sie das Becken und das entsprechende Bein mit zu der Seite, zu der Sie schwingen. Die Ferse hebt dabei vom Boden ab. Lassen Sie sich gut auf dem Standbein nieder.
Nach einiger Zeit lassen Sie die Bewegung wieder kleiner werden und bleiben mit beiden Fersen am Boden. Zum Schluss richten Sie den Blick wieder nach vorne und lassen die Arme noch einen Moment weiter- und dann langsam ausschwingen.

Atem: Der Atem fließt im eigenen Maß bzw. stellt sich je nach Tempo der Bewegung und individuellem Atemrhythmus auf die Bewegung ein.
Spüren Sie abschließend nach.

Mögliche Wirkungen
Können Sie nachstehende Wirkungen oder vielleicht andere wahrnehmen?

Körper: Schultern, Arme, Hände, Hals und Kopf werden gelockert und belebt. Wirbelsäule und Brustkorb werden beweglicher. Brustkorb und Flanken fühlen sich weiter und elastischer an. Das Zwerchfell wird sowohl gelöst als auch aktiviert und schwingt freier. Der Stand wird fester. Der Kreislauf wird angeregt.

Seele und Geist: Leichtigkeit, Beschwingtheit und Übersicht entstehen.

Atem: Der Atem fließt freier und lebendiger. Atembewegung breitet sich im ganzen Rumpf, vor allem in den Flanken aus, Atemschwingung in den Extremitäten und im Kopf.

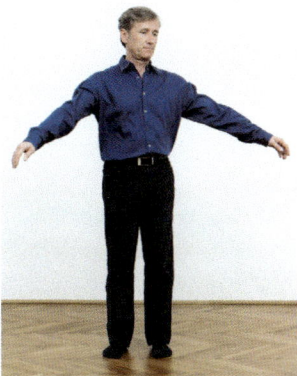

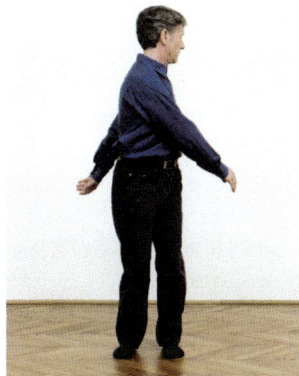

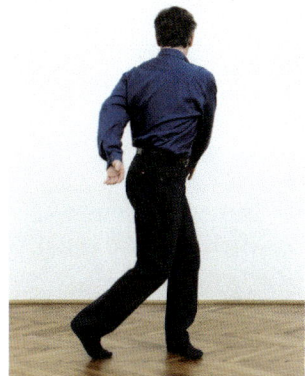

2.9 Armschwünge in Achterschleife

Ausgangshaltung: Nehmen Sie einen parallelen, hüftbreiten Stand ein. Legen Sie die Handflächen in Bauchhöhe aneinander. Lassen Sie die Augen geöffnet und sammeln Sie sich.

Bewegungsablauf: Schwingen Sie mit einem Arm in einem Kreis nach unten, hinten, oben und vorne. Zugleich streicht die andere Hand an der Arminnenseite entlang bis zur Schulter und wieder zurück. Beim Hinunterschwingen des Armes beugen sich die Beingelenke – ein kleines Wippen entsteht. Nun führen Sie den Armschwung mit der anderen Seite aus und wiederholen ihn in einer endlosen Achterschleife. Sie können auch dem schwingenden Arm nachschauen. So werden Kopf und Hals miteinbezogen.

Von Zeit zu Zeit schwingen Sie weiter vornüber hinunter in Richtung Boden. Beugen Sie dabei Kopf, Hals, Rücken und Becken so weit, wie es für Sie angenehm ist und geben Sie in den Knie- und Sprunggelenken elastisch nach. Beginnen Sie am besten mit einer kleinen Bewegung. Wenn sie Ihnen guttut, kann sie bei jeder Wiederholung immer größer werden. Anschließend richten Sie sich wieder auf und setzen die Armschwünge in einer Achterschleife fort.

Atem: Der Atem fließt im eigenen Maß bzw. stellt sich je nach Tempo der Bewegung und individuellem Atemrhythmus auf die Bewegung ein. Beim Vornüberbeugen atmen Sie stimmlos über den Mund aus.
Spüren Sie abschließend nach.

Mögliche Wirkungen

Können Sie nachstehende Wirkungen oder vielleicht andere wahrnehmen?

Körper: Schultern, Arme und Hände, Hals und Kopf werden gelockert und belebt. Der Brustkorb wird mobilisiert und elastischer, Rücken und Wirbelsäule werden beweglicher. Die Koordination wird verbessert. Der Kreislauf wird stark angeregt.

Seele und Geist: Beschwingtheit und Wachheit entstehen.

Atem: Der Atem fließt freier und lebendiger. Atembewegung breitet sich im ganzen Rumpf, vor allem im Brustraum aus, Atemschwingung in den Armen, Händen und im Kopf. Beim Vornüberbeugen entsteht der lösende absteigende Ausatem.

2.10 Rumpfschwung

Ausgangshaltung: Nehmen Sie einen parallelen, hüftbreiten Stand ein. Heben Sie die Arme locker nach oben. Lassen Sie die Augen geöffnet und sammeln Sie sich.

Bewegungsablauf: Lassen Sie die Arme vornüber nach unten und hinten schwingen. Beugen Sie dabei Kopf, Hals, Rücken und Becken so weit, wie es für Sie angenehm ist und geben Sie in den Beingelenken elastisch nach. Dann schwingen Sie wieder nach oben bis in die volle Aufrichtung ohne in eine Rückbeuge zu kommen. Variieren Sie kleinere und größere Schwünge so, wie es Ihnen guttut. Wenn möglich, lassen Sie sich auch ein paar Mal, Ihren Rumpf in den Hüftgelenken beugend, mit den Armen vornüber ganz nach unten und die Arme noch weiter bis nach hinten schwingen. Achten Sie darauf, dass Hals und Kopf locker hängen und geben Sie in den Beingelenken elastisch nach. Dann schwingen Sie wieder nach oben in die Ausgangshaltung zurück.

Atem: Sobald Sie mit dem Bewegungsablauf vertraut sind, nehmen Sie wahr, wie sich der Atem darauf einstellt. Die meisten Menschen atmen beim Hinunterschwingen aus und beim Hinaufschwingen ein (s. S. 22). Ist dies bei Ihnen auch der Fall, probieren Sie ein paar Mal bewusst aus, den Einatem beim Hinunterschwingen kommen zu lassen und den Ausatem stimmlos über den Mund beim Hinaufschwingen zu entlassen.

Variation 1: Um in diesen Atemrhythmus zu kommen, können Sie den Ablauf auch nach vorne gebeugt – mit den Armen nach hinten – beginnen. Schwingen Sie mit Armen und Rumpf nach oben in die Aufrichtung und atmen Sie dabei über den Mund stimmlos aus. Nun kann beim Hinunterschwingen der Einatem von selbst kommen und sich in den Rücken und das Becken ausbreiten und der Ausatem Sie aufrichten.

Variation 2: Schwingen Sie auch ein paar Mal „HUI"-tönend in die Aufrichtung hinauf. Spüren Sie abschließend nach.

Mögliche Wirkungen

Können Sie nachstehende Wirkungen oder vielleicht andere wahrnehmen?

Körper: Der ganze Körper wird belebt. Besonders der Rücken wird geschmeidiger und die Wirbelsäule beweglicher. Zudem werden Schultern, Arme, Hände, Hals und Kopf gelockert und die Beingelenke mobilisiert. Die aufrechte Haltung fällt leichter. Der Kreislauf wird stark angeregt. Wärme breitet sich im ganzen Körper aus.

Seele und Geist: Auftrieb, Beschwingtheit, Wachheit und Rückhalt entstehen.

Atem: Der Atem fließt lebendiger und kraftvoller. Atembewegung breitet sich im ganzen Rumpf, vor allem im Bauch, Becken und Rücken aus, Atemschwingung in den Beinen, Füßen, Armen, Händen und im Kopf. Der vitale aufsteigende Ausatem entsteht.

3. Unterer Atemraum

Der untere Atemraum umfasst Füße, Beine und Becken bzw. unteren Bauchraum. Mit den Füßen stehen wir auf dem Boden, mit Hilfe der Füße und Beine kommen wir in die Fortbewegung und bewegen uns in der Welt und mit dem Becken sitzen wir auf der Sitzfläche. Kräftige Skelettknochen tragen das Gewicht und geben den nötigen Halt.

Wenn es uns, unterstützt durch lösende Übungen im unteren Atemraum, möglich ist, das Gewicht unseres Körpers hinunterzulassen zunächst in das Becken, dann in die Beine und Füße und zuletzt auf den Boden, finden wir aus der Verbindung zum Boden einen tragenden Halt. Wir können uns vom Boden tragen lassen, wodurch Urvertrauen entsteht. Wir gewinnen Standfestigkeit und Stabilität wie ein Baum mit kräftigen Wurzeln.
Durch Anregung der Füße, Beine und des Beckens werden die vitalen Kräfte wie Antriebskraft, Lebenskraft, Spontaneität, Temperament, Dynamik, Bewegungslust, Sexualität usw. geweckt und gefördert. Bewusstes Forschen mit Widerstand durch Druck der Füße und Beine gegen den Boden mobilisiert weitere Lebensenergie. Es entsteht Kraft und Mut sich dem Leben zu stellen, Mut zur eigenen Meinung und deren Äußerung, zu einer aufrichtigen Haltung und zu Selbstständigkeit.
Die Balance aus vertrauensvollem Einlassen auf den Boden und klarem Widerstehen bewirkt muskuläre Elastizität – Wohlspannung. Versinken wir im Boden, wird alles beschwerlich und mühsam. Es fehlt eine gute Grundspannung und das nötige Maß an Energie. Bei zu viel Widerstand gegen den Boden drücken wir uns zu sehr vom Boden weg. Es entstehen Überspannung, feste Gelenke, Abgehobenheit und Hochatem (Höller-Zangenfeind 2004).

Gleiches gilt im Sitzen. Für eine gute Sitzhaltung ist einerseits das Niederlassen in das Becken und auf die Sitzfläche und andererseits das Widerstehen mit den Sitzknochen gegen die Sitzfläche und die richtige Platzierung des Beckens erforderlich.
Die lösenden Übungen für den unteren Atemraum wirken beruhigend und helfen bei Nervosität, Angst und Überspannung. Die anregenden und aktivierenden Übungen helfen bei Antriebslosigkeit, Inaktivität und Unterspannung. Sie fördern die Durchblutung des Beckens, der Beine und Füße und auch den venösen Rückfluss. Die Beckenorgane werden belebt, was oft zur Verbesserung von Verdauungs- und Menstruationsbeschwerden führt. Die Kräftigung des Beckenbodens hilft bei Harninkontinenz, fördert ein befriedigendes Sexualleben und ist eine wichtige Grundlage für eine tragende Stimme.
Atembewegung im unteren Atemraum wird als Bauchatmung bezeichnet. Sie wird vor allem im unteren Bauchraum und Becken und als Atemschwingung auch in den Beinen und Füßen spürbar. Eine frei fließende Atembewegung kann langsam, ruhig und gleichmäßig, aber auch kraftvoll, dynamisch und impulsiv sein.
Im unteren Atemraum wird bei bewusster Begleitung der Ausatembewegung der vitale aufsteigende Ausatem wahrnehmbar (s. auch Theorie 2.11). Er durchströmt den ganzen Körper von unten nach oben und bereichert alle anderen Körperräume mit seiner Kraft. Er ermöglicht eine mühelose Aufrichtung und gute Haltung und ist die Grundlage für unsere persönliche Entfaltung und unser In-Erscheinung-Treten (Middendorf 1987).

Weitere Übungen für den unteren Atemraum sind an anderer Stelle beschrieben:
1.3–8, 2.1–7, 2.10, 4.1, 4.3–7, 4.11, 5.1, 6.9, 6.11, 7.1–6, 9.2, 9.4–9, 9.13, 10.1–3.

3.1 Bein klopfen, Knie und Fuß begreifen

Ausgangshaltung: Nehmen Sie eine aufrechte Sitzhaltung ein. Lassen Sie die Augen geöffnet und sammeln Sie sich.

Bewegungsablauf: Formen Sie lockere Fäuste und klopfen Sie den rechten Oberschenkel von allen Seiten. Klopfen Sie mit beiden Händen im rhythmischen Wechsel so stark und so lange, wie es für Sie angenehm ist. Bei Krampfadern sollten Sie die Oberschenkel streichen und nicht klopfen.

Als Nächstes streichen und massieren Sie Ihr rechtes Knie. Am besten schließen Sie dazu die Augen und begreifen im doppelten Sinne, wie Ihr Knie beschaffen ist. Wo spüren Sie Knochen, Sehnen, Muskeln usw.? Nun legen Sie eine Hand auf die Kniescheibe und die andere in die Kniekehle und halten einen Moment Ihr Knie zwischen beiden Händen.

Fahren Sie fort, indem Sie Ihren Unterschenkel rundum so lange und fest klopfen, wie es für Sie angenehm ist (bei Krampfadern s.o.).

Nun legen Sie den rechten Unterschenkel auf den linken Oberschenkel und streichen, massieren und begreifen mit beiden Händen Ihren rechten Fuß. Wo spüren Sie Knochen, Muskeln und Sehnen? Gibt es druckempfindliche Bereiche?

Hängen Sie das rechte Bein über den rechten Unterarm. Umfassen Sie mit der linken Hand die rechte Ferse und schütteln Sie den Fuß aus.

Zum Schluss legen Sie wieder den rechten Unterschenkel auf den linken Oberschenkel, legen die Hände um das Sprunggelenk und halten es einen Moment in Ihren Händen.

Nun stellen Sie den Fuß wieder zurück auf den Boden, nehmen eine aufrechte Haltung ein und spüren nach. Wie nehmen Sie diesen Fuß und dieses Bein im Vergleich zum anderen wahr? Wiederholen Sie den gleichen Ablauf am linken Bein und Fuß.

Atem: Der Atem fließt im eigenen Maß. Spüren Sie abschließend noch einmal nach.

Mögliche Wirkungen

Können Sie nachstehende Wirkungen oder vielleicht andere wahrnehmen?

Körper: Beine, Füße, Knie-, Sprung- und Fußgelenke werden belebt und sind deutlicher spürbar. Stauungen und Festhaltungen lösen sich. Ein guter Bodenkontakt entsteht.

Seele und Geist: Stabilität, Sicherheit, Ruhe und Sammlung entstehen.

Atem: Der Atem fließt ruhiger. Atembewegung breitet sich im Bauch und Becken aus, Atemschwingung in den Beinen und Füßen.

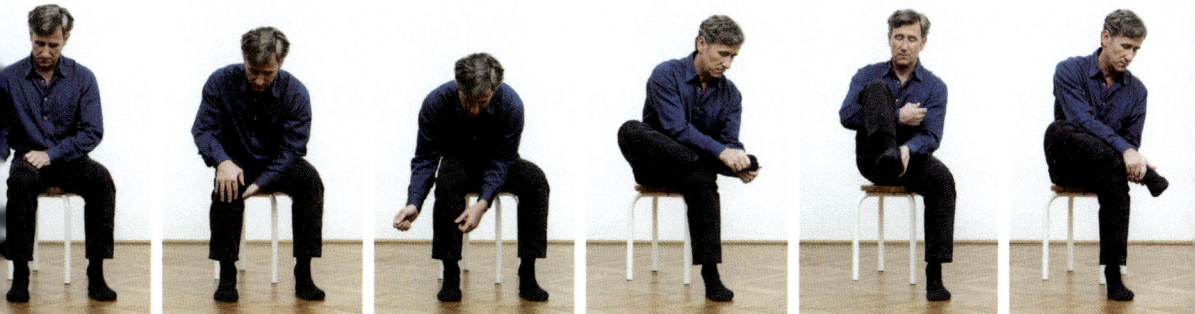

3.2 Fuß gleiten lassen

Ausgangshaltung: Nehmen Sie eine aufrechte Sitzhaltung ein. Schließen Sie die Augen und sammeln Sie sich.

Bewegungsablauf: Lassen Sie den rechten Fuß über den Boden gleiten. Ertasten Sie dabei mit dem Fuß den Boden und spüren Sie dessen Beschaffenheit. Bewegen Sie ihn in alle Richtungen und bleiben Sie nicht nur bei einem Kreisen. Erkunden Sie den Bewegungsspielraum Ihres Beines im Sitzen. Nehmen Sie wahr, wie dabei Sprung-, Knie- und Hüftgelenk bewegt werden.
Nach einiger Zeit heben Sie den Fuß vom Boden ab. Probieren Sie aus, wie Sie Ihr Bein in der Luft bewegen können. Wie groß ist Ihr Bewegungsspielraum, wenn Sie mehr Kraft einsetzen müssen? Können Sie den Atem dabei fließen lassen? Bevor es zu anstrengend wird, setzen Sie den Fuß auf den Boden zurück und lassen ihn wieder über den Boden gleiten. Geben Sie bewusst das Gewicht des Beines und Fußes wieder an den Boden ab. Abschließend stellen Sie den Fuß in die Ausgangsposition neben den anderen und spüren nach.
Vergleichen Sie einen Moment beide Beine und Füße. Welche Unterschiede nehmen Sie wahr?
Üben Sie nun auf gleiche Weise mit dem anderen Fuß und Bein und am Schluss mit beiden Füßen und Beinen gleichzeitig, aber ohne das Abheben in die Luft.

Atem: Der Atem fließt im eigenen Maß. Spüren Sie abschließend nach.

Mögliche Wirkungen
Können Sie nachstehende Wirkungen oder vielleicht andere wahrnehmen?

Körper: Füße, Beine und Becken werden belebt. Festhaltungen und Stauungen lösen sich, die Zirkulation wird gefördert. Sprung-, Knie- und Hüftgelenke werden durchlässiger, beweglicher und deutlicher spürbar. Ein guter Bodenkontakt und ein sattes Sitzen auf dem Hocker entstehen.

Seele und Geist: Gelassenheit, Urvertrauen, Ruhe und Präsenz entstehen.

Atem: Der Atem fließt ruhiger und vertieft sich. Atembewegung breitet sich im Bauch und Becken aus, Atemschwingung in den Beinen und Füßen.

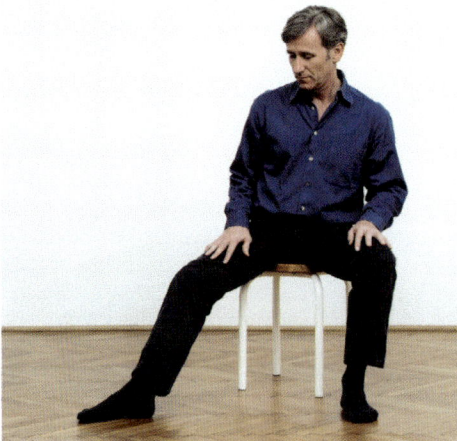

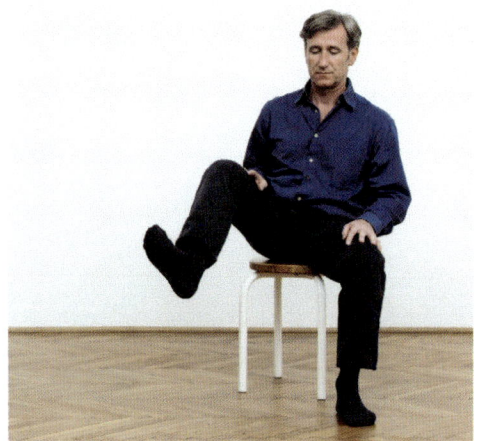

3.3 Vorfuß und Ferse heben

Ausgangshaltung: Nehmen Sie eine aufrechte Sitzhaltung oder einen parallelen, hüftbreiten Stand ein. Schließen Sie die Augen und sammeln Sie sich.

Bewegungsablauf: Heben Sie langsam den rechten Vorfuß an, bis der Fuß nur noch auf der Ferse steht und die rückseitige Unterschenkelmuskulatur gedehnt wird. Lassen Sie den Fuß langsam und bewusst auf den Boden zurück. Erst nachdem der Fuß wieder ganz am Boden steht, fahren Sie fort. Heben Sie nun die rechte Ferse an, bis der Fuß nur noch auf dem Ballen und den Zehen steht und die vordere Unterschenkelmuskulatur gedehnt wird. Lassen Sie den Fuß wieder langsam und bewusst auf den Boden zurück. Wiederholen Sie diesen Ablauf mehrmals.
Nun spüren Sie nach, wie der rechte Fuß am Boden steht und wie sich der rechte Fuß und das rechte Bein im Vergleich mit dem linken Fuß und Bein anfühlen.
Anschließend üben Sie auf gleiche Weise mit dem linken Fuß und später mit beiden Füßen gleichzeitig.

Variation: Üben Sie stehend, können Sie zusätzlich beim Anheben des Vorfußes einen leichten Druck auf die Ferse geben und umgekehrt. Wenn Sie im Stehen mit beiden Füßen gleichzeitig üben wollen, brauchen Sie eine gute Standfestigkeit und Balance. Sie können die Bewegung wie zuvor nur rhythmisch üben oder nach einiger Zeit auch in ein kontinuierliches Zurück- und Vorschaukeln der Füße übergehen lassen.

Atem: Sobald Sie mit dem Bewegungsablauf vertraut sind, nehmen Sie wahr, wie sich der Atem darauf einstellt. Bei rhythmischem und nicht zu langsamem Üben sowie zugelassenem Atem wird der Einatem kommen, während Sie Vorfuß oder Ferse anheben. Der Ausatem wird gehen, während Sie den Fuß wieder auf den Boden zurücksetzen.
Beim kontinuierlichen Schaukeln im Stehen fließt der Atem in seinem eigenen Maß. Spüren Sie abschließend nach.

Mögliche Wirkungen
Können Sie nachstehende Wirkungen oder vielleicht andere wahrnehmen?

Körper: Füße, Fußgewölbe und Unterschenkel werden belebt und gekräftigt. Festhaltungen und Stauungen lösen sich, die Zirkulation wird gefördert. Sämtliche Fußgelenke werden beweglicher, durchlässiger und deutlicher spürbar. Ein guter Bodenkontakt entsteht.

Seele und Geist: Stabilität und ein klarer Standpunkt entstehen.

Atem: Der Atem fließt ruhiger und vertieft sich. Atembewegung breitet sich im Bauch und Becken aus, Atemschwingung in den Beinen und Füßen.
Im Stehen fördert der Druck auf die Ferse die Atembewegung im Becken, der Druck auf den Vorfuß fördert die Atembewegung im Brustbereich.

3.4 Knie halten und bewegen

Ausgangshaltung: Nehmen Sie eine aufrechte Sitzhaltung ein. Schließen Sie die Augen und sammeln Sie sich.

Bewegungsablauf: Legen Sie Ihre Hände auf das rechte Knie, die rechte Hand vorne auf die Kniescheibe mit der Handwurzel oberhalb des Knies, die linke hinten in die Kniekehle. Geben Sie leichten Druck von oben auf das Knie, so dass der Fuß nach vorne gleitet (dies geht am besten mit Socken auf einem Holzboden), bis das Bein gestreckt ist. Nun heben Sie das Bein mit beiden Händen am Oberschenkel hoch, so dass der Unterschenkel und der Fuß locker hängen können. Danach lassen Sie das Bein langsam zum Boden sinken. Nehmen Sie wahr, wie der Fuß nach und nach auf dem Boden aufsetzt und das ganze Gewicht des Beines ankommt. Wiederholen Sie diesen Ablauf mehrmals.
Nun spüren Sie einen Moment nach. Vergleichen Sie rechtes und linkes Bein. Welche Unterschiede können Sie wahrnehmen?
Üben Sie nun auf gleiche Weise mit dem linken Knie und am Schluss mit beiden Knien abwechselnd.

Atem: Sobald Sie mit dem Bewegungsablauf vertraut sind, nehmen Sie wahr, wie sich der Atem darauf einstellt. Bei langsamem Üben fließt der Atem im eigenen Maß. Bei rhythmischem und nicht zu langsamem Üben sowie zugelassenem Atem wird der Einatem kommen, während der Fuß nach vorne gleitet. Der Ausatem wird gehen, während Sie das Bein anheben und wieder absetzen. Spüren Sie abschließend nach.

Mögliche Wirkungen
Können Sie nachstehende Wirkungen oder vielleicht andere wahrnehmen?

Körper: Knie- und Sprunggelenke und Füße werden gelöst, belebt, beweglicher, durchlässiger und deutlicher spürbar. Festhaltungen und Stauungen lösen sich, die Durchblutung wird gefördert. Ein guter Bodenkontakt entsteht.

Seele und Geist: Gelassenheit und Nachgiebigkeit entstehen.

Atem: Der Atem fließt ruhiger und vertieft sich. Atembewegung breitet sich im Bauch und Becken aus, Atemschwingung in den Beinen und Füßen.

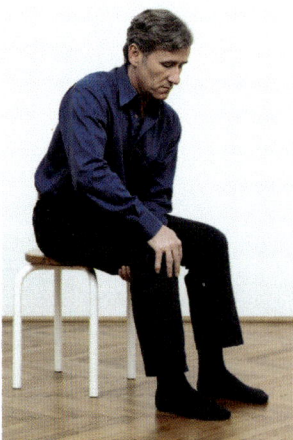

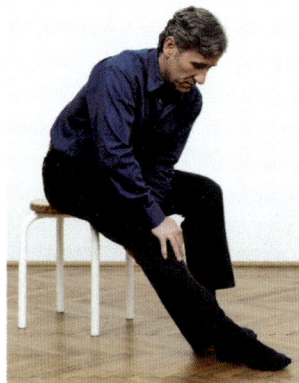

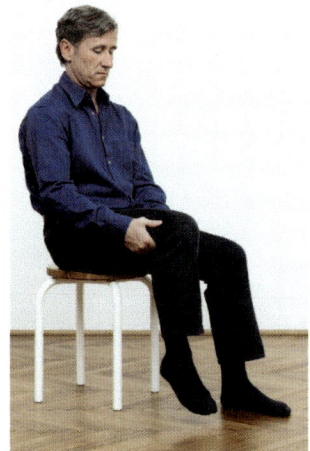

3.5 Hüfte kreisen

Ausgangshaltung: Nehmen Sie einen parallelen, hüftbreiten Stand ein. Lassen Sie die Augen geöffnet und sammeln Sie sich.

Bewegungsablauf: Achten Sie zu Beginn einen Moment auf Ihren Stand. Stehen Sie fest und sicher und sind die Gelenke in den Beinen gelöst?
Schieben Sie die rechte Hüfte nach vorne, das Knie kommt mit und die Ferse hebt vom Boden ab. Nun ziehen Sie die Hüfte nach oben, kreisen weiter nach hinten und in die Ausgangsposition zurück. Die Ferse setzt wieder auf dem Boden auf. Es ist eine Bewegung, wie wenn Sie einseitig rückwärts Rad fahren würden. Führen Sie diese Bewegung mehrmals hintereinander in einem fließenden Kreisen aus. Nehmen Sie wahr, wie alle Gelenke im Fuß und im Bein durchbewegt werden und wie sich die Bewegung im Körper nach oben fortsetzt.
Nach mehreren Wiederholungen kommen Sie wieder in die Ausgangshaltung zurück. Nehmen Sie wahr, wie Sie nun auf dem rechten Bein stehen im Vergleich zum linken und wie sich die ganze rechte Körperseite im Vergleich zur linken anfühlt.
Üben Sie auf gleiche Weise mit der linken Seite und zum Schluss mit beiden Seiten abwechselnd.

Atem: Entweder fließt der Atem in seinem eigenen Maß oder er stellt sich bei entsprechendem Tempo der Bewegung und individuellem Atemrhythmus auf die Bewegung ein. Im zweiten Fall wird bei zugelassenem Atem der Einatem kommen, während Sie mit der Hüfte nach vorne und hinauf kreisen und der Ausatem wird gehen, während Sie sie wieder hinunterbewegen.
Spüren Sie abschließend nach.

Mögliche Wirkungen
Können Sie nachstehende Wirkungen oder vielleicht andere wahrnehmen?

Körper: Sämtliche Becken-, Bein- und Fußgelenke werden belebt, gelöst und beweglicher. Die beiden Beckenhälften werden bewusster. Eine durchlässigere Verbindung vom Becken zu den Beinen und Füßen und zum Rumpf entsteht. Die Füße stehen deutlicher spürbar am Boden. Der Stand ist fester und beweglicher zugleich.

Seele und Geist: Stabilität, Sicherheit und Urvertrauen entstehen.

Atem: Der Atem fließt freier und lebendiger. Atembewegung breitet sich im Bauch und Becken aus, Atemschwingung in den Beinen und Füßen.

3.6 Beckenseitkreis ☯

Ausgangshaltung: Nehmen Sie einen parallelen, hüftbreiten Stand ein. Schließen Sie die Augen und sammeln Sie sich.

Bewegungsablauf: Kreisen Sie mit Ihrem Becken nach hinten, weit zur Seite hinaus, nach vorne und wieder in die Mitte zurück. Betonen Sie vor allem die Bewegung zur Seite. Achten Sie darauf, dass die Gelenke in den Beinen elastisch nachgeben und sich die Bewegung im Körper nach unten und oben fortsetzen kann. Kreisen Sie zuerst nur zu einer Seite und verweilen Sie immer kurz in der Mitte.
Nach mehrmaligem Üben machen Sie eine Pause und vergleichen beide Seiten. Wie nehmen Sie die geübte Seite im Vergleich zur anderen wahr?

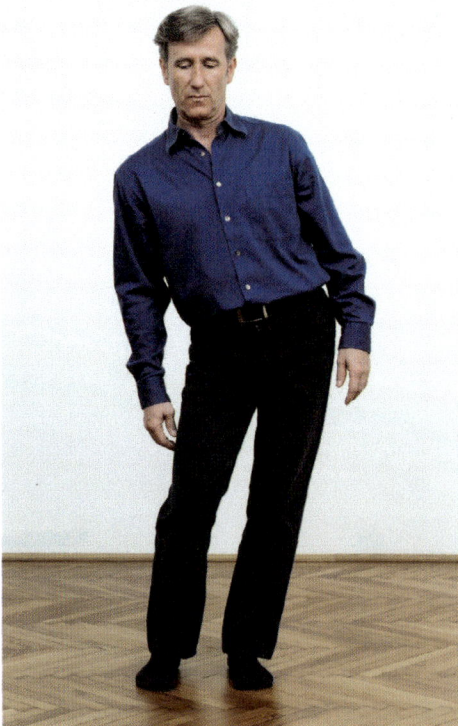

Kreisen Sie nun mehrmals zur anderen Seite und verbinden Sie zum Schluss beide Seitkreise zu einer liegenden Acht. Sie können in der Mitte einen kurzen Moment verweilen oder ohne Unterbrechung zur anderen Seite weiterkreisen.

Atem: Sobald Sie mit dem Bewegungsablauf vertraut sind, nehmen Sie wahr, wie sich der Atem darauf einstellt. Bei rhythmischem und nicht zu langsamem Üben sowie zugelassenem Atem wird der Einatem kommen, während Sie nach hinten und zur Seite kreisen. Der Ausatem wird gehen, während Sie über vorne wieder zur Mitte zurückkreisen. Wenn Sie in der Mitte verweilen, wird sich eine Atempause einstellen, wenn Sie direkt weiterkreisen, wird sofort der neue Einatem kommen.
Spüren Sie abschließend nach.

Mögliche Wirkungen
Können Sie nachstehende Wirkungen oder vielleicht andere wahrnehmen?

Körper: Speziell das Becken und die Hüftgelenke, aber auch der untere Rücken werden belebt, beweglicher und durchlässiger. Im Becken wird mehr Raum, Weite und Volumen spürbar. Alle Beckenorgane werden belebt, Menstruationsbeschwerden und Verdauungsprobleme können sich lösen. Die Verbindung Beine – Becken – Rumpf wird bewusster. Der Stand wird beweglicher, fester und sicherer zugleich.

Seele und Geist: Halt, Sicherheit, Urvertrauen, Ruhe und Lebenskraft entstehen.

Atem: Der Atem fließt ruhiger und vertieft sich. Atembewegung breitet sich im Bauch und Becken aus, Atemschwingung in den Beinen und Füßen. Eine deutlichere Atempause entsteht.

3.7 Hocke

Ausgangshaltung: Nehmen Sie einen parallelen, etwas breiteren Stand ein. Halten Sie sich an der Rückenlehne eines Stuhles fest. Lassen Sie die Augen geöffnet und sammeln Sie sich.

Bewegungsablauf: Lassen Sie sich langsam mit geradem Rücken nach unten in die Hocke. Gehen Sie nur so tief, wie es für Sie angenehm ist (vor allem bei Knieproblemen). Heben Sie die Fersen dabei vom Boden ab und achten Sie darauf, dass die Knie immer in Richtung Zehen zeigen. Dann drücken Sie sich kraftvoll mit den Füßen vom Boden ab und richten sich wieder auf.
Wenn Sie bis ganz hinunter in die Hocke kommen, verweilen Sie die ersten drei Mal einen Moment in der Hocke, bevor Sie sich wieder aufrichten. Danach führen Sie den Bewegungsablauf rhythmisch aus und kehren direkt in die Aufrichtung zurück.
Wenn Sie nicht bis in die Hocke kommen, gehen Sie nur so tief, wie es für Sie angenehm ist, und richten sich direkt wieder auf. Nach einigen Wiederholungen können Sie vor allem das Aufrichten auch ein paar Mal schneller und dynamischer ausführen.

Variation: Sie können diesen Bewegungsablauf auch mit einem Partner üben. Stellen Sie sich gegenüber und umfassen Sie gegenseitig Ihre Handgelenke. Gehen Sie abwechselnd in die Hocke, ohne sich an den Partner zu hängen.

Atem: Sobald Sie mit dem Bewegungsablauf vertraut sind, nehmen Sie wahr, wie sich der Atem darauf einstellt. Sitzend in der Hocke wird der Atem im eigenen Maß fließen. Bei rhythmischem und nicht zu langsamem Üben sowie zugelassenem Atem wird der Einatem kommen, während Sie in

die Hocke hinuntergehen. Der Ausatem wird – am besten stimmlos über den Mund – gehen, während Sie in die Aufrichtung zurückkehren.
Spüren Sie abschließend nach.

Mögliche Wirkungen
Können Sie nachstehende Wirkungen oder vielleicht andere wahrnehmen?

Körper: Füße, Beine, Becken und speziell der Beckenboden werden belebt und gekräftigt. Dies ist bei Harninkontinenz sehr hilfreich. Im Becken wird mehr Raum, Weite und Volumen spürbar. Der untere Rücken wird entlastet. Der Stand wird fester, das Sitzen weicher und flächiger, die aufrechte Haltung fällt leichter. Die Stimme wird tragender und das „gestützte" Sprechen und Singen müheloser.

Seele und Geist: Antrieb, Lebenskraft, Dynamik und Bestimmtheit entstehen.

Atem: Der Atem wird lebendiger und kraftvoller. Atembewegung breitet sich im Bauch und Becken aus, Atemschwingung in den Beinen und Füßen. Der vitale aufsteigende Ausatem entsteht.

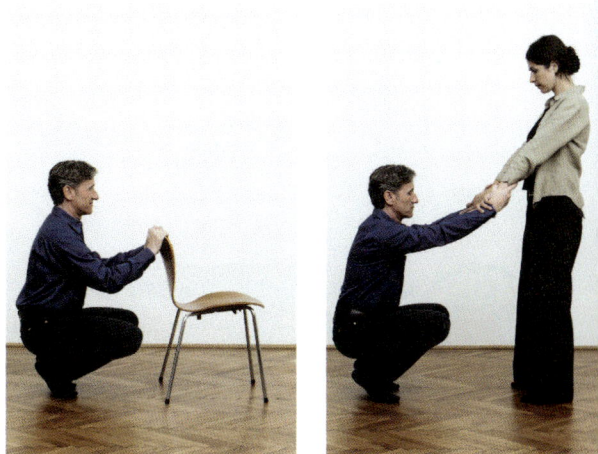

3.8 Becken wiegen

Ausgangshaltung: Nehmen Sie eine aufrechte Sitzhaltung ein. Schließen Sie die Augen und sammeln Sie sich.

Bewegungsablauf: Wiegen Sie Ihr Becken langsam von einer Seite zur anderen hin und her. Nehmen Sie wahr, wie sich dabei das Gewicht kontinuierlich von einem Sitzknochen über den Beckenboden zum anderen Sitzknochen verlagert. Achten Sie darauf, dass Sie sich nicht mit dem Oberkörper in den Raum lehnen, sondern dass Oberkörper und Kopf in die Gegenbewegung gehen. Die Füße bleiben am Boden und Schultern und Arme gelöst. Bei entsprechender Durchlässigkeit kann die Bewegung vom Becken ausgehend durch die ganze Wirbelsäule bis zum Kopf hinauffließen. Variieren Sie die Größe der Bewegung und finden Sie das Maß, das Ihnen angenehm ist. Anschließend führen Sie die Bewegung auch ein paar Mal schneller aus und finden Sie das Tempo, das Ihnen im Moment guttut.

Atem: Sobald Sie mit dem Bewegungsablauf vertraut sind, nehmen Sie wahr, wie sich der Atem darauf einstellt. Wenn Sie das

Beckenwiegen langsam als kontinuierlich fließende Bewegung ausführen, wird der Atem im eigenen Maß fließen. Wenn Sie es schneller als rhythmisch dehnende Bewegung ausführen, wird er sich auf die Bewegung einstellen.

Setzen Sie nach mehrmaligem Wiederholen die Bewegung einfach ab. Nehmen Sie wieder die aufrechte Sitzhaltung auf dem höchsten Punkt der Sitzknochen ein, die nun sehr deutlich spürbar sind. Lassen Sie die Bewegung zu, die weiterschwingen möchte und spüren Sie nach.

Mögliche Wirkungen
Können Sie nachstehende Wirkungen oder vielleicht andere wahrnehmen?

Körper: Becken, Hüftgelenke und speziell die gesamte Wirbelsäule werden mobilisiert, der Beckenboden und die Becken- und Bauchorgane belebt. Dadurch können sich Verdauungsprobleme und Menstruationsbeschwerden lösen. Im Becken wird mehr Raum, Weite und Volumen spürbar. Das Sitzen wird weicher und flächiger und die aufrechte Sitzhaltung bewusster und müheloser. Beweglichkeit und Halt werden gleichzeitig wahrnehmbar.

Seele und Geist: Gelassenheit, Weichheit und Ruhe entstehen.

Atem: Der Atem wird lebendiger und vertieft sich. Atembewegung breitet sich vor allem im Bauch, unteren Rücken und Becken, aber auch im ganzen Rumpf aus, Atemschwingung in den Beinen und im Kopf.

3.9 Druck mit dem Fuß in den Boden geben

Ausgangshaltung: Nehmen Sie eine aufrechte Sitzhaltung ein. Schließen Sie die Augen und sammeln Sie sich.

Bewegungsablauf: Geben Sie mit einem Fuß deutlichen Druck in den Boden, so dass der Sitzknochen abhebt und das Becken zur anderen Seite kippt (s. Übung 3.8). Bei entsprechender Durchlässigkeit kann die Bewegung durch die gesamte Wirbelsäule bis zum Kopf hinauffließen. Achten Sie darauf, dass Oberkörper und Kopf in die Gegenbewegung gehen. Lösen Sie wieder langsam den Druck des Fußes und lassen Sie das Becken zurückschwingen. Geben Sie nun Druck mit dem anderen Fuß und wechseln Sie Ihren Impulsen folgend hin und her. Experimentieren Sie auch mit der Stärke des Drucks und damit der Größe der Bewegung.

Atem: Nehmen Sie wahr, wie bei rhythmischem und nicht zu langsamem Üben sowie zugelassenem Atem der Einatem kommt, während Sie Druck geben und der Ausatem geht, während Sie den Druck lösen.

Variation: Sie können diese Übung auch mit Übung 5.11 und 6.6 kombinieren.

Variante:
Bewegungsablauf und Atem: Üben Sie wie oben beschrieben, aber lösen Sie den Druck jetzt plötzlich und lassen Sie Ihr Becken zurück auf die Sitzfläche kippen. Atmen Sie nun während des Druck-Gebens kontinuierlich aus und lassen Sie den Einatem beim Druck-Lösen reflektorisch kommen.

Variation: Sie können auch entsprechend der Länge des Druck-Gebens und Ausatmens

lang oder kurz „FU" tönen.
Bei allen Abläufen spüren Sie nach mehrmaligem Wiederholen ausführlich nach.

Mögliche Wirkungen
Können Sie nachstehende Wirkungen oder vielleicht andere wahrnehmen?

Körper: Füße und Beine werden gekräftigt, Hüftgelenke, Becken und Wirbelsäule mobilisiert. Es entsteht eine durchlässige Verbindung von den Füßen bis zum Kopf. Die aufrechte Sitzhaltung fällt leichter. Spannen und Lösen als wesentliche Elemente des Lebens werden erfahrbar.
Bei der Variante üben Sie durch bewusstes Lösen den Einatem reflektorisch kommen zu lassen und erleben, wie Widerstand Tonkraft und -länge unterstützt.

Seele und Geist: Antrieb, Willenskraft wie auch Nachgiebigkeit entstehen.

Atem: Der Atem wird kraftvoller und vertieft sich. Atembewegung breitet sich vor allem im Becken und Bauch aus, Atemschwingung in den Beinen und Füßen.
Bei der Variante entstehen der vitale aufsteigende Ausatem und reflektorische Einatem.

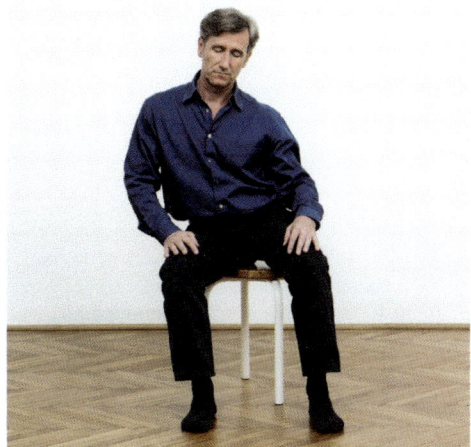

3.10 „F" und „FT" tönen 🔊

Ausgangshaltung: Nehmen Sie eine aufrechte Sitzhaltung ein. Schließen Sie die Augen und sammeln Sie sich.

Ablauf und Atem: Tönen Sie deutlich artikulierend ein stimmloses „F". Tönen Sie nur so lange, wie Ihr Ausatem den Ton mühelos trägt. Lassen Sie danach den Unterkiefer locker und den Einatem von selbst kommen. Nach einiger Zeit hängen Sie am Schluss an das lange „F" ein kurzes „T" an. Nach drei- bis viermal tönen Sie kurz und impulsiv „FT". Sie sollten dabei nicht pressen, sondern mühelos und spielerisch üben und können dafür Bewegung nutzen. Halten Sie die Hände mit den Handflächen nach oben vor den Körper. Gleichzeitig zum Tönen des „FT" kippen Sie das Becken abwechselnd zur Seite und bewegen auf der gleichen Seite, auf der Sie den Sitzknochen abheben, die Hand, wie wenn Sie einen Ball nach oben werfen. Während das Becken zurückkippt und Sie sich auf dem Hocker niederlassen, fängt die Hand den imaginären Ball wieder auf.
Beim kurzen „FT"-Tönen kommt der Einatem zwischen dem Tönen reflektorisch. Ist dies nicht der Fall, geraten Sie außer Atem. Legen Sie eine kleine Pause ein und versuchen Sie es erneut. Je spielerischer Sie üben, desto eher gelingt es.
Spüren Sie einen Moment nach.
Üben Sie weiter in einer Variante.

Variante 1: im Kniestütz
Ausgangshaltung: Stehen Sie etwas breiter, legen Sie Ihre Handflächen oberhalb der Knie auf die Oberschenkel, die Daumen zeigen nach außen, die anderen Finger nach innen, die Ellbogen sind zur Seite gerichtet, die Schultern breit und gelöst, der Rücken ist gebeugt und der Kopf ein wenig vornüber geneigt. Lassen Sie die Augen geöffnet und sammeln Sie sich.

Ablauf und Atem: Tönen Sie mehrmals kurz und impulsiv „FT". Wippen Sie dabei aus den Beinen heraus, wodurch sich das Becken ein wenig hebt. Geben Sie dann in den Gelenken der Beine nach, wodurch Ihnen der Einatem reflektorisch zukommt.
Spüren Sie einen Moment sitzend nach.
Bei Bedarf üben Sie eine der weiteren Varianten.

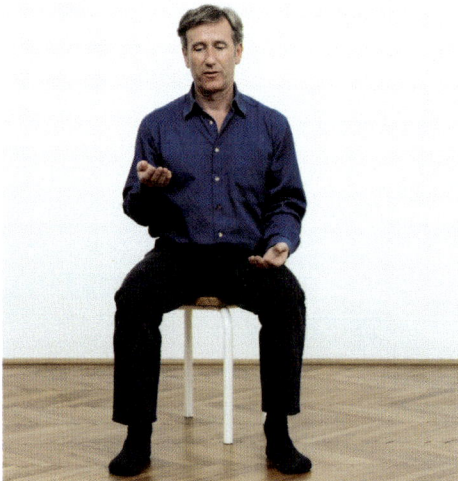

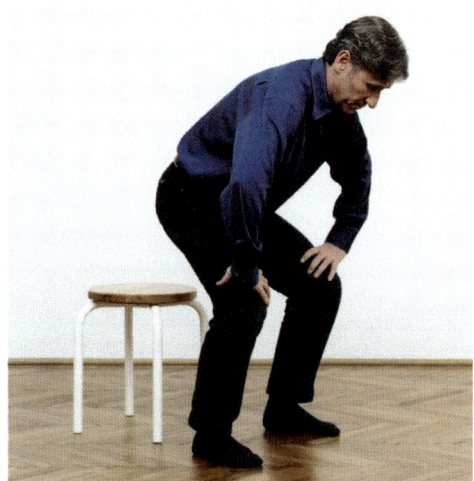

Variante 2: beim Aufstehen

Ausgangshaltung: Nehmen Sie eine aufrechte Sitzhaltung ein. Halten Sie die Arme nach hinten. Lassen Sie die Augen geöffnet und sammeln Sie sich.

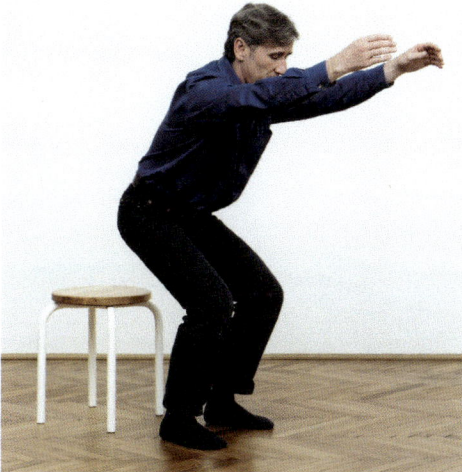

Ablauf und Atem: Schwingen Sie mit den Armen von hinten nach vorne, heben Sie dabei das Gesäß vom Hocker und tönen Sie gleichzeitig kurz und impulsiv „FT". Dann lassen Sie sich, die Arme zurückschwingend, auf den Hocker zurücksinken, wobei reflektorisch der Einatem kommt. Wiederholen Sie diesen Ablauf einige Male, immer beim Aufstehen „FT"-tönend.
Spüren Sie einen Moment nach.
Bei Bedarf üben Sie eine weitere Variante.

Variante 3: beim Federn

Ausgangshaltung: Nehmen Sie einen parallelen, hüftbreiten Stand ein. Verlagern Sie Ihr Gewicht auf den Vorfuß. Lassen Sie die Augen geöffnet und sammeln Sie sich.

Ablauf und Atem: Federn Sie mit den Fersen vom Boden weg und tönen Sie dabei kurz und impulsiv „FT". Kommen Sie mit den Fersen wieder sanft auf den Boden zurück. Die Gelenke in den Beinen geben nach und der Einatem kommt reflektorisch. Federn Sie so kontinuierlich und rhythmisch „FT"-tönend. Sollten Sie außer Atem kommen, legen Sie eine kleine Pause ein und beginnen von Neuem.
Spüren Sie abschließend nach.

Mögliche Wirkungen

Können Sie nachstehende Wirkungen oder vielleicht andere wahrnehmen?

Körper: Speziell der Beckenboden, aber auch Becken, Beine, Füße und das Zwerchfell werden belebt und gekräftigt. Der Stand wird fester, das Sitzen weicher und flächiger. Die Aufrichtung fällt leichter. Wort und Ton bekommen Unterstützung und Kraft.

Seele und Geist: Antrieb, Lebensfreude, Lebenskraft und Spontaneität entstehen.

Atem: Der Atem wird stark angeregt. Atembewegung breitet sich im Bauch und Becken aus, Atemschwingung in den Beinen und Füßen. Der vitale aufsteigende Ausatem und der reflektorische Einatem entstehen.

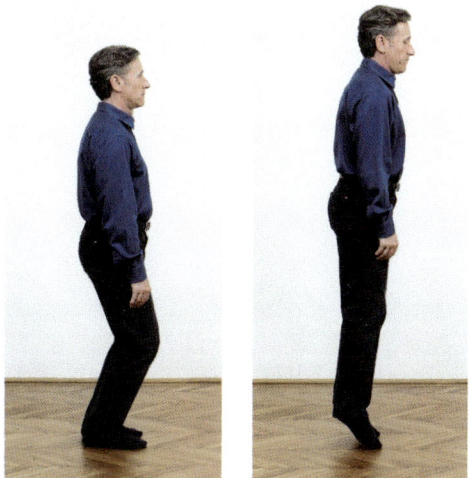

3.11 Der Boden schmiegt sich an, …

Ausgangshaltung: Nehmen Sie eine aufrechte Sitzhaltung ein. Schließen Sie die Augen und sammeln Sie sich.

Ablauf: Nehmen Sie einen Moment lang das Bild auf, der Boden schmiegt sich an Ihre Fußsohlen. Nicht Sie müssen etwas tun, sondern der Boden schmiegt sich an.

Atem: Der Atem fließt im eigenen Maß. Spüren Sie einen Moment nach. Was geschieht, wenn Sie das Bild wirken lassen?

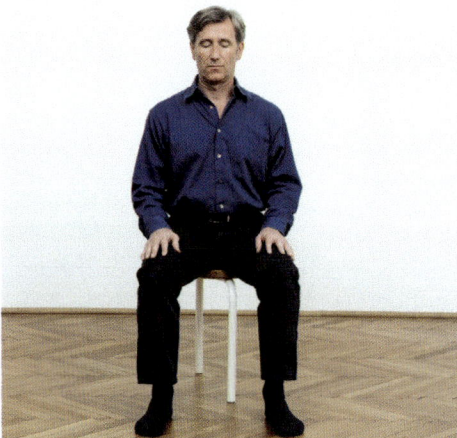

… die Sitzfläche schmiegt sich an, …

Ablauf: Nehmen Sie einen Moment lang das Bild auf, die Sitzfläche des Hockers schmiegt sich an Ihren Beckenboden. Nicht Sie müssen etwas tun, sondern die Sitzfläche schmiegt sich an.

Atem: Der Atem fließt im eigenen Maß. Spüren Sie einen Moment nach. Was geschieht, wenn Sie das Bild wirken lassen?

… Boden und Sitzfläche schmiegen sich an

Ablauf: Nehmen Sie einen Moment lang das Bild auf, der Boden schmiegt sich an Ihre Fußsohlen und die Sitzfläche des Hockers an Ihren Beckenboden. Nicht Sie müssen etwas tun, sondern der Boden und die Sitzfläche schmiegen sich an.

Atem: Der Atem fließt im eigenen Maß. Was geschieht, wenn Sie die Bilder wirken lassen? Spüren Sie abschließend nach.

Mögliche Wirkungen
Können Sie nachstehende Wirkungen oder vielleicht andere wahrnehmen?

Körper: Zunächst lösen sich Festhaltungen in den Füßen und Beinen. Die Füße geben nach und stehen mit gutem Kontakt auf dem Boden. Die Beine können sich vom Boden tragen lassen. Als nächstes lösen sich Festhaltungen im gesamten Rumpf, Hals und Kopfbereich. Der Beckenboden liegt weich und flächig auf dem Hocker auf. Der Rumpf kann sich vom Hocker tragen lassen. Allmählich kann sich der ganze Körper vom Boden und Hocker tragen lassen, wodurch Wohlspannung entsteht.

Seele und Geist: Gelassenheit, Halt, Sicherheit, Urvertrauen und Ruhe entstehen.

Atem: Der Atem wird ruhiger und vertieft sich. Atembewegung breitet sich im Bauch und Becken aus, Atemschwingung in den Beinen und Füßen.

3.12 Becken kreisen

Ausgangshaltung: Nehmen Sie eine aufrechte Sitzhaltung ein. Schließen Sie die Augen und sammeln Sie sich.

Bewegungsablauf: Lassen Sie das Becken nach hinten sinken, verlagern Sie das Gewicht auf die rechte Hüfte, kippen Sie das Becken nach vorne, verlagern Sie das Gewicht auf die linke Hüfte und kommen Sie so in ein kontinuierliches Beckenkreisen. Je nach Größe der Bewegung werden Sie über den Sitzknochen oder um die Sitzknochen herum kreisen. Achten Sie darauf, dass Sie sich nicht mit dem Oberkörper in den Raum lehnen und Bauch und Beine locker lassen. Variieren Sie die Geschwindigkeit und Größe der Bewegung und finden Sie das Maß, das Ihnen angenehm ist. Sie können auch die Richtung des Kreisens wechseln.

Atem: Der Atem fließt im eigenen Maß.

Variante: Beckenhalbkreis

Bewegungsablauf: Verlagern Sie das Gewicht auf die rechte Hüfte und kreisen Sie, das Becken nach hinten sinken lassend, hinüber nach links, bis Ihr Gewicht auf der linken Hüfte lagert. Kreisen Sie mehrmals in einem Halbkreis über hinten von einer Seite zur anderen, die Dynamik variierend.

Atem: Nehmen Sie wahr, wie sich der Atem von selbst auf den Bewegungsablauf einstellt. Bei nicht zu langsamem Üben sowie zugelassenem Atem wird der Einatem beim Nach-hinten-Kreisen kommen und der Ausatem beim Zur-Seite-Schwingen gehen.

Bei beiden Abläufen setzen Sie nach mehrmaligem Kreisen die Bewegung einfach ab. Nehmen Sie wieder die aufrechte Sitzhaltung auf dem höchsten Punkt der Sitzknochen ein, die nun sehr deutlich spürbar sind. Lassen Sie die Bewegung zu, die weiterschwingen möchte und spüren Sie nach.

Mögliche Wirkungen

Können Sie nachstehende Wirkungen oder vielleicht andere wahrnehmen?

Körper: Becken, Hüftgelenke und speziell die untere Wirbelsäule werden mobilisiert, die Organe im Becken und Bauch belebt. Dadurch können sich Verdauungsprobleme und Menstruationsbeschwerden lösen. Im Becken wird mehr Raum, Weite und Volumen spürbar. Es entsteht eine durchlässige Verbindung vom Becken zu den Beinen und zum Rücken. Die aufrechte Sitzhaltung wird bewusster und leichter. Halt und Beweglichkeit werden zugleich wahrnehmbar.

Seele und Geist: Gelassenheit, Weichheit und Lebenskraft entstehen.

Atem: Der Atem wird lebendiger und vertieft sich. Atembewegung breitet sich im Bauch, unteren Rücken und Becken aus.

3.13 Becken kippen

Ausgangshaltung: Nehmen Sie eine aufrechte Sitzhaltung ein. Legen Sie Ihre Handflächen nebeneinander auf die Beckenrückseite. Schließen Sie die Augen und sammeln Sie sich.

Bewegungsablauf: Lassen Sie das Becken langsam nach hinten kippen und in die Hände hinein sinken. Der Rücken wird rund und der Kopf neigt sich ein wenig nach vorne. Achten Sie darauf, dass Sie sich nicht mit dem Oberkörper zurücklehnen, damit sich die Bauchmuskeln nicht anspannen und den Atem behindern. Richten Sie das Becken wieder auf, bis Sie aufrecht auf dem höchsten Punkt der Sitzknochen sitzen. Wiederholen Sie den Ablauf einige Male. Variieren Sie spielerisch forschend die Größe der Bewegung und speziell beim Aufrichten Tempo und Dynamik. Finden Sie das Maß, das Ihnen entspricht.

Atem: Sobald Sie mit dem Bewegungsablauf vertraut sind, nehmen Sie wahr, wie sich der Atem darauf einstellt. Bei rhythmischem und nicht zu langsamem Üben sowie zugelassenem Atem wird der Einatem kommen, während Sie Becken und Kreuzbein nach hinten in die Hände zum Hocker hin sinken lassen. Der Ausatem wird – am besten stimmlos über den Mund – gehen, während Sie das Becken wieder aufrichten.

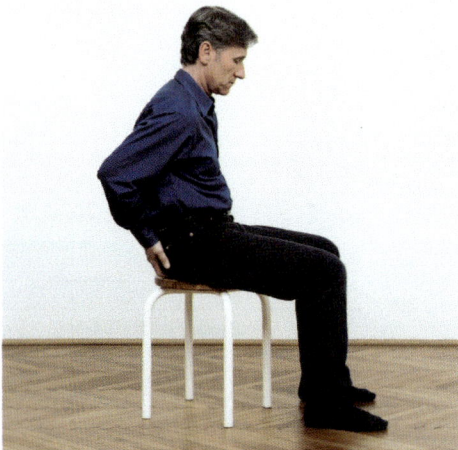

Variation: Führen Sie die Bewegung ein paar Mal halb so groß und dann noch kleiner aus.

Spüren Sie abschließend nach. Legen Sie dabei eine Hand auf den Unterbauch und die andere rückwärts auf die Mitte des Beckens (Kreuzbein). Können Sie Atembewegung unter Ihren Händen wahrnehmen? Das heißt, können Sie auch ohne eingesetzte Bewegung dem Einatem im Becken bewusst Raum geben und spüren, wie der Ausatem wieder zurückschwingt und Sie aufrichtet? Vielleicht entsteht nun eine Atem- und Bewegungspause, bevor der neue Einatem von selbst wieder kommt.

Variante: „SCH"-tönend aufrichten

Ausgangshaltung: Nehmen Sie eine aufrechte Sitzhaltung ein. Legen Sie die rechte Handfläche unterhalb des Nabels auf den Unterbauch und den linken Handrücken auf die Mitte des Rückens. Schließen Sie die Augen und sammeln Sie sich.

Bewegungsablauf und Atem: Kippen Sie das Becken wieder langsam nach hinten. Lassen Sie den Bauch dabei locker (Sie können das unter Ihrer Hand gut spüren), so dass sich der Einatem Raum nehmen kann. Nun richten Sie sich deutlich „SCH"-tönend wieder auf. Nehmen Sie dabei die Verbindung zwischen beiden Händen, vom Unterbauch zur Mitte des Rückens, wahr. Im Einatem vergrößert sich der Raum zwischen Ihren Händen, im Ausatem bewegen sich die Hände wieder aufeinander zu. Wiederholen Sie diesen Ablauf einige Male. Variieren Sie spielerisch forschend die Größe der Bewegung und speziell beim Aufrichten Tempo und Dynamik. Finden Sie das Maß, das Ihnen entspricht. Wechseln Sie bei Bedarf vordere und hintere Hand.

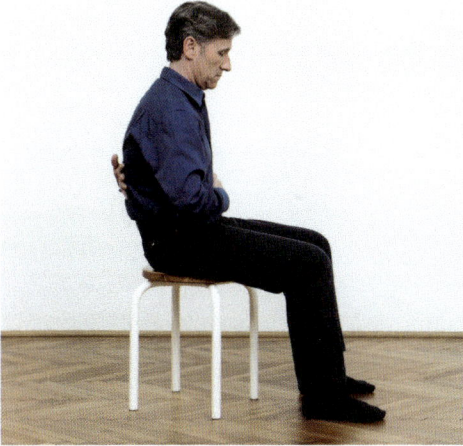

Variation: Führen Sie zum Schluss die Bewegung ein paar Mal halb so groß und dann noch kleiner aus.

Spüren Sie abschließend nach und lassen Sie dabei die Hände auf dem Unterbauch und mittleren Rücken liegen. Können Sie Atembewegung unter den Händen wahrnehmen? Das heißt, können Sie auch ohne eingesetzte Bewegung weiterhin dem Einatem zwischen den Händen bewusst Raum geben und spüren, wie der Ausatem zurückschwingt und Sie aufrichtet? Vielleicht entsteht nun eine Atem- und Bewegungspause, bevor der neue Einatem von selbst wieder kommt.

Mögliche Wirkungen
Können Sie nachstehende Wirkungen oder vielleicht andere wahrnehmen?

Körper: Das Kreuzbein, ein zentraler Ort für Lebenskraft, wird angeregt. Die daneben-

liegenden Iliosakralgelenke werden freier. Dadurch wird die Verbindung zwischen Wirbelsäule und Becken durchlässiger. Es entsteht eine bessere Verbindung und Durchlässigkeit vom Becken nach oben zum Rücken, aber auch nach unten zu den Beinen und Füßen. Untere Rücken- und Bauchmuskulatur lernen im Einatem nachzugeben und im Ausatem die Spannung wieder zu erhöhen. Mehr Raum im Rücken, Bauch und Becken wird spürbar. Die Lendenwirbelsäule wird beweglicher und die Muskulatur in diesem Bereich gekräftigt. Somit wird die aufrechte Haltung beweglicher und leichter. Die Bauchorgane werden belebt und deren Durchblutung wird gefördert. Verdauungsprobleme und Menstruationsbeschwerden können sich lösen. Die Stimme wird tragender und das „gestützte" Sprechen und Singen müheloser.

Seele und Geist: Antrieb, Lebenskraft, Auftrieb, Rückhalt, Direktheit und Spontaneität entstehen.

Atem: Der Atem wird lebendiger und vertieft sich. Atembewegung breitet sich im Bauch, Rücken und Becken aus und wird über die Hände besonders unterhalb des Nabels, am sogenannten „Atempulspunkt", im Bereich des Kreuzbeins und im mittleren Rücken wahrnehmbar. Der vitale aufsteigende Ausatem und eine deutlichere Atempause entstehen.

3.14 „SCH" tönen 🔊

Ausgangshaltung: Nehmen Sie eine aufrechte Sitzhaltung oder einen parallelen, hüftbreiten Stand ein. Legen Sie Ihre Fingerkuppen deutlich spürbar unterhalb des Nabels auf die Unterbauchmitte. Schließen Sie die Augen und sammeln Sie sich.

Ablauf und Atem: Tönen Sie deutlich artikulierend ein stimmloses, sanftes „SCH". Tönen Sie nur so lange, wie Ihr Ausatem den Ton mühelos trägt. Nehmen Sie wahr, wie beim Tönen die Bauchdecke unter den Fingerkuppen nach innen zieht und mit dem nächsten Einatem wieder loslässt. Durch das „SCH"-Tönen fließt der Ausatem langsam und kontinuierlich. Er wird bewusster und meist länger als normal. Überziehen Sie ihn aber nicht. Sobald Sie das Tönen beenden und sich die damit verbundene Spannung in der Bauchdecke, den Lippen und der Zunge löst, kommt der neue Einatem spontan und lebendig von selbst. Wiederholen Sie das „SCH"-Tönen mehrmals.

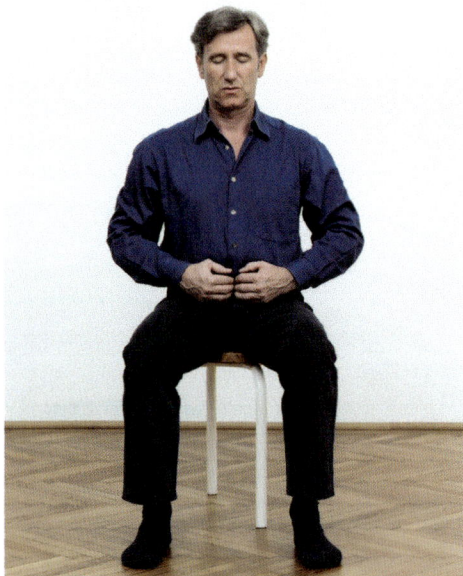

Hinweis: Zieht die Bauchdecke beim Tönen nicht nach innen, sondern drückt sie nach außen, haben Sie sich wahrscheinlich zu sehr konzentriert oder angestrengt und gepresst. Versuchen Sie die Übung noch einmal spielerischer.
Wiederholen Sie die Übung in der Variante 1.

Variante 1: „S" tönen

Ablauf und Atem: Tönen Sie deutlich artikulierend ein stimmloses „S". Tönen Sie nur so lange, wie Ihr Ausatem den Ton mühelos trägt. Nehmen Sie wahr, wie nun die Bauchdecke unter den Fingerkuppen stärker nach innen zieht. Lassen Sie am Ende des Tönens die Spannung in der Bauchdecke, den Lippen und der Zunge los und den Mund ein wenig geöffnet, so dass der neue Einatem schnell von selbst kommen kann. Wiederholen Sie das „S"-Tönen mehrmals.
Fällt die Übung leicht, üben Sie Variante 2.

Variante 2: „TS" tönen

Ablauf und Atem: Tönen Sie deutlich artikulierend ein stimmloses, sehr kurzes „TS". Es entsteht ein Wechselspiel von plötzlichem Anspannen und Lösen. Der Einatem erfolgt bei jedem Lösen so schnell, dass Sie es normalerweise gar nicht merken. Wiederholen Sie das „TS"-Tönen mehrmals.

Spüren Sie nach jeder Variante kurz nach. Nehmen Sie die Wirkung wahr, vor allem wie der Atem fließt, wenn er nicht durch das Tönen beeinflusst ist.

Anmerkung: Je kürzer das Tönen wird – vom „SCH" bis zum „TS" – desto schwieriger wird die Übung, denn der Einatem sollte reflektorisch erfolgen. Ist dies noch nicht möglich, sollte zunächst nur das „SCH" und das „S" geübt, und erst wenn diese Übungen leichtfallen, das „TS" hinzugenommen werden.

Mögliche Wirkungen

Können Sie nachstehende Wirkungen oder vielleicht andere wahrnehmen?

Körper: In der Bauchdecke unterhalb des Nabels entsteht eine Kontraktion, die vom „SCH" bis zum „TS" immer zentrierter und impulshafter wird. Das Zentrum für Lebenskraft, in der Middendorf-Arbeit „Atempulspunkt" (s. Anatomie S. 202) und in östlichen Traditionen „Hara" oder „Dan Tian" genannt, wird angeregt. Gleichzeitig erfolgt eine Kontraktion in der Gegend des 12. Brustwirbels,

die aufrichtet und eine mühelose Haltung bewirkt. Die Bauchorgane werden belebt und deren Durchblutung wird gefördert. Oft lösen sich Verdauungsprobleme und Menstruationsbeschwerden. Die Stimme wird tragender und das „gestützte" Sprechen und Singen müheloser.

Seele und Geist: Antrieb, Lebenskraft und Spontaneität entstehen.

Atem: Der Atem wird lebendiger. Atembewegung breitet sich im Bauch und Becken aus und wird unter den Fingerkuppen am „Atempulspunkt" deutlich spürbar. Der reflektorische Einatem wird angeregt.

3.15 Oberschenkel vorne hinunterstreichen 👁

Ausgangshaltung: Nehmen Sie einen parallelen, hüftbreiten Stand ein. Legen Sie die Handflächen auf die Leisten. Schließen Sie die Augen und sammeln Sie sich.

Bewegungsablauf: Streichen Sie mit beiden Händen von den Leisten die Oberschenkel vorne hinunter bis zu den Knien. Beugen Sie dabei die Knie und nehmen Sie wahr, wie Becken, Rücken, Hals und Kopf von selbst in die Bewegung mitkommen und sich nach vorne beugen. Beugen Sie sich nur so weit wie nötig hinunter, damit die Hände bei gestreckten Armen die Knie erreichen. Nun richten Sie sich mit den Füßen vom Boden abdrückend wieder auf. Die Hände streichen zugleich die Oberschenkel wieder zu den Leisten hinauf. Wiederholen Sie den Ablauf mehrmals. Variieren Sie dabei spielerisch forschend die Kraft des Abdrucks vom Boden und die Dynamik des Aufrichtens.

Atem: Sobald Sie mit dem Bewegungsablauf vertraut sind, nehmen Sie wahr, wie sich der Atem darauf einstellt. Bei rhythmischem und nicht zu langsamem Üben sowie zugelassenem Atem wird der Einatem kommen, während Sie die Oberschenkel vorne hinunterstreichen. Der Ausatem wird – am besten stimmlos über den Mund – gehen, während Sie sich aufrichten. Nehmen Sie wahr, wie sich der Einatem beim Hinunterstreichen im Rücken und Becken ausbreitet, wie er Rücken und Becken in der Dehnung öffnet und wie der Ausatem das Aufrichten erleichtert. Spüren Sie abschließend nach.

Variante: „U-I"-tönend aufrichten
Ablauf: Führen Sie den Bewegungsablauf wie zuvor beschrieben aus und richten Sie sich während der ersten Hälfte der Bewegung und Ihres Ausatems „U" und während der zweiten Hälfte „I"-tönend auf. Sie können dabei das „U" tief und das „I" hoch tönen. Wiederholen Sie diesen Ablauf mehrmals. Spüren Sie abschließend nach.

Mögliche Wirkungen
Können Sie nachstehende Wirkungen oder vielleicht andere wahrnehmen?

Körper: Der ganze Körper wird belebt. Besonders Beine, Becken und Rücken werden gelöst und gekräftigt. Weite und Volumen werden im Becken und Rücken und Durchlässigkeit von den Füßen bis zum Kopf und in die Hände spürbar. Der Stand wird fester und die Aufrichtung müheloser.

Seele und Geist: Nachgiebigkeit, Lebenskraft, Rückhalt und Direktheit entstehen.

Atem: Der Atem vertieft sich. Atembewegung breitet sich im Rücken, Bauch und Becken aus, Atemschwingung in den Beinen, Füßen, Armen, Händen und im Kopf. Der vitale aufsteigende Ausatem entsteht.

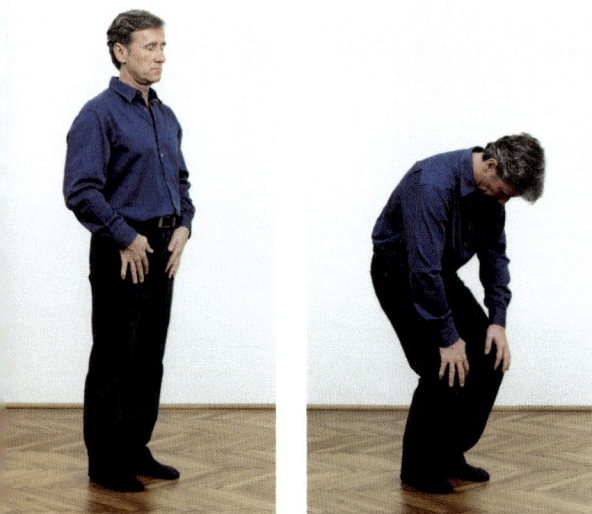

3.16 Oberschenkel hinten hinunterstreichen

Ausgangshaltung: Nehmen Sie einen parallelen, hüftbreiten Stand ein. Legen Sie die Handflächen auf den unteren Rücken. Lassen Sie die Augen geöffnet und sammeln Sie sich.

Bewegungsablauf: Streichen Sie mit beiden Händen vom unteren Rücken über das Becken, die Oberschenkel hinten hinunter bis zu den Knien und ziehen Sie mit den Händen die Knie nach vorne. Lassen Sie Becken, Rücken, Hals und Kopf in die Bewegung mitkommen und sich beugen. Nun schwingen Sie die Arme vorne hinauf und richten sich wieder auf. Wiederholen Sie diesen Ablauf einige Male. Variieren Sie beim Hinaufschwingen spielerisch forschend Tempo und Dynamik.

Atem: Sobald Sie mit dem Bewegungsablauf vertraut sind, nehmen Sie wahr, wie sich der Atem darauf einstellt. Bei rhythmischem und nicht zu langsamem Üben sowie zugelassenem Atem wird der Einatem kommen, während Sie die Oberschenkel hinten hinunterstreichen. Der Ausatem wird – am besten stimmlos über den Mund – gehen, während Sie die Arme nach oben schwingen und sich aufrichten. Nehmen Sie wahr, wie sich der Einatem beim Hinunterstreichen im Rücken und Becken ausbreitet, wie er Rücken und Becken in der Dehnung öffnet und wie der Ausatem mit seiner Kraft das Aufrichten erleichtert.
Spüren Sie abschließend nach.

Variante: „HUI"-tönend hinaufschwingen
Ablauf: Führen Sie den Bewegungsablauf wie zuvor beschrieben aus und schwingen

Sie deutlich „HUI"-tönend hinauf. Gehen Sie dabei mit der Stimme nach oben. Wiederholen Sie diesen Ablauf mehrmals.
Spüren Sie nach. Was verändert sich am Bewegungsablauf und an den Wirkungen, wenn Sie „HUI"-tönend hinaufschwingen?

Mögliche Wirkungen
Können Sie nachstehende Wirkungen oder vielleicht andere wahrnehmen?

Körper: Der ganze Körper wird belebt. Besonders Beine, Becken und Rücken werden gelöst und gekräftigt. Weite und Volumen werden im Becken und Rücken und Durchlässigkeit von den Füßen bis zum Kopf und in die Hände spürbar. Die Aufrichtung fällt leichter. Der Kreislauf wird angeregt.

Seele und Geist: Auftrieb, Leichtigkeit, Fröhlichkeit, Rückhalt und Wachheit entstehen.

Atem: Der Atem wird stark angeregt. Atembewegung breitet sich im Rücken, Bauch, und Becken aus, Atemschwingung in den Beinen, Füßen, Armen, Händen und im Kopf. Der vitale aufsteigende Ausatem entsteht.

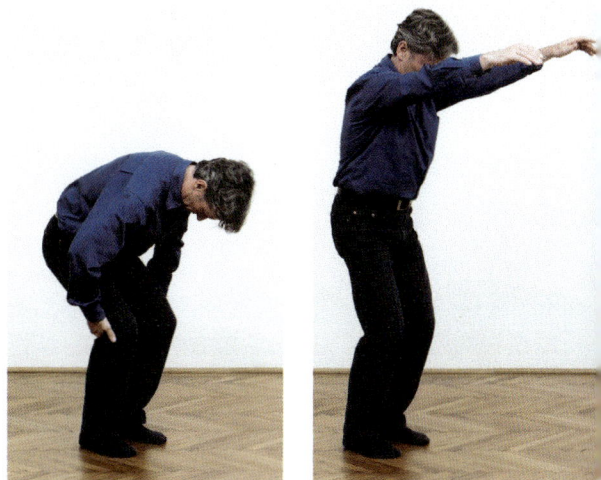

3.17 Aufstehen

Ausgangshaltung: Nehmen Sie eine aufrechte Sitzhaltung ein und stellen Sie die Beine etwas weiter auseinander. Lassen Sie die Augen geöffnet und sammeln Sie sich.

Bewegungsablauf: Legen Sie die Handflächen oberhalb der Knie auf die Oberschenkel, die Daumen zeigen nach außen, die anderen Finger nach innen, die Ellbogen sind zur Seite gerichtet, die Schultern breit und gelöst. Verlagern Sie Ihr Gewicht nach vorne auf die Füße und kommen Sie vom Sitzen in den sogenannten Kniestütz. Dabei beugen sich Becken, Rücken, Hals und Kopf nach vorne und die Knie zeigen in Richtung Zehen. Dann setzen Sie sich breit auf den Hocker zurück. Wiederholen Sie den Ablauf ein paar Mal.
Dann kommen Sie wieder in den Kniestütz, drücken sich kraftvoll vom Boden ab und richten sich, die Wirbelsäule langsam aufrollend, auf. Kommen Sie wieder in den Kniestütz und setzen Sie sich breit auf den Hocker zurück. Wiederholen Sie auch den Ablauf ein paar Mal.
Nun setzen Sie sich nicht mehr zurück, sondern richten sich direkt aus dem Kniestütz

wieder auf. Wiederholen Sie auch den Ablauf ein paar Mal. Variieren Sie dabei spielerisch forschend Tempo und Dynamik des Aufrichtens.

Atem: Sobald Sie mit dem Bewegungsablauf vertraut sind, nehmen Sie wahr, wie sich der Atem darauf einstellt. Bei rhythmischem und nicht zu langsamem Üben sowie zugelassenem Atem wird der Einatem kommen, während Sie in den Kniestütz kommen. Der Ausatem wird – am besten stimmlos über den Mund – gehen, während Sie zurücksitzen bzw. sich aufrichten. Nehmen Sie wahr, wie sich der Einatem in den Rücken und das Becken ausbreitet und wie der Ausatem das Niedersetzen bzw. das Aufrichten unterstützt.
Spüren Sie abschließend nach.

Mögliche Wirkungen
Können Sie nachstehende Wirkungen oder vielleicht andere wahrnehmen?

Körper: Beine, Becken und Rücken werden gekräftigt. Es entstehen ein fester Boden- und Hockerkontakt und Durchlässigkeit im Becken und Rücken. Die Kraft aus den Beinen und dem Becken kommt ins Fließen und unterstützt die Aufrichtung und Erscheinung. Die Stimme wird tragender und das „gestützte" Sprechen und Singen müheloser.

Seele und Geist: Antrieb, Lebenskraft, Auftrieb, Selbstständigkeit, Spontaneität und Präsenz entstehen.

Atem: Der Atem wird stark angeregt. Atembewegung breitet sich im Rücken, Bauch und Becken aus, Atemschwingung in den Beinen, Füßen, Armen, Händen und im Kopf. Beim Aufrichten entsteht der vitale aufsteigende Ausatem und bei schnellerer Durchführung der Bewegung der reflektorische Einatem.

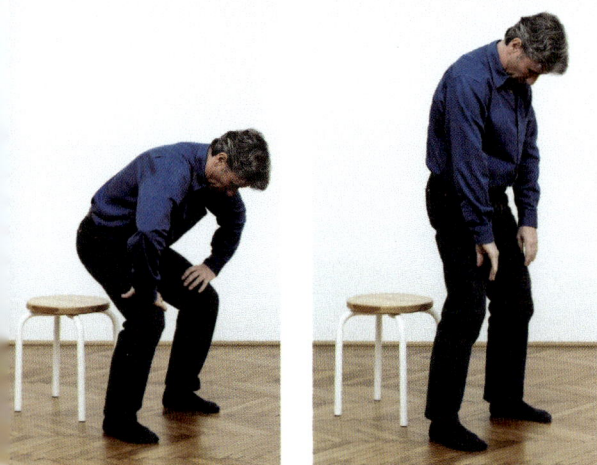

3.18 Unterer Kreis der kosmischen Übung

Ausgangshaltung: Nehmen Sie einen parallelen, hüftbreiten Stand ein. Legen Sie die Finger beider Hände – ausgenommen die Daumen – mit der Außenseite aneinander und die Fingerkuppen unterhalb der Brustbeinspitze auf den Oberbauch. Lassen Sie die Augen geöffnet und sammeln Sie sich.

Bewegungsablauf: Bewegen Sie die Fingerkuppen an der Mittellinie des Körpers entlang hinunter und beugen Sie sich so weit vornüber, wie es für Sie angenehm ist. Geben Sie dabei in den Beingelenken elastisch nach und lassen Sie Hals und Kopf locker hängen. Dann beschreiben beide Arme und Hände mit den Fingerkuppen zum Boden gerichtet einen weiten Kreis – nach hinten, hinaus zur Seite, nach vorne und zurück vor die Beine. Anschließend richten Sie sich wieder auf. Die Fingerkuppen zeigen dabei wieder zum Körper und ziehen an der Mittellinie hinauf bis zur Brustbeinspitze. Wiederholen Sie diesen Ablauf mehrmals. Variieren Sie beim Aufrichten spielerisch forschend Tempo und Dynamik.

Atem: Sobald Sie mit dem Bewegungsablauf vertraut sind, nehmen Sie wahr, wie sich der Atem darauf einstellt. Bei rhythmischem und nicht zu langsamem Üben sowie zugelassenem Atem wird der Einatem kommen, während Sie sich hinunterbeugen. Der Ausatem wird – am besten stimmlos über den Mund – gehen, während Sie sich aufrichten. So erleichtert der Ausatem das Aufrichten. Spüren Sie abschließend nach.

Mögliche Wirkungen

Können Sie nachstehende Wirkungen oder vielleicht andere wahrnehmen?

Körper: Der ganze Körper wird belebt. Besonders Beine, Becken und Rücken werden gelöst und gekräftigt. Weite und Fülle im unteren Atemraum werden spürbar. Es entsteht vitale Kraft, die die Aufrichtung unterstützt und alle Atemräume bereichert.

Seele und Geist: Lebenskraft, Selbstständigkeit und Bestimmtheit entstehen.

Atem: Atembewegung breitet sich im gesamten unteren Atemraum und Rücken aus. Der vitale aufsteigende Ausatem entsteht.

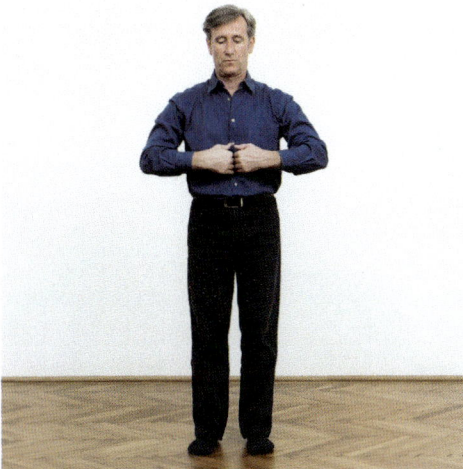

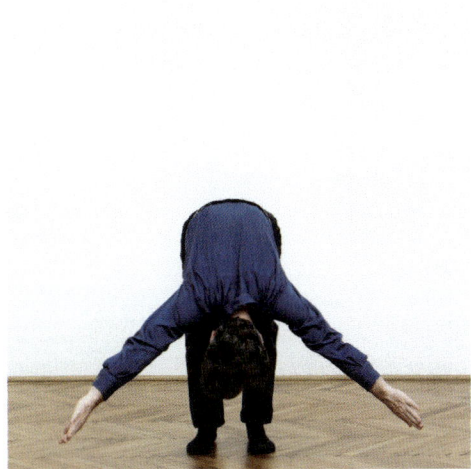

Wie schon im Theorieteil (s. 2.6) beschrieben, besteht ein direkter Zusammenhang zwischen Haltung und Atmung. Der Rücken mit der Wirbelsäule als zentraler Struktur spielt dabei eine wichtige Rolle. Beide beeinflussen den Atem weit mehr als vielfach angenommen wird.

Die doppelt S-förmige Wirbelsäule besteht aus 24 Wirbeln (Hals-, Brust- und Lendenwirbeln), die durch Gelenke beweglich miteinander verbunden sind und 10 Wirbeln (Kreuz- und Steißbein), die miteinander verwachsen sind. Die Wirbelsäule erfüllt unterschiedliche Funktionen. Einerseits ermöglicht sie uns durch ihre Stabilität die aufrechte Haltung, indem sie einen großen Teil unseres Körpergewichtes trägt und stützt. Andererseits bietet sie höchste Elastizität und ermöglicht die Bewegung des Rumpfes. Zahlreiche Muskeln, starke Bänder und elastische Bandscheiben unterstützen sie dabei. Die Bandscheiben fungieren als „Stoßdämpfer" zwischen den Wirbeln und absorbieren große Kompressions- und Stoßkräfte. Die Wirbelkörper umschließen und schützen das hoch empfindliche Rückenmark wie eine gelenkige Röhre. Das Rückenmark verbindet das Gehirn (zentrales Nervensystem) mit den Spinalnerven (peripheres Nervensystem), die in alle Bereiche des Körpers ziehen.

Der eigene Rücken ist nicht sichtbar und nur teilweise selbst berührbar und deshalb schwer zugänglich und meist unbewusst. Ins Bewusstsein tritt er vor allem, wenn er überlastet ist und schmerzt. Muskelverspannungen sind dafür die häufigsten Ursachen (s. Theorie 3.5).

Atem- und Bewegungsübungen für den Rücken und die Wirbelsäule (oft mit einem Partner durchgeführt) verbessern die Wahrnehmung des Rückens, dehnen, lösen und kräftigen die Rückenmuskulatur, verbessern die Beweglichkeit und Elastizität der Wirbelsäule und des Brustkorbes, entlasten die Bandscheiben und fördern deren Versorgung und Regeneration.

Eine wohlgespannte Rückenmuskulatur beeinflusst den Tonus im ganzen Körper und ermöglicht der Atembewegung sich überall hin auszubreiten.

Einerseits ist eine durchlässige Wirbelsäule Voraussetzung dafür, dass der Ausatem aus dem unteren Atemraum auf- und aus dem oberen Atemraum absteigen kann. Andererseits können auch der auf- und absteigende Ausatem helfen, Blockaden und Schmerzen in der Wirbelsäule und im Rücken zu lösen und Durchlässigkeit zu erreichen.

Traumatisierte Menschen haben oft eine sehr feste und unbewegliche Wirbelsäule. Löst sich die Erstarrung und kehrt die Beweglichkeit und der Fluss zurück, können sich gestaute Energien entladen und ein überreiztes Nervensystem und damit viele grundlegende Lebensfunktionen ihr Gleichgewicht wieder finden.

Ein lebendiger Rücken vermittelt Rückhalt und Stärke und hilft, die im Hintergrund liegende persönliche Geschichte zu integrieren, z.B. fehlende Erfahrungen von Unterstützung und Rückhalt durch Familie und Partner auszugleichen. Gleichzeitig ermöglicht eine verbesserte Elastizität in bestimmten Situationen z.B. bei Müdigkeit und Traurigkeit auch ein Nachgeben und Sich-Anlehnen. So entsteht ein lebendiges Wechselspiel zwischen Spannkraft und Nachgiebigkeit, das die Grundlage für körperliche, seelische und geistige Gesundheit und harmonische Beziehungen bildet.

Weitere Übungen, die den Rücken ansprechen, sind an anderer Stelle beschrieben:
1.4, 1.5, 2.3, 2.7, 2.8, 2.10, 3.6–9, 3.12, 3.13, 3.15–18, 5.7, 5.8, 5.12, 5.14, 5.24, 5.25, 6.1, 6.4, 6.5, 6.9 Variation, 6.12–14, 7.2–5, 7.6 (Hintergrund), 9.4, 9.8–13.

4.1 Rücken klopfen

Partnerübung: Wählen Sie sich einen Partner für diese Übung.

Ausgangshaltung: Eine Person nimmt eine aufrechte Sitzhaltung ein und schließt die Augen. Die andere Person kniet sich am besten auf eine Decke oder setzt sich auf einen Hocker hinter den Partner und lässt die Augen geöffnet. Beide sammeln sich.

Ablauf: Die hintere Person klopft mit lockeren Fäusten im rhythmischen Wechsel die Beckenrückseite des Partners. Ist das Klopfen zu stark oder zu schwach, gibt die sitzende Person ihrem Partner Rückmeldung.
Als nächstes streicht die hintere Person den darüberliegenden Lendenbereich mit den Händen mehrmals von der Wirbelsäule direkt horizontal zu den Seiten hin aus. Die Finger zeigen dabei nach oben und die Hände liegen ganzflächig auf. Das Streichen sollte deutlich sowie achtsam sein.
Nun klopft die hintere Person wieder mit lockeren Fäusten im rhythmischen Wechsel die rechte obere Rückenhälfte bis zu den Schultern hinauf und in den Oberarm hinein. Meist wird hier ein leichteres Klopfen als beim Becken als angenehm empfunden. Dann klopft sie auf gleiche Weise die linke obere Rückenhälfte und anschließend beide Hälften gleichzeitig.

In weiterer Folge trippelt die hintere Person mit den Fingerkuppen ganz leicht über Nacken, Hinterkopf und Schädeldach bis zur Stirn und wieder zurück.
Die hintere Person klopft noch einmal den oberen Rücken, streicht wieder mehrmals den Lendenbereich aus und klopft noch einmal das Becken.
Zum Schluss streicht die hintere Person zwei- bis dreimal von den Schultern zur Wirbelsäule und den Rücken hinunter bis zum Becken.

Atem: Der Atem fließt im eigenen Maß.
Die vordere Person spürt abschließend nach. Tauschen Sie sich einen Moment über Ihre Wahrnehmungen aus und wechseln Sie dann die Rollen.

Mögliche Wirkungen
Können Sie nachstehende Wirkungen oder vielleicht andere wahrnehmen?

Körper: Der ganze Rücken wird gelockert und belebt. Er wird meist leichter, breiter und größer wahrgenommen. Die Aufrichtung fällt leichter.

Seele und Geist: Gelöstheit, Erleichterung, Rückhalt und Wachheit entstehen.

Atem: Der Atem wird lebendiger. Atembewegung breitet sich im ganzen Rücken aus.

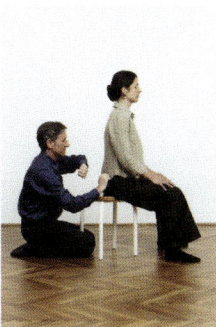

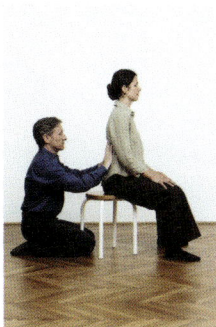

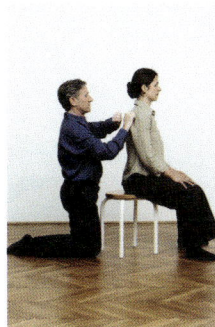

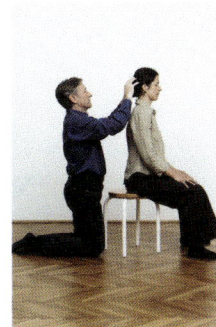

4.2 Wirbelsäule ab- und aufrollen

Ausgangshaltung: Nehmen Sie eine aufrechte Sitzhaltung ein. Lassen Sie die Arme hängen. Schließen Sie die Augen und sammeln Sie sich.

Bewegungsablauf: Lassen Sie langsam die Stirn Richtung Brustbein sinken und rollen Sie Kopf und Halswirbelsäule Wirbel für Wirbel ab. Begleiten Sie das Abrollen mit Ihrer Sammlung und lassen Sie den Kopf locker hängen. Rollen Sie weiter die Brust- und Lendenwirbelsäule so weit ab, wie es für Sie angenehm ist. Kommen Sie an schmerzhafte Bereiche, gehen Sie schneller darüber oder halten davor inne. Wenn Sie können, rollen Sie ganz hinunter bis zu den Oberschenkeln und reichen mit dem Kopf nach vorne hinaus, wodurch sich der Rücken entlang der Oberschenkel streckt.

Nun lassen Sie den Kopf wieder hängen, kehren die Bewegung um und rollen langsam vom Becken und der Lendenwirbelsäule beginnend Wirbel für Wirbel hinauf. Erst zum Schluss richten sich Hals und Kopf auf. Genießen Sie anschließend die Aufrichtung und spüren Sie einen Moment nach. Wiederholen Sie den Ablauf einige Male.

Variation 1: Sie können den Ablauf variieren, indem Sie unten angekommen die Bewegung nicht umkehren, sondern den Kopf weiterführen lassen und sich mit gestrecktem Rücken aufrichten. Wiederholen Sie auch diese Variation einige Male. Genießen Sie immer einen Moment die Aufrichtung.

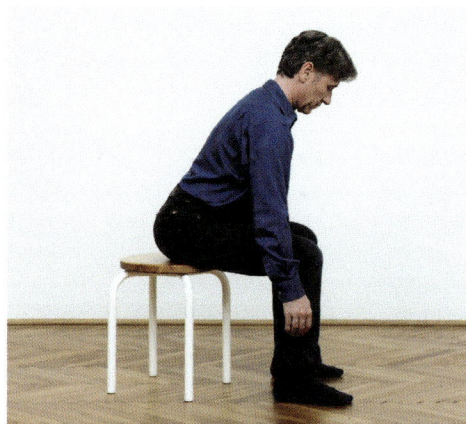

Variation 2: Sie können die Grundübung und Variation 1 abwechselnd üben.

Atem: Der Atem fließt im eigenen Maß. Spüren Sie abschließend nach.

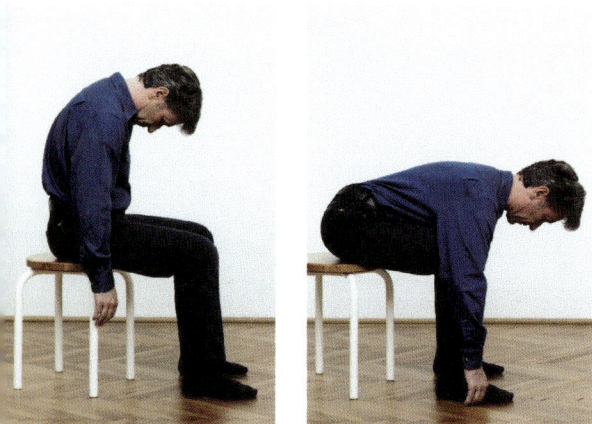

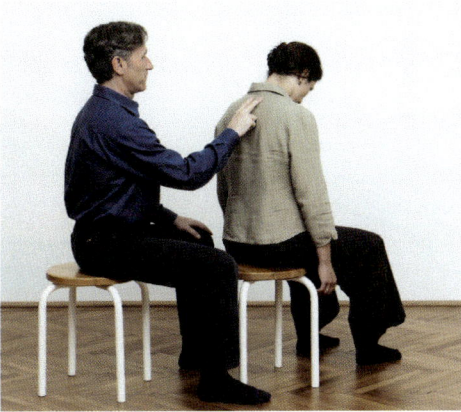

Variante: Partnerübung

Wählen Sie sich einen Partner für diese Übung.

Ausgangshaltung: Setzen Sie sich hintereinander, die hintere Person ein wenig seitlich nach links versetzt, die vordere Person lässt die Arme hängen. Die hintere Person legt Zeige- und Mittelfinger der rechten Hand links und rechts neben die Halswirbelsäule direkt unterhalb des Kopfes des Partners. Beide sammeln sich.

Bewegungsablauf: Die vordere Person lässt langsam die Stirn Richtung Brustbein sinken und rollt von Kopf und Halswirbelsäule beginnend die Wirbelsäule Wirbel für Wirbel so weit ab, wie es für sie angenehm ist. Die hintere Person begleitet das Abrollen, indem sie Zeige- und Mittelfinger mit leichtem Druck langsam die Wirbelsäule hinuntergleiten lässt, genau dort, wo sie sich am stärksten beugt. Nehmen Sie beide den Bereich wahr, der von den Fingern berührt wird. Kommt die vordere Person beim Abrollen der Wirbelsäule an schmerzhafte Bereiche, geht sie schneller darüber oder hält davor inne. Wenn sie kann, rollt sie ganz hinunter bis zu den Oberschenkeln und reicht mit dem Kopf nach vorne hinaus, wodurch sich der Rücken

entlang der Oberschenkel streckt. Die begleitende Person legt so lange ihre Hand auf die Mitte des Beckens.

Nun kehrt die vordere Person die Bewegung um. Sie lässt den Kopf wieder hängen und rollt langsam die Wirbelsäule Wirbel für Wirbel hinauf. Die Finger des Partners begleiten das Aufrollen wieder und helfen spüren, wo sich die Wirbelsäule gerade am stärksten bewegt. Erst zum Schluss richten sich Hals und Kopf auf. Anschließend genießt die vordere Person die Aufrichtung und spürt einen Moment nach. Wiederholen Sie gemeinsam den Ablauf einige Male.

Atem: Der Atem fließt im eigenen Maß. Die vordere Person spürt abschließend nach. Tauschen Sie sich einen Moment über Ihre Wahrnehmungen aus und wechseln Sie dann die Rollen.

Mögliche Wirkungen

Können Sie nachstehende Wirkungen oder vielleicht andere wahrnehmen?

Körper: Der gesamte Rücken wird gelöst, belebt und gekräftigt. Er fühlt sich meist breiter, größer und leichter an. Nacken und Kopf werden gelöst und fühlen sich freier an. Die Bandscheiben werden entlastet, besser versorgt und können regenerieren. Die Wirbelsäule wird geschmeidiger, die aufrechte Haltung fällt leichter.

Seele und Geist: Erleichterung, Flexibilität, Rückhalt und Wachheit entstehen.

Atem: Der Atem fließt freier und lebendiger. Atembewegung breitet sich im ganzen Rücken aus, Atemschwingung im Kopf.

4.3 Wirbelsäule ab- und aufrollen & Becken dehnen

Ausgangshaltung: Nehmen Sie eine aufrechte Sitzhaltung ein, stellen Sie die Beine etwas weiter auseinander und lassen Sie die Arme zwischen den Beinen hängen. Schließen Sie die Augen und sammeln Sie sich.

Bewegungsablauf: Lassen Sie langsam die Stirn Richtung Brustbein sinken und rollen Sie Kopf und Halswirbelsäule Wirbel für Wirbel ab. Begleiten Sie das Abrollen mit Ihrer Sammlung und achten Sie darauf, dass Kopf und Arme immer locker hängen. Rollen Sie weiter die Brust- und Lendenwirbelsäule so weit ab, wie es für Sie angenehm ist. Kommen Sie an schmerzhafte Bereiche, gehen Sie schneller darüber oder halten Sie davor inne. Wenn Sie nicht mehr weiter abrollen können, verweilen Sie einen Moment möglichst entspannt in der Position. Dann rollen Sie wieder langsam die Wirbelsäule Wirbel für Wirbel hinauf. Erst zum Schluss richten sich Hals und Kopf auf. Genießen Sie anschließend die Aufrichtung und spüren Sie einen Moment nach. Wiederholen Sie den Ablauf einige Male.

Wenn es Ihnen möglich ist, rollen Sie die Wirbelsäule so weit ab, bis der Rumpf aus den Hüftgelenken heraus vornüber hängt. Achten Sie darauf, dass Hals und Kopf locker hängen. Legen Sie die Handflächen auf den Boden und ziehen Sie sich vom Hocker weg. Richten Sie sich möglichst bequem ein. Rumpf, Hals und Kopf hängen immer noch locker. Nun dehnen Sie das Becken nach oben und strecken die Beine so weit, wie es für Sie angenehm ist. Dann geben Sie in den Beingelenken wieder nach und wiederholen das Dehnen mehrmals.

Mit Rumpf, Armen, Hals und Kopf nach unten hängend, setzen Sie sich auf den Hocker zurück und rollen wieder langsam die Wirbelsäule Wirbel für Wirbel hinauf. Erst zum Schluss richten sich Hals und Kopf auf. Genießen Sie anschließend die Aufrichtung und spüren Sie einen Moment nach. Wiederholen Sie bei Bedarf noch einmal den gesamten Ablauf. Wenn noch eine Steigerung möglich ist, üben Sie direkt nach dem Becken-Dehnen noch die Variante Froschhüpfen – siehe nächste Seite.

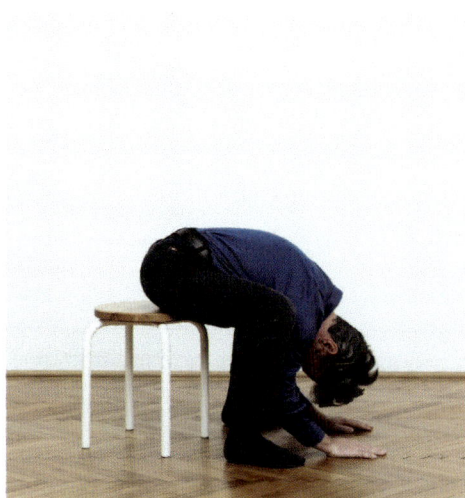

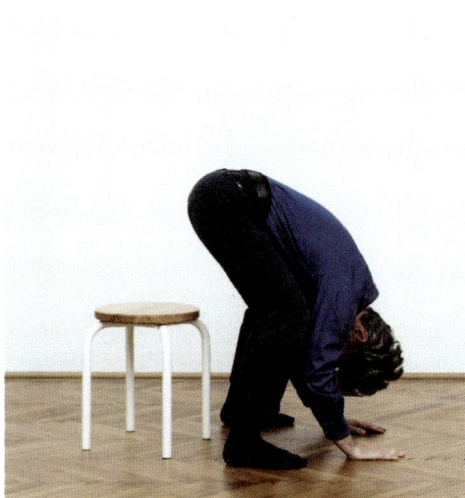

Variante: Froschhüpfen

Als weitere Steigerung können Sie vornüberhängend zu hüpfen beginnen. Dabei lösen sich wie bei einem Frosch alle vier Extremitäten vom Boden. Der Impuls für das Froschhüpfen kommt aus dem Becken bzw. Kreuzbein. Wiederholen Sie das Hüpfen mehrmals.

Mit Rumpf, Armen, Hals und Kopf nach unten hängend, setzen Sie sich auf den Hocker zurück und rollen wieder langsam die Wirbelsäule Wirbel für Wirbel hinauf. Erst zum Schluss richten sich Hals und Kopf auf. Genießen Sie anschließend die Aufrichtung und spüren Sie einen Moment nach. Wiederholen Sie bei Bedarf noch einmal den gesamten Ablauf.

Atem: Beim Ab- und Aufrollen der Wirbelsäule fließt der Atem im eigenen Maß.

Heben und dehnen Sie das Becken rhythmisch, stellt sich bei zugelassenem Atem der Atem darauf ein. Der Einatem kommt, während Sie das Becken dehnen und der Ausatem geht, während Sie in den Beingelenken wieder nachgeben.

Beim Froschhüpfen verändert sich der Atemrhythmus. Beim Hüpfen atmen Sie aus und beim Landen auf dem Boden wieder ein. Spüren Sie abschließend nach.

Mögliche Wirkungen

Können Sie nachstehende Wirkungen oder vielleicht andere wahrnehmen?

Körper: Der gesamte Rücken, das Becken und speziell der Kreuzbeinbereich und der Übergang zur Lendenwirbelsäule werden belebt und gekräftigt. Diese Bereiche fühlen sich meist weiter, größer und leichter an. Die Verbindung zwischen Becken und Wirbelsäule wird lebendiger und durchlässiger. Nacken und Kopf werden gelöst und fühlen sich freier an. Die Bandscheiben werden entlastet, besser versorgt und können regenerieren. Die Wirbelsäule wird geschmeidiger, die aufrechte Haltung fällt leichter.

Seele und Geist: Erleichterung, Lebenskraft, Antrieb, Rückhalt, Flexibilität und Direktheit entstehen.

Atem: Der Atem wird sehr kraftvoll und lebendig. Atembewegung breitet sich im ganzen Rücken und im Becken aus, Atemschwingung in den Beinen, Füßen und im Kopf.

4.4 Wirbelsäule ab- und aufrollen & Arm dehnen

Ausgangshaltung: Nehmen Sie einen parallelen, etwas breiteren Stand ein. Schließen Sie die Augen und sammeln Sie sich.

Bewegungsablauf: Lassen Sie langsam die Stirn Richtung Brustbein sinken und rollen Sie Kopf und Halswirbelsäule Wirbel für Wirbel ab. Begleiten Sie das Abrollen mit Ihrer Sammlung und achten Sie darauf, dass Kopf und Arme locker hängen. Rollen Sie weiter die Brust- und Lendenwirbelsäule so weit ab, wie es für Sie angenehm ist. Kommen Sie an schmerzhafte Bereiche, gehen Sie schneller darüber oder halten davor inne. Wenn Sie nicht mehr weiter abrollen können, verweilen Sie einen Moment möglichst entspannt in dieser Position.

Wenn möglich, rollen Sie so weit hinunter, bis Ihr Rumpf aus den Hüftgelenken heraus vornüber hängt.

Nun reichen Sie mit einer Hand am Boden entlang nach vorne hinaus und dehnen den Arm. Schauen Sie der Hand nach und stützen Sie sich bei Bedarf mit der anderen Hand leicht am Boden ab. Nun lösen Sie die Dehnung wieder und lassen Rumpf, Arme und Kopf wieder locker hängen. Dann reichen Sie mit der anderen Hand am Boden entlang in den Raum nach vorne hinaus. Wiederholen Sie das Armdehnen ein paar Mal.

Abschließend lassen Sie den Rumpf noch einmal bewusst aus den Hüftgelenken heraus hängen und rollen dann wieder langsam die Wirbelsäule Wirbel für Wirbel hinauf. Genießen Sie anschließend die Aufrichtung und spüren Sie einen Moment nach. Wiederholen Sie den gesamten Ablauf ein- bis zweimal.

Atem: Der Atem fließt beim Ab- und Aufrollen in seinem eigenen Maß. Beim Armdehnen kann sich der Atem rhythmisch einstellen, so dass beim Dehnen der Einatem kommt und beim Lösen der Ausatem geht.

Mögliche Wirkungen

Können Sie nachstehende Wirkungen oder vielleicht andere wahrnehmen?

Körper: Rücken, Schultern, Arme, Hals und Kopf werden gelöst und belebt. Der Rücken fühlt sich meist breiter, größer und leichter an. Nacken und Kopf fühlen sich freier an. Die Bandscheiben werden entlastet, besser versorgt und können regenerieren. Die Wirbelsäule wird geschmeidiger, die aufrechte Haltung fällt leichter.

Seele und Geist: Erleichterung, Rückhalt, Flexibilität und Wachheit entstehen.

Atem: Der Atem fließt freier und lebendiger. Atembewegung breitet sich im ganzen Rücken und im Becken aus, Atemschwingung in den Beinen, Füßen, Armen, Händen und im Kopf.

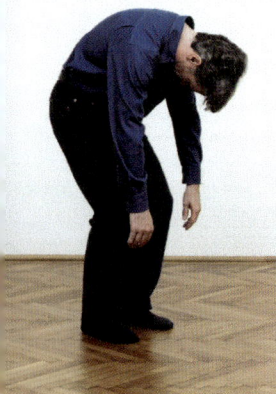

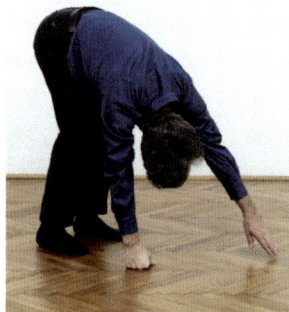

4.5 Rückengespräch

Partnerübung: Wählen Sie sich einen Partner für diese Übung.

Ausgangshaltung: Setzen Sie sich mit möglichst viel Berührungsfläche Rücken an Rücken, ohne sich jedoch an den Partner anzulehnen. Schließen Sie die Augen und sammeln Sie sich.
Nehmen Sie einen Moment Ihren Rücken wahr. Wo hat Ihr Rücken Kontakt mit dem anderen Rücken? Erleben Sie Ihren Rücken lebendig, weich oder hart? Spüren Sie Atembewegung im eigenen Rücken? Wie nehmen Sie den anderen Rücken wahr, welchen Eindruck hinterlässt er bei Ihnen?

Bewegungsablauf: Beginnen Sie sich beide aus dem Rücken heraus zu bewegen. Nutzen Sie die Gelegenheit, Ihren Rücken in diesem nonverbalen Gespräch bewusster spürbar und beweglicher werden zu lassen. Bringen Sie Ihre Bedürfnisse und Interessen ein und hören Sie auch auf die des Partners. Der Dialog kann langsam und fein beginnen und wenn es passt, lebendig und kraftvoll werden. Finden Sie zu Ihrer Zeit ein Ende.

Atem: Der Atem fließt im eigenen Maß.

Spüren Sie abschließend Rücken an Rücken nach. Wie fühlt sich nun der andere Rücken an, welchen Eindruck hinterlässt er jetzt? Wie nehmen Sie den eigenen Rücken wahr? Spüren Sie jetzt Atembewegung im eigenen und anderen Rücken? Nun rutschen Sie so weit auseinander, dass sich die Berührung löst. Können Sie immer noch den anderen Rücken wahrnehmen? Rutschen Sie noch weiter auseinander und spüren Sie noch einmal nach.
Tauschen Sie sich einen Moment über Ihre Wahrnehmungen aus – was Sie erlebt und im Nachhinein wahrgenommen haben.

Mögliche Wirkungen
Können Sie nachstehende Wirkungen oder vielleicht andere wahrnehmen?

Körper: Der Rücken wird gelöster, lebendiger, beweglicher und wärmer. Seine vielfältigen Bewegungsmöglichkeiten und seine Kraft werden deutlich spürbar. Die Aufrichtung fällt leichter.

Seele und Geist: Sensibilität, Nachgiebigkeit, Rückhalt und Direktheit entstehen.

Atem: Der Atem wird lebendiger. Atembewegung breitet sich im ganzen Rücken aus.

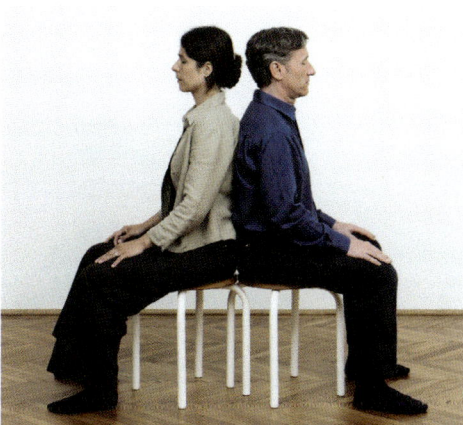

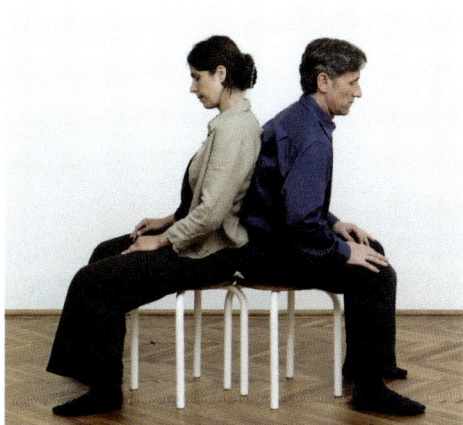

4.6 Rücken dehnen

Partnerübung: Wählen Sie sich einen Partner für diese Übung.

Ausgangshaltung: Setzen Sie sich seitlich
versetzt hintereinander. Die vordere Person
nimmt eine aufrechte Sitzhaltung ein und
schließt die Augen. Beide sammeln sich.

Bewegungsablauf: Die hintere Person legt
eine Hand deutlich spürbar quer mitten auf
die Rückseite des Beckens der vorderen. Die
vordere Person dehnt ihr Becken nach hinten in die Hand des Partners. Sie achtet
darauf, dass sie sich nicht mit dem ganzen
Rücken zurückbewegt, sondern primär mit
dem Becken. Dann richtet sie das Becken
wieder auf. Die Hand des Partners begleitet
deutlich spürbar die Bewegung. Nach mehreren Wiederholungen spüren beide einen
Moment nach – die Hand liegt weiterhin auf
dem Becken. Ist dieser Bereich lebendiger
geworden und können Sie Atembewegung
unter der Hand wahrnehmen? Nun spürt die
vordere Person einen Moment ohne Hand
auf dem Becken nach.
Üben Sie auf gleiche Weise mit einer Hand
quer auf dem mittleren Rücken, dem Übergang von der Lenden- zur Brustwirbelsäule,
später mit einer Hand längs auf der Wirbelsäule zwischen den Schulterblättern und

ganz zum Schluss mit einer Hand auf einer
persönlichen Wunschstelle auf dem Rücken.

Atem: Sobald Sie mit dem Bewegungsablauf vertraut sind, nehmen Sie wahr, wie sich
der Atem darauf einstellt. Bei rhythmischem
und nicht zu langsamem Üben sowie zugelassenem Atem wird der Einatem kommen,
während Sie sich in die Hand hineindehnen.
Der Ausatem wird – am besten stimmlos
über den Mund – gehen, während Sie sich
aufrichten.
Spüren Sie abschließend nach.
Tauschen Sie sich einen Moment über Ihre
Wahrnehmungen aus und wechseln Sie dann
die Rollen.

Mögliche Wirkungen
Können Sie nachstehende Wirkungen oder
vielleicht andere wahrnehmen?

Körper: Die Wirbelsäule wird geschmeidiger, der Rücken gelöster, beweglicher, lebendiger und kräftiger. Die optimale Aufrichtung wird deutlicher wahrnehmbar und fällt
leichter.

Seele und Geist: Nachgiebigkeit, Flexibilität, Rückhalt und Direktheit entstehen.

Atem: Atembewegung breitet sich in allen
drei Atemräumen im Rücken aus.

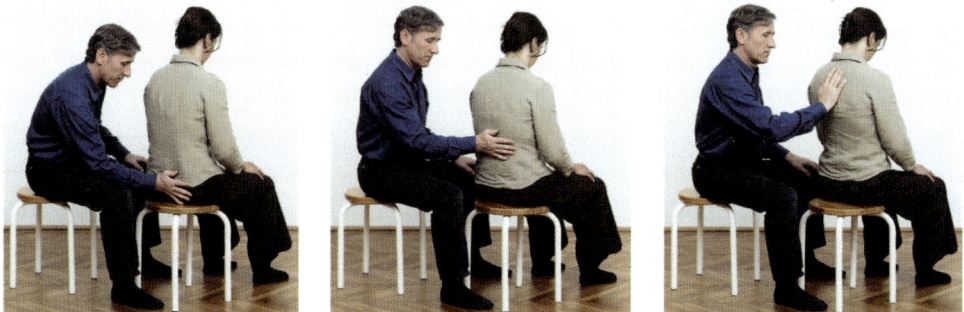

4.7 Wirbelsäule federn

Partnerübung: Wählen Sie sich einen Partner für diese Übung.

Ausgangshaltung: Eine Person nimmt eine aufrechte Sitzhaltung ein und schließt die Augen. Die andere Person kniet sich auf eine Decke oder setzt sich auf einen Hocker ein wenig seitlich versetzt hinter den Partner und lässt die Augen geöffnet. Beide sammeln sich.

Bewegungsablauf: Die hintere Person legt ihre rechte Hand direkt auf die Wirbelsäule der vorderen Person. Nun schiebt sie die Wirbelsäule mit der Hand sanft nach vorne und lässt wieder nach. Die vordere Person gibt so gut sie kann nach und schwingt wieder in die Aufrichtung zurück. Wiederholen Sie dies ein paar Mal an der gleichen Stelle und wechseln Sie dann zu einer anderen Stelle auf der Wirbelsäule. Federn Sie nach und nach die ganze Wirbelsäule durch und variieren Sie immer wieder das Tempo und die Größe der Bewegung, so dass sich die Impulse von Zeit zu Zeit ändern.

Atem: Sobald Sie mit dem Bewegungsablauf vertraut sind, nehmen Sie wahr, wie sich der Atem darauf einstellt. Bei rhythmischem und nicht zu langsamem Üben sowie zugelassenem Atem wird der Einatem kommen, während die Wirbelsäule nach vorne geschoben wird und der Ausatem gehen, während sie wieder zurückschwingt.

Die hintere Person lässt zum Nachspüren die Hand noch einen Moment auf der Wirbelsäule liegen. Sind Wirbelsäule und Rücken elastischer geworden und können Sie beide Atembewegung unter der Hand spüren? Lassen Sie die vordere Person auch noch kurz ohne Hand auf der Wirbelsäule nachspüren.

Tauschen Sie sich einen Moment über Ihre Wahrnehmungen aus und wechseln Sie dann die Rollen.

Mögliche Wirkungen

Können Sie nachstehende Wirkungen oder vielleicht andere wahrnehmen?

Körper: Die Wirbelsäule wird flexibler und elastischer, der Rücken gelöster, beweglicher, lebendiger und bewusster. Beweglichkeit und Stabilität werden gleichzeitig erfahrbar. Die Aufrichtung fällt leichter.

Seele und Geist: Nachgiebigkeit, Flexibilität und lebendige Wachheit entstehen.

Atem: Der Atem fließt freier und lebendiger. Atembewegung breitet sich im ganzen Rücken und Rumpf aus.

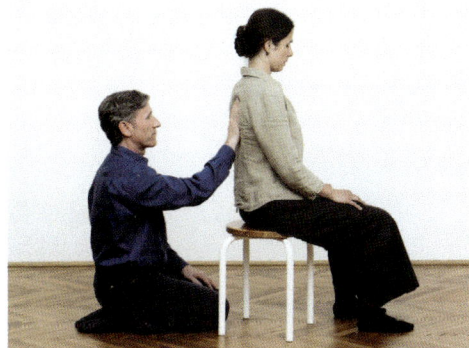

4.8 Gleichgewichtsspiel

Partnerübung: Wählen Sie sich einen Partner für diese Übung.

Ausgangshaltung: Eine Person nimmt eine aufrechte Sitzhaltung ein und schließt die Augen. Die andere Person kniet sich auf eine Decke hinter den Partner und lässt die Augen geöffnet. Beide sammeln sich.

Bewegungsablauf: Die vordere Person lässt ihr Becken nach hinten kippen und sich in die Hände der hinteren Person fallen. Der Rücken rundet sich und der Kopf sinkt nach vorne. Die hintere Person fängt die vordere weich auf und schubst sie sanft in die Aufrichtung zurück. Ist der Schubs in die Aufrichtung zu leicht, kippt die vordere Person sofort wieder nach hinten und die hintere Person schubst sie wieder in die Aufrichtung. Ist der Schubs zu stark, kippt die vordere Person vornüber und muss sich selbstständig wieder aufrichten.
Nun beginnt das Spiel von vorne. Die vordere Person lässt sich wieder nach hinten fallen und wird zurück in die Aufrichtung geschubst. Ist der Schubs genau richtig dosiert, balanciert die vordere Person einen Moment in der Aufrichtung, bevor sie sich wieder nach hinten fallen lässt usw.

Atem: Der Atem fließt im eigenen Maß oder stellt sich auf die Bewegung ein. In diesem Fall kommt der Einatem beim Nach-hinten-Fallenlassen und der Ausatem geht beim Hinaufschubsen.
Spüren Sie abschließend nach.
Tauschen Sie sich einen Moment über Ihre Wahrnehmungen aus und wechseln Sie dann die Rollen.

Mögliche Wirkungen
Können Sie nachstehende Wirkungen oder vielleicht andere wahrnehmen?

Körper: Wirbelsäule und Hüftgelenke werden freier und beweglicher. Der Rücken wird elastischer und die Aufrichtung mühelos und schwingend. Im Gleichgewicht balancieren entspricht dem optimalen, dynamischen Sitzen.

Seele und Geist: Gleichgewicht, Vertrauen und Wachheit entstehen.

Atem: Der Atem fließt lebendiger. Atembewegung breitet im ganzen Rücken aus.

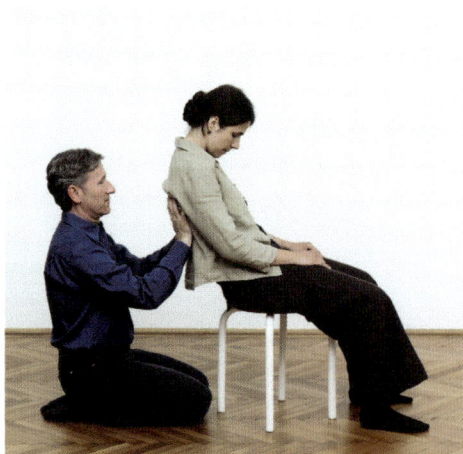

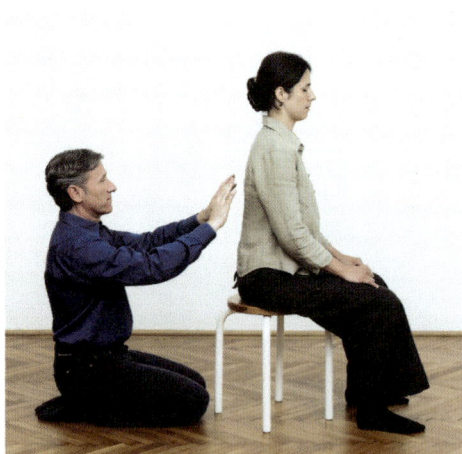

4.9 Aus dem Rücken in die freie Bewegung kommen

Ausgangshaltung: Nehmen Sie eine aufrechte Sitzhaltung ein. Halten Sie Ihre Hände vor Ihrem Rumpf, die Handflächen dem Rumpf zugewandt. Lassen Sie die Augen geöffnet und sammeln Sie sich.

Bewegungsablauf: Dehnen Sie sich in den Rücken. Gleichzeitig dehnen Sie die Hände von den Handmitten her auf und sprechen damit Ihren Rücken an. Schwingen Sie wieder in die Aufrichtung zurück. Lassen Sie gleichzeitig aus dem Rücken heraus eine Geste in die Arme und Hände kommen und diese als freie Bewegung in den Raum gehen.
Wenden Sie sich mit Ihren Händen immer wieder abwechselnd Ihrem Rücken und dem Raum zu. Denken Sie nicht über die Geste bzw. die freie Bewegung nach, sondern lassen Sie sie aus sich heraus entstehen. Geben Sie frei, was sich aus dem Moment heraus ausdrücken möchte.

Atem: Sobald Sie mit dem Bewegungsablauf vertraut sind, nehmen Sie wahr, wie sich der Atem darauf einstellt. Bei rhythmischem und nicht zu langsamem Üben sowie zugelassenem Atem wird der Einatem kommen, während Sie sich in den Rücken dehnen. Der Ausatem wird entweichen, während Sie in die freie Bewegung gehen. Sie können den Ausatem dabei stimmlos über den Mund entlassen.
Spüren Sie abschließend nach.

Mögliche Wirkungen
Können Sie nachstehende Wirkungen oder vielleicht andere wahrnehmen?

Körper: Der Rücken wird lebendiger, beweglicher, kräftiger und bewusster. Er wird zu einer flexiblen Stütze. Die Aufrichtung fällt leichter. Die Verbindung vom Rücken über die Schultern in die Arme und Hände wird deutlich. Rückhalt und Rückenkraft werden zur Grundlage des individuellen Ausdrucks und Handelns.

Seele und Geist: Selbstvertrauen, Kreativität und Selbstbewusstsein entstehen.

Atem: Der Atem wird lebendiger und kraftvoller. Atembewegung breitet sich im ganzen Rücken aus, Atemschwingung in den Armen und Händen.

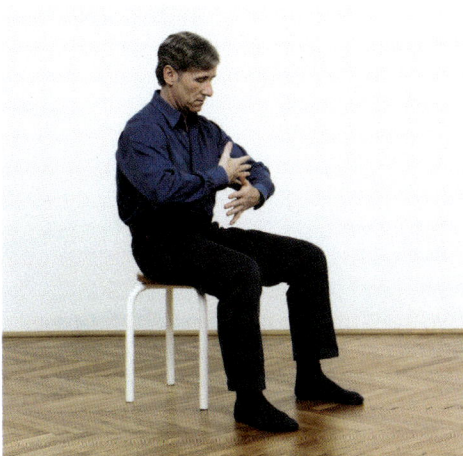

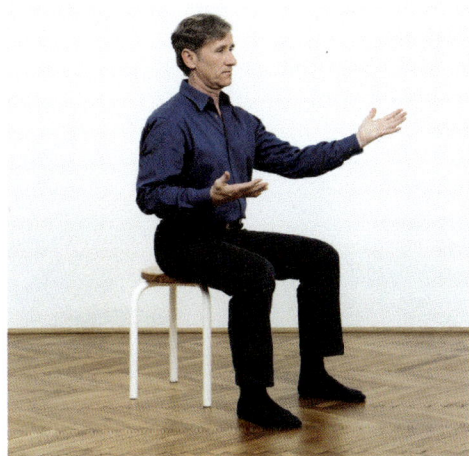

4.10 Affengang

Bei Problemen mit den Bandscheiben oder bei Kreislaufbeschwerden sollten Sie diese Übung nicht oder nur in der Vorstellung ausführen.

Ausgangshaltung: Nehmen Sie einen parallelen, etwas breiteren Stand ein. Lassen Sie die Augen geöffnet und sammeln Sie sich.

Bewegungsablauf: Lassen Sie langsam die Stirn Richtung Brustbein sinken. Rollen Sie den Kopf und dann die Wirbelsäule Wirbel für Wirbel ab, bis der Kopf auf Höhe des Brustbeins hängt. Geben Sie in den Kniegelenken etwas nach und nehmen Sie die Dehnung im oberen aber auch gesamten Rücken wahr.
Lassen Sie die Arme locker hängen und zunächst in eine und dann in die andere Richtung ganz klein kreisen. Nehmen Sie dabei die Bewegung in den Schultergelenken wahr. Lassen Sie das Kreisen ausklingen.
Bewegen Sie sich nun aus den Beinen heraus. Lassen Sie die Bewegungen sich über das Becken und den Rücken fortsetzen und die Arme ins Schwingen bringen. Achten Sie darauf, dass Sie die Arme nicht aktiv

bewegen, sondern dass diese nur durch die Impulse, die aus den Beinen kommen, bewegt werden.
Verlagern Sie nun das Gewicht von einem Fuß auf den anderen. Oberkörper, Arme und Kopf schwingen dadurch von Seite zu Seite. Gehen Sie nun im Affengang einige Schritte durch den Raum. Achten Sie weiterhin darauf, dass Sie Oberkörper, Arme und Kopf nicht aktiv bewegen, sondern diese nur durch die Gewichtsverlagerung bewegt werden. Lassen Sie das Schwingen ausklingen. Rollen Sie langsam die Wirbelsäule Wirbel für Wirbel wieder hinauf. Erst zum Schluss richten sich Hals und Kopf auf.

Atem: Der Atem fließt im eigenen Maß. Spüren Sie abschließend nach.

Mögliche Wirkungen
Können Sie nachstehende Wirkungen oder vielleicht andere wahrnehmen?

Körper: Der gesamte Rücken, vor allem der obere Rücken, Schultern, Arme, Hände, Hals und Kopf werden gelockert. Die Schultern fühlen sich breiter und leichter an und können sich besser auf dem Brustkorb niederlassen. Der Kopf sitzt freier auf der Wirbelsäule und kann sich mehr von ihr tragen lassen. Es entsteht Durchlässigkeit im ganzen Körper, ein guter Bodenkontakt und eine mühelose Aufrichtung.

Seele und Geist: Gelöstheit, Leichtigkeit, Beschwingtheit und Wachheit entstehen.

Atem: Der Atem fließt freier und lebendiger. Atembewegung breitet sich im ganzen Rücken und im Brustkorb aus, Atemschwingung in den Armen, Händen und im Kopf.

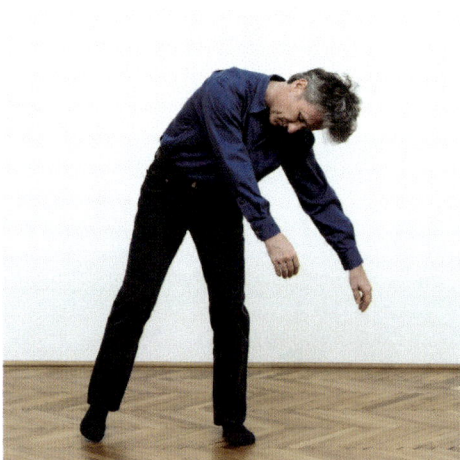

4.11 Rumpfkreis

Bei Bandscheiben-Problemen oder Kreislaufbeschwerden sollten Sie diese Übung nicht oder nur in der Vorstellung ausführen.

Ausgangshaltung: Nehmen Sie einen parallelen, hüftbreiten Stand ein. Lassen Sie die Augen geöffnet und sammeln Sie sich.

Bewegungsablauf: Die rechte Schulter und der rechte Arm ziehen nach unten, Hals und Kopf folgen, die Wirbelsäule gibt nach und Sie beugen sich über die rechte Seite nach unten. Beugen Sie sich nur so weit, wie es für Sie angenehm ist. Auch eine kleine Rumpfbeuge ist sehr wirkungsvoll. Kreisen Sie nun vornüberhängend und mit gebeugten Knien weiter zur anderen Seite, wo Sie sich über die Seite wieder aufrichten. Arme, Hände, Hals und Kopf sollten immer locker hängen. Zum Schluss richten sich zunächst die Schultern und dann der Hals und der Kopf ein. Sie können diesen Rumpfkreis langsam oder auch schneller ausführen, mit offenen oder geschlossenen Augen, je nachdem, wie es Ihnen guttut. Kreisen Sie dreimal in die eine und dann dreimal in die andere Richtung und, wenn Ihnen diese Bewegung guttut, auch noch abwechselnd. Spüren Sie jeweils in der Aufrichtung einen Moment nach.

Atem: Der Atem fließt im eigenen Maß.

Mögliche Wirkungen
Können Sie nachstehende Wirkungen oder vielleicht andere wahrnehmen?

Körper: Die Körperseiten werden stark belebt. Der ganze Körper fühlt sich breiter an. Brustkorb und Wirbelsäule werden elastischer und beweglicher. Schultern, Arme, Hände, Hals und Kopf lockern sich. Die einzelnen Körperbereiche können sich mehr aufeinander und letztlich auf dem Boden niederlassen. Es entstehen Durchlässigkeit im ganzen Körper, ein guter Bodenkontakt und eine mühelose Aufrichtung.

Seele und Geist: Gelöstheit, Stabilität und Flexibilität entstehen.

Atem: Der Atem fließt freier und lebendiger. Atembewegung breitet sich im ganzen Rumpf, besonders in den Körperseiten und im Rücken aus, Atemschwingung in den Extremitäten und im Kopf.
.

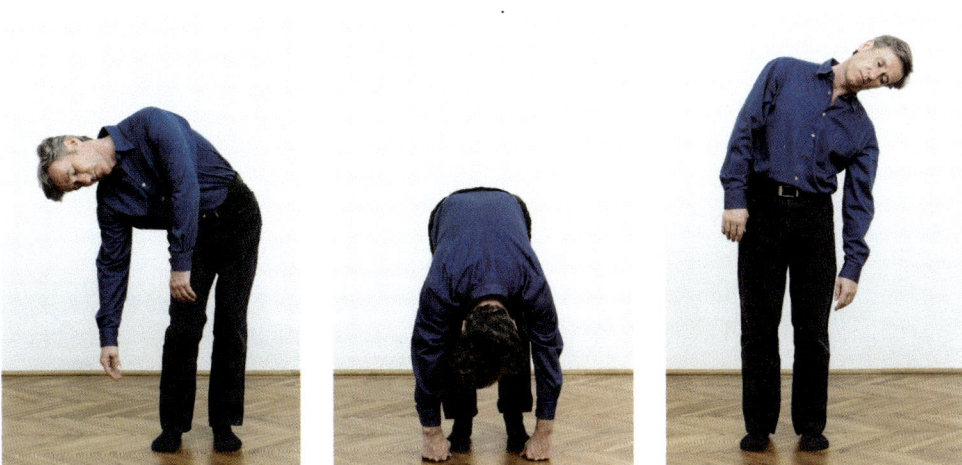

Der obere Atemraum umfasst den Brustraum oberhalb der Brustbeinspitze, Schultern, Arme, Hände, Hals und Kopf. In ihm sind Lungen, Herz, Hirn, Stimme und Sinne beheimatet. Hier findet Fühlen, Wahrnehmen, Denken, Sprechen und Handeln statt. Es ist der Raum der Kommunikation, des individuellen Ausdrucks und der persönlichen Entfaltung. Ilse Middendorf vergleicht diesen Raum mit einer Baumkrone mit vielen Verästelungen, Blättern und Blüten.

Im oberen Atemraum erfolgt ein Austausch zwischen innen und außen. In den Lungen findet der Gasaustausch statt. Von unserem Herzen geleitet, regulieren wir mit Hilfe unserer Arme und Hände Nähe und Distanz und berühren andere Menschen. Umgekehrt können wir uns in unserem Herzen berühren lassen. Sinneswahrnehmungen werden kognitiv verarbeitet und zielgerichtetes Handeln wird initiiert. Mit den Händen berühren, ertasten, gestalten, handeln und packen wir etwas an, über Sprache, Mimik und Gestik kommunizieren wir. Dieser Austausch kann aus vielen Gründen gestört, eingeengt oder unterbrochen sein.

Durch Atem- und Bewegungsübungen im oberen Atemraum lösen sich Belastungen, Verspannungen, Stress, Kontrolle und Enge. Speichel- und Tränenflüssigkeit werden angeregt, hoher Blutdruck reguliert sich. Körperliche, seelische und geistige Gelöstheit, Leichtigkeit, Weite, Freiheit und Offenheit sind das Resultat. Alle Sinne werden geschärft – das Sehen schärfer, das Hören klarer usw. Wachheit, Klarheit, Weitsicht, Einsicht, Interesse, Kommunikation, Resonanz, Kontakt, Begegnung, Liebesfähigkeit, Hilfsbereitschaft, Lebensfreude und Fröhlichkeit entstehen. Verbindung zu spirituellen Kräften ist möglich (Höller-Zangenfeind 2004 und Fischer, Kemmann-Huber 1999).

Atembewegung im oberen Atemraum wird als Brustatmung bezeichnet. Eine frei fließende Atembewegung ist eher klein und fein. Sie ist vor allem im Brust- und Schulterbereich und als Atemschwingung auch in den Armen, Händen, im Hals und im Kopf spürbar. Besonders bei Übungen im oberen Atemraum entsteht bei vielen Menschen das Bedürfnis tief durchzuatmen. Sie führen die Bewegung bewusst groß und langsam aus und holen dabei meist willentlich Luft. Dies ermöglicht aber keine wirkliche Vollatmung, sondern führt zu einer ausschließlichen Brust- und damit Teilatmung (s. Anatomie S. 226f). Die Atembewegung im oberen Atemraum sollte immer kombiniert mit der Atembewegung im Bauch und in den Flanken auftreten (s. Anatomie 2.2). Dies bedeutet, dass die Atembewegung immer zuerst knapp unterhalb des Nabels am „Atempulspunkt" am deutlichsten spürbar wird und sich von dort aufgrund der Anregung im oberen Raum deutlich nach oben ausbreitet. Ich werde dies bei den Übungen nicht mehr gesondert erwähnen.

Im oberen Atemraum wird bei bewusster Begleitung der Ausatembewegung der lösende absteigende Ausatem wahrnehmbar (s. auch Theorie 2.11). Er unterstützt das sanfte Lösen von Verspannungen in den Schultern, Armen und Händen, im Hals, Unterkiefer und Kopf. Dadurch können sich diese Bereiche besser auf den darunterliegenden Körperbereichen niederlassen und von ihnen tragen lassen. Gelassenheit und Ruhe entstehen. Letztlich kann sich der ganze Körper auf dem Boden niederlassen und, gespeist durch die Kraft von unten (s. 3. Unterer Atemraum), wieder aus dem Boden emporwachsen und sich entfalten.

Weitere Übungen für den oberen Atemraum sind an anderer Stelle beschrieben:
1.3–5, 1.7, 1.8, 2.5–10, 4.1, 4.4–7, 4.9–11, 6.9, 6.11, 6.12, 7.1–6, 9.1–4, 9.8, 9.10–13, 10.3.

5.1 Hand beleben und dehnen ⊘

Ausgangshaltung: Nehmen Sie eine aufrechte Sitzhaltung oder einen parallelen, hüftbreiten Stand ein. Schließen Sie die Augen und sammeln Sie sich.

Bewegungsablauf: Ertasten und massieren Sie mit der rechten Hand die linke. Bearbeiten Sie Handfläche, Finger, Handrücken und Handgelenk. Anschließend bewegen Sie mit der rechten Hand die linke und erforschen die Bewegungsmöglichkeiten im Handgelenk.

Wenn Sie sitzend üben, legen Sie beide Hände auf die Oberschenkel zurück, stehend lassen Sie die Arme und Hände locker hängen. Spüren Sie einen Moment nach und vergleichen Sie linke und rechte Hand. Welche Unterschiede nehmen Sie wahr?

Wiederholen Sie das Ertasten, Massieren und Bewegen auf gleiche Weise an der rechten Hand.

Nun halten Sie Ihren linken Arm in einem runden Bogen vor sich, so dass Sie in die linke Handfläche hineinschauen. Dehnen Sie die Hand langsam und deutlich von der Handmitte aus auf, bis sich die Finger sanft strecken und lösen Sie die Dehnung langsam wieder. Wiederholen Sie dies mehrmals. Sitzend legen Sie die Hand auf den Oberschenkel zurück, stehend lassen Sie sie wieder locker hängen. Spüren Sie einen Moment nach und vergleichen Sie noch einmal linke und rechte Hand. Welche Unterschiede nehmen Sie jetzt wahr?

Dehnen Sie nun auf gleiche Weise die rechte Hand, dann beide abwechselnd und zum Schluss beide zusammen. Üben Sie sehr spielerisch und lassen Sie die Hände beim Dehnen in verschiedene Richtungen in den Raum gehen – die Hände können Ihnen oder dem Raum zugewandt sein. Vielleicht mag sich der ganze Körper mitbewegen?

Atem: Beim Begreifen der Hände fließt der Atem im eigenen Maß. Beim Dehnen – vorausgesetzt Sie dehnen rhythmisch, nicht zu langsam und können den Atem zulassen – wird der Einatem kommen, während Sie die Hand bzw. beide Hände dehnen und der Ausatem gehen, während Sie die Dehnung wieder lösen. Forschen Sie mit Länge und Tempo der Dehnung und nehmen Sie wahr, wie sich der Atem entsprechend verändert. Folgen Sie auch einige Male mit der Dehnung der Hände Ihrem Atem.

Spüren Sie abschließend nach.

Mögliche Wirkungen

Können Sie nachstehende Wirkungen oder vielleicht andere wahrnehmen?

Körper: Die Hände werden sehr belebt und besser durchblutet und der Körper wird in seiner Ganzheit angesprochen – mehr Raum und Lebendigkeit entstehen. ·

Seele und Geist: Sensibilität, Offenheit, Interesse und Kreativität entstehen.

Atem: Der Atem vertieft sich, wird lebendiger und kraftvoller. Atembewegung breitet sich von der Rumpfmitte im ganzen Rumpf aus, Atemschwingung in den Armen, Händen, Beinen, Füßen und im Kopf.

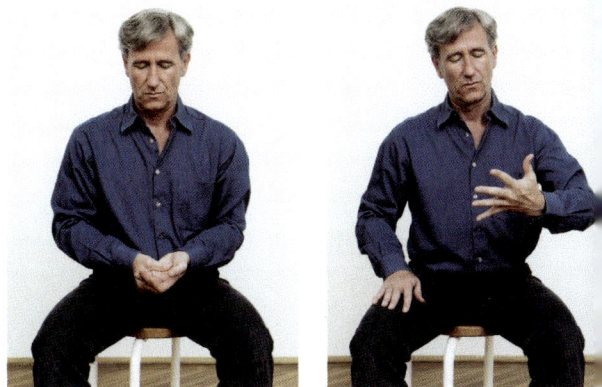

5.2 Hand in Achterschleife kreisen

Ausgangshaltung: Nehmen Sie eine aufrechte Sitzhaltung oder einen parallelen, hüftbreiten Stand ein. Schließen Sie die Augen und sammeln Sie sich.

Bewegungsablauf: Halten Sie den rechten Unterarm parallel zum Boden, die Handfläche zeigt nach oben. Bewegen Sie die rechte Hand so weit wie möglich nach rechts unten und kreisen Sie, die Handfläche drehend, weiter nach oben. Nun bewegen Sie die Hand so weit wie möglich nach links unten und kreisen, die Handfläche wieder drehend, weiter nach oben. Kommen Sie in ein kontinuierliches Kreisen der Hand in einer Achterschleife. Der Unterarm bleibt parallel zum Boden und bewegt sich nur wenig mit. Nach einigen Achterschleifen kehren Sie in die Ausgangshaltung zurück, spüren einen Moment nach und vergleichen beide Hände und Arme. Welche Unterschiede können SIe wahrnehmen?
Wiederholen Sie nun das Kreisen mehrmals mit der linken Hand. Zum Schluss kreisen Sie mit beiden Händen gleichzeitig. Die rechte Handfläche zeigt wieder nach oben, die linke Handfläche jedoch nach unten. Bewegen Sie beide Hände so weit wie möglich nach rechts unten und kreisen Sie, die Handflächen drehend – die rechte Handfläche zeigt nun nach unten und die linke nach oben – weiter nach oben. Bewegen Sie beide Hände so weit wie möglich nach links unten und so weiter.

Atem: Der Atem fließt im eigenen Maß. Spüren Sie abschließend nach.

Mögliche Wirkungen
Können Sie nachstehende Wirkungen oder vielleicht andere wahrnehmen?

Körper: Die Handgelenke werden mobilisiert, gelöst und belebt, die Unterarmmuskulatur wird aktiviert. Die Durchblutung in den Armen und Händen wird angeregt, Wärme breitet sich aus.

Seele und Geist: Gelöstheit, Feinfühligkeit und Neugierde entstehen.

Atem: Der Atem fließt freier und lebendiger. Atembewegung breitet sich im Brust- und Schulterbereich aus, Atemschwingung in den Armen und Händen.

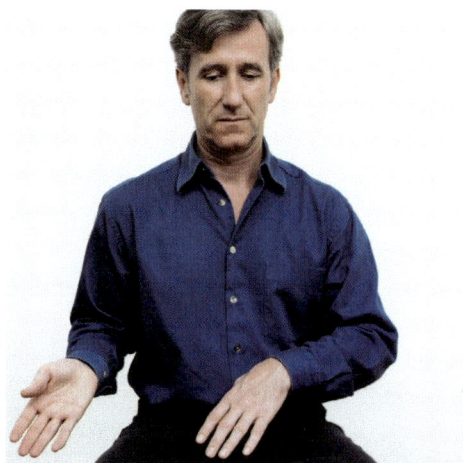

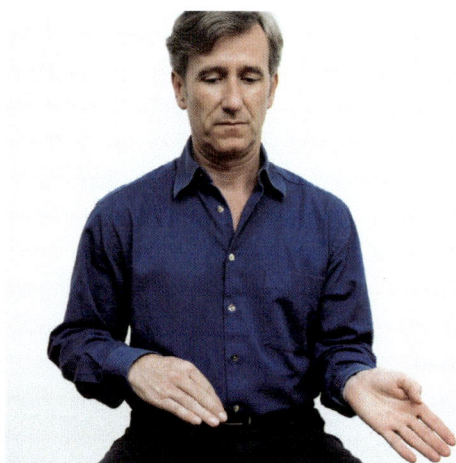

5.3 Flügelschlag

Ausgangshaltung: Nehmen Sie eine aufrechte Sitzhaltung oder einen parallelen, hüftbreiten Stand ein. Lassen Sie die Arme locker hängen und die Augen geöffnet. Sammeln Sie sich.

Bewegungsablauf: Führen Sie mit schnellen Drehbewegungen der rechten Hand den rechten Arm langsam hinauf und hinunter. Dies kann seitlich geschehen, diagonal nach vorne oder ganz nach vorne. Schauen Sie der Hand nach. So werden Kopf und Hals in die Bewegung miteinbezogen.

Bevor Hand oder Arm müde werden, lassen Sie sie wieder hängen und vergleichen einen kurzen Moment beide Hände, Arme und Schultern. Dann üben Sie in gleicher Weise mit der anderen Seite und danach mehrmals die Seiten wechselnd.

Atem: Der Atem fließt im eigenen Maß. Spüren Sie abschließend nach.

Mögliche Wirkungen
Können Sie nachstehende Wirkungen oder vielleicht andere wahrnehmen?

Körper: Hand- und Schultergelenke werden gelöst und stark belebt. Arme und Hände hängen lockerer und fühlen sich schwerer an. Hals und Kopf werden beweglicher. Die Durchblutung wird angeregt. Wärme breitet sich in den Schultern, Armen und Händen aus.

Seele und Geist: Gelöstheit, Weite, Neugierde und Wachheit entstehen.

Atem: Der Atem fließt freier und lebendiger. Atembewegung breitet sich im Brust- und Schulterbereich aus, Atemschwingung in den Armen, Händen und im Kopf.

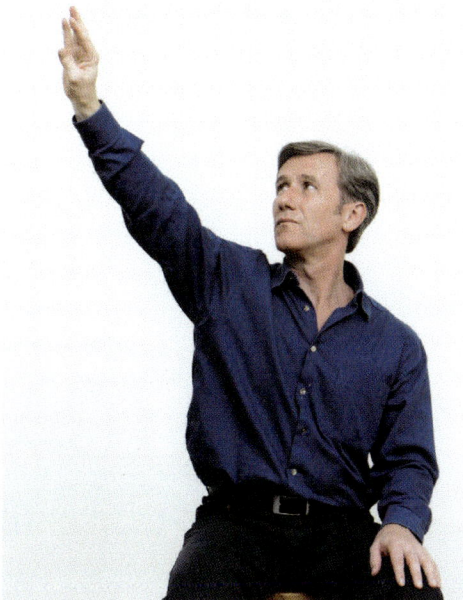

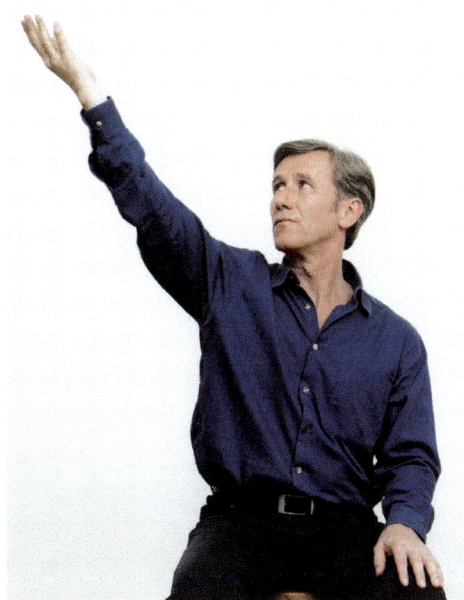

5.4 Armschwingen von Seite zu Seite

Ausgangshaltung: Nehmen Sie einen parallelen, etwas breiteren Stand ein. Lassen Sie die Augen geöffnet und sammeln Sie sich.

Bewegungsablauf: Schwingen Sie den rechten Arm locker vor Ihrem Körper von Seite zu Seite und schauen Sie ihm nach. Wenn der Arm nach unten schwingt, geben Sie in den Beingelenken nach, so dass ein kleines Wippen entsteht. Nach einigen Schwüngen drehen Sie sich nach links und lassen den Arm nach oben schwingen. Die rechte Ferse hebt vom Boden ab, so dass nur noch die Zehenspitzen am Boden stehen. Halten Sie den Arm diagonal nach vorne oben und dehnen Sie die gesamte rechte Körperseite von den Finger- bis zu den Zehenspitzen. Schauen Sie zu den Fingerspitzen und verweilen Sie einen Moment in der Dehnung, bevor Sie sie wieder lösen und weiter den Arm vor dem Körper hin- und herschwingen lassen. Wiederholen Sie diesen Ablauf mehrmals.

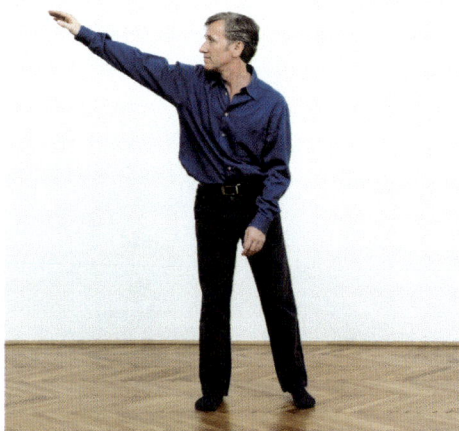

Spüren Sie dann beide Körperseiten vergleichend einen Moment nach. Üben Sie nun in gleicher Weise mit der anderen Seite.

Atem: Der Atem fließt in seinem eigenen Maß. Achten Sie darauf, dass Sie ihn während des Haltens der Dehnspannung fließen lassen.
Spüren Sie abschließend nach.

Mögliche Wirkungen
Können Sie nachstehende Wirkungen oder vielleicht andere wahrnehmen?

Körper: Kopf, Schultern, Arme, Hände und die Körperseiten werden gelockert und belebt. Es entsteht Durchlässigkeit vom Kopf bis zu den Füßen. Der Wechsel zwischen Spannen und Lösen wird erfahrbar.

Seele und Geist: Gelöstheit, Leichtigkeit, Beschwingtheit und Wachheit entstehen.

Atem: Der Atem fließt freier und lebendiger. Atembewegung breitet sich im Brust- und Schulterbereich aus, Atemschwingung in den Armen, Händen und im Kopf.

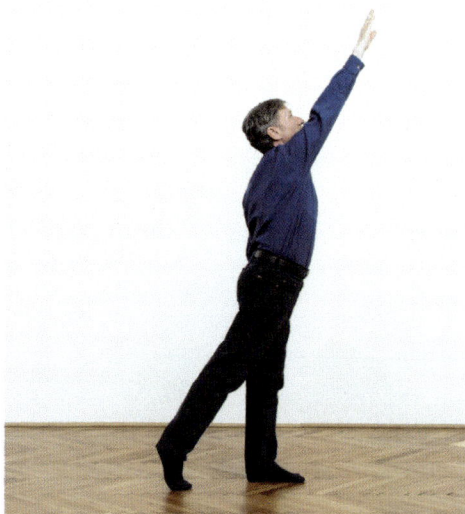

5.5 Schulter begreifen ☯

Ausgangshaltung: Nehmen Sie eine aufrechte Sitzhaltung oder einen parallelen, hüftbreiten Stand ein. Schließen Sie die Augen und sammeln Sie sich.

Bewegungsablauf: Begreifen und massieren Sie mit der linken Hand die rechte Schulter. Nehmen Sie sich so viel Zeit, wie Sie benötigen. Ertasten Sie auf der Rückseite das Schulterblatt und auf der Vorderseite das Schlüsselbein, massieren Sie die Nackenmuskulatur und nehmen Sie dabei deren Spannung wahr usw.
Nach einiger Zeit legen Sie Ihre Handfläche unterhalb des rechten Schlüsselbeins auf den Brustkorb. Können Sie Atembewegung unter der Hand spüren?
Wenn Sie sitzend üben, legen Sie die Hand auf den Oberschenkel zurück, stehend lassen Sie Arm und Hand locker hängen. Spüren Sie einen Moment nach und vergleichen Sie beide Schultern. Ist eine Schulter höher oder tiefer, weiter, lockerer? Dann üben Sie in gleicher Weise auf der anderen Seite.

Atem: Der Atem fließt im eigenen Maß. Spüren Sie abschließend nach.

Mögliche Wirkungen
Können Sie nachstehende Wirkungen oder vielleicht andere wahrnehmen?

Körper: Die Schultern werden belebt und in ihrer Struktur deutlicher spürbar. Sie können sich lösen und besser auf dem Brustkorb niederlassen, fühlen sich entweder schwerer oder leichter und meist breiter als zuvor an.

Seele und Geist: Leichtigkeit, Gelassenheit, Sammlung und Präsenz entstehen

Atem: Der Atem fließt freier. Atembewegung breitet sich im Brust- und Schulterbereich aus, Atemschwingung in den Armen, Händen und im Kopf.

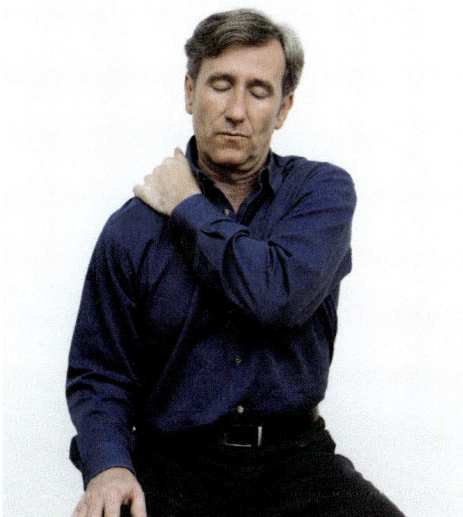

5.6 Schulter bewegen 🔊

Ausgangshaltung: Nehmen Sie eine aufrechte Sitzhaltung oder einen parallelen, hüftbreiten Stand ein. Lassen Sie die Arme locker hängen. Schließen Sie die Augen und sammeln Sie sich.

Bewegungsablauf: Nehmen Sie Ihre rechte Schulter wahr und bewegen Sie sie vorerst nur in der Vorstellung. Gehen Sie alle Möglichkeiten durch, wie sie sich bewegen lässt – hinauf, hinunter, vor, zurück und in Kreisen, klein und groß. Als nächstes beginnen Sie tatsächlich mit ganz kleinen Bewegungen, als würden Sie diese Schulter zum ersten Mal bewegen und müssten ausprobieren, welche Bewegungen möglich sind. Lassen Sie die Bewegungen mit der Zeit größer werden und wechseln Sie zwischen großen und kleinen Bewegungen.

Nun lassen Sie die Bewegungen hinein in den Oberarm bis zum Ellbogen, dann bis zur Hand und schließlich bis in die Fingerspitzen. Lassen Sie Schulter, Arm und Hand sich so bewegen, wie sie möchten. Denken Sie nicht darüber nach, sondern folgen Sie spontan ihren Impulsen.

Spüren Sie anschließend einen Moment nach und vergleichen Sie beide Schultern, Arme und Hände. Welche Unterschiede können Sie wahnehmen?

Üben Sie in gleicher Weise mit der anderen Seite und zum Schluss mit beiden Seiten gleichzeitig – dabei können sich beide Seiten synchron oder eigenständig bewegen. Wenn Sie bislang sitzend geübt haben, stehen Sie auf und lassen Sie von den Schultern, Armen und Händen ausgehend den ganzen Körper in Bewegung kommen.

Atem: Der Atem fließt im eigenen Maß. Spüren Sie abschließend nach.

Mögliche Wirkungen
Können Sie nachstehende Wirkungen oder vielleicht andere wahrnehmen?

Körper: Schultern, Arme, Hände und alle Gelenke in diesen Bereichen werden mobilisiert, belebt und gut durchblutet. Die Schultern lösen sich, können sich besser auf dem Brustkorb niederlassen und fühlen sich entweder schwerer oder leichter an als zuvor. Die Arme und Hände erscheinen lockerer und lebendiger.

Seele und Geist: Weite, Freiheit, Fröhlichkeit, Kreativität und Tatendrang entstehen.

Atem: Der Atem fließt freier und lebendiger. Atembewegung breitet sich im Brust- und Schulterbereich aus, Atemschwingung in den Armen und Händen.

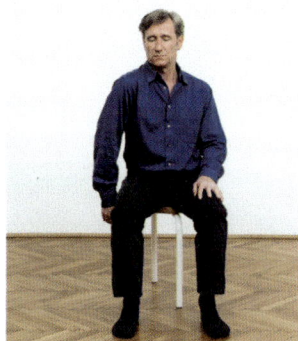

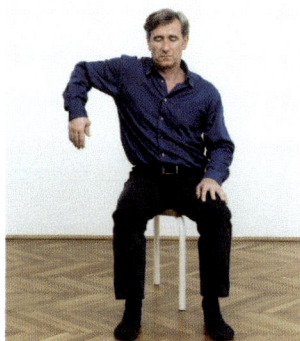

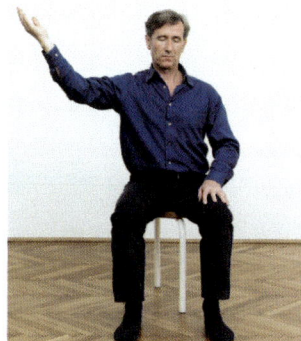

5.7 Schulterblatt bewegen

Partnerübung: Wählen Sie sich einen Partner für diese Übung.

Ausgangshaltung: Eine Person nimmt eine aufrechte Sitzhaltung oder einen parallelen, hüftbreiten Stand ein. Die andere Person setzt bzw. stellt sich dahinter und legt ihre rechte Hand auf das rechte Schulterblatt des Partners. Schließen Sie beide die Augen und sammeln Sie sich. Können Sie Atembewegung unter der Hand spüren?

Bewegungsablauf: Die vordere Person beginnt ihre rechte Schulter zu bewegen. Nehmen Sie mit Hilfe der Hand des Partners wahr, wie sich das Schulterblatt dabei bewegt. Probieren Sie alle Bewegungsmöglichkeiten Ihres Schulterblatts bzw. Ihrer Schulter aus. Nach einiger Zeit nehmen Sie auch den Oberarm mit in die Bewegung hinein, dann den Unterarm und die Hand. Schließlich bewegen Sie spielerisch Schulter, Arm und Hand gemeinsam.
Spüren Sie beide anschließend einen Moment nach. Können Sie im Schulterbereich unter der Hand Atembewegung wahrnehmen? Nun nimmt die hintere Person die Hand langsam vom Schulterblatt und die vordere Person vergleicht beide Schultern, Arme und Hände.

Üben Sie in gleicher Weise mit der anderen Seite und anschließend mit beiden Seiten gleichzeitig – dabei können sich beide Seiten synchron oder eigenständig bewegen. Zum Schluss spüren Sie mit beiden Händen auf den Schulterblättern nach. Können Sie Atembewegung unter den Händen wahrnehmen? Nun nimmt die hintere Person die Hände langsam von den Schulterblättern und die vordere spürt abschließend nach. Tauschen Sie sich über Ihre Wahrnehmungen aus und wechseln Sie dann die Rollen.

Atem: Der Atem fließt im eigenen Maß.

Mögliche Wirkungen
Können Sie nachstehende Wirkungen oder vielleicht andere wahrnehmen?

Körper: Schultern, Arme, Hände und alle Gelenke in diesen Bereichen werden belebt. Die Schultern lösen sich, können sich besser auf dem Brustkorb niederlassen und fühlen sich entweder schwerer oder leichter an als zuvor. Die Arme und Hände erscheinen lockerer und lebendiger.

Seele und Geist: Weite, Freiheit, Fröhlichkeit, Kreativität und Tatendrang entstehen.

Atem: Atembewegung breitet sich in den Schultern, Armen und Händen aus.

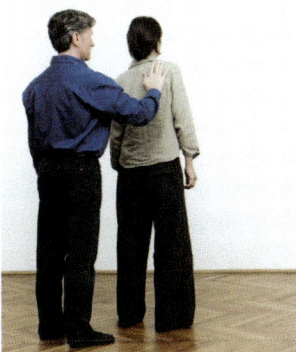

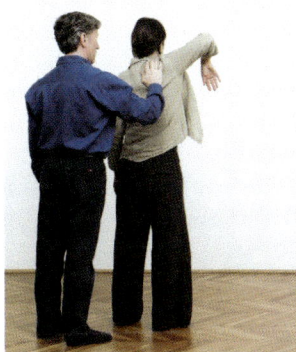

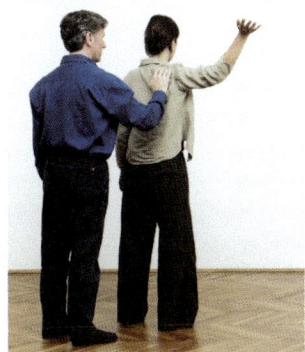

5.8 Schulter kreisen

Ausgangshaltung: Nehmen Sie eine auf-rechte Sitzhaltung oder einen parallelen, hüftbreiten Stand ein. Lassen Sie die Arme locker hängen. Schließen Sie die Augen und sammeln Sie sich.

Bewegungsablauf: Kreisen Sie mit einer Schulter nach vorne, nach oben und nach hinten und lassen Sie sie wieder auf dem Brustkorb nieder. Wiederholen Sie das Schulterkreisen mehrmals. Wechseln Sie bei Bedarf die Richtung des Kreisens und variieren Sie die Größe und das Tempo.
Anschließend spüren Sie einen Moment nach. Wie nehmen Sie diese Schulter im Vergleich zur anderen wahr?
Nun kreisen Sie in gleicher Weise mehr-mals mit der anderen Schulter. Achten Sie nach einiger Zeit darauf, was mit der an-deren Schulter geschieht. Bewegt sie sich in kleinen Kreisen mit? Nehmen Sie diese Bewegung auf und kreisen Sie mit beiden Schultern gleichzeitig um einen halben Kreis versetzt – eine Schulter bewegt sich nach vorne, die andere nach hinten.

Variation 1: Kreisen Sie zum Schluss mit beiden Schultern gleichzeitig nach vorne, nach oben und nach hinten und lassen Sie sie wieder auf dem Brustkorb nieder.

Variation 2: Kreisen Sie von Beginn an mit beiden Schultern gleichzeitig nach vorne, nach oben und nach hinten und lassen Sie sie wieder auf dem Brustkorb nieder.

Variation 3: Beziehen Sie Kopf und obere Wirbelsäule in das Schulter-Kreisen mit ein, indem Sie sie beim Nach-vorne-Kreisen ein wenig nach vorne und beim Nach-hinten-Kreisen ein wenig nach hinten beugen.

Atem: Der Atem fließt im eigenen Maß. Bei rhythmischem und nicht zu langsamem Üben sowie zugelassenem Atem kann sich (außer beim versetzten Kreisen) der Atem der Bewegung anpassen – der Einatem kommt, während Sie die Schulter bzw. Schultern anheben und der Ausatem geht, während Sie die Schulter bzw. Schultern wieder niederlassen.
Spüren Sie abschließend nach.

Mögliche Wirkungen
Können Sie nachstehende Wirkungen oder vielleicht andere wahrnehmen?

Körper: Schultern, oberer Rücken, Arme, Hals und Kopf werden gelöst, belebt und stärker durchblutet – Wärme entsteht. Die Schultern können sich besser auf dem Brust-korb niederlassen und fühlen sich schwerer oder leichter an.

Seele und Geist: Leichtigkeit, Freiheit, Fröh-lichkeit und Wachheit entstehen.

Atem: Atembewegung breitet sich im Brust- und Schulterbereich aus, Atemschwingung in den Armen und Händen.

5.9 Rippen kämmen und Achselhöhle begreifen

Ausgangshaltung: Nehmen Sie eine aufrechte Sitzhaltung oder einen parallelen, hüftbreiten Stand ein. Schließen Sie die Augen und sammeln Sie sich.

Bewegungsablauf: Heben Sie den rechten Arm in Schulterhöhe nach vorne. Streichen Sie einige Male mit den Fingerkuppen Ihrer linken Hand zwischen den Rippen vom Rücken aus nach vorne bis zum Brustbein, wie wenn Sie die Rippen kämmen würden. Beleben Sie dadurch die Zwischenrippenmuskeln – wichtige Atemmuskeln (s. S. 222). Dann massieren und begreifen Sie neugierig mit der linken Hand die rechte Brustkorbaußenseite, Achselhöhle und Innenseite des Oberarms. Anschließend legen Sie die linke Hand seitlich an den Brustkorb und lassen Sie den rechten Arm locker darüber hängen. Können Sie Atembewegung unter der Hand wahrnehmen – dass der Brustkorb sich im Einatem in die Hand hinein weitet und im Ausatem zurückschwingt?
Kehren Sie in die Ausgangshaltung zurück, und vergleichen Sie beide Brustkorbseiten, Achselhöhlen, Schultern und Arme. Welche Unterschiede können Sie wahrnehmen? Anschließend wiederholen Sie den Ablauf in gleicher Weise auf der anderen Seite.

Atem: Der Atem fließt im eigenen Maß. Spüren Sie abschließend nach.

Mögliche Wirkungen
Können Sie nachstehende Wirkungen oder vielleicht andere wahrnehmen?

Körper: Zwischenrippenmuskeln, Brustkorb und Achselhöhlen werden belebt. Es entsteht mehr Raum in den Achselhöhlen. Die Arme liegen nicht mehr so eng am Rumpf an und hängen lockerer. Die Durchblutung der Arme und Hände ist verbessert.

Seele und Geist: Sensibilität, Weite und Gelassenheit entstehen.

Atem: Der Atem fließt freier. Atembewegung breitet sich im Brust- und Schulterbereich aus, Atemschwingung in den Armen und Händen.

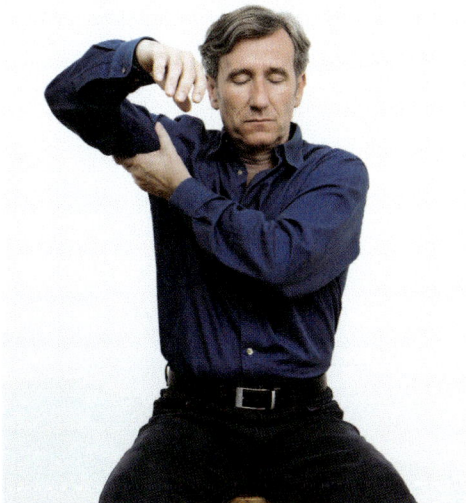

5.10 Hände im Nacken, Ellbogen nach hinten dehnen

Ausgangshaltung: Nehmen Sie eine aufrechte Sitzhaltung oder einen parallelen, hüftbreiten Stand ein. Legen Sie die Hände ineinander verschränkt auf den Übergang vom Hinterkopf zum Hals und halten Sie die Ellbogen zur Seite. Achten Sie darauf, dass der Kopf dabei nicht nach vorne gedrückt wird. Schließen Sie die Augen und sammeln Sie sich.

Bewegungsablauf: Dehnen Sie die Ellbogen so weit nach hinten, wie es für Sie angenehm ist – auch eine kleine Dehnung kann große Wirkung zeigen. Nehmen Sie wahr, wie sich die Achselhöhlen öffnen und vor allem der obere Bereich des Brustkorbs ein wenig hebt. Lösen Sie die Dehnung wieder und kommen Sie in die Ausgangshaltung zurück. Wiederholen Sie diesen Ablauf einige Male.

Atem: Sobald Sie mit dem Bewegungsablauf vertraut sind, nehmen Sie wahr, wie sich der Atem darauf einstellt. Bei rhythmischem und nicht zu langsamem Üben sowie zugelassenem Atem wird der Einatem kommen, während Sie die Ellbogen nach hinten dehnen. Der Ausatem wird gehen, während Sie in die Ausgangshaltung zurückkommen. Achten Sie darauf, dass Sie den Atem nicht forcieren, sondern dass er im eigenen Maß von selbst kommen kann.
Spüren Sie abschließend nach.

Mögliche Wirkungen
Können Sie nachstehende Wirkungen oder vielleicht andere wahrnehmen?

Körper: Die Achselhöhlen und speziell der obere Bereich des Brustkorbs werden geweitet und belebt. Es entsteht mehr Raum und Weite im Brustkorb und Durchlässigkeit in den Achselhöhlen und Schultern. Die Vorderseite fühlt sich offener an.

Seele und Geist: Offenheit, Kommunikationsbereitschaft und Frische entstehen.

Atem: Atembewegung breitet sich im Brust- und Schulterbereich aus, Atemschwingung in den Armen, Händen und im Kopf. Der lösende absteigende Ausatem und eine deutlichere Atempause entstehen.

5.11 Achselhöhle dehnen

Ausgangshaltung: Nehmen Sie eine aufrechte Sitzhaltung ein. Lassen Sie die Arme locker hängen. Schließen Sie die Augen und sammeln Sie sich.

Bewegungsablauf: Heben Sie von den Fingerspitzen aus die rechte Hand zur Seite und führen Sie diese in einer weiten Bewegung seitlich hinauf bis über den Kopf bzw. so weit, wie es für Sie angenehm ist. Die Handfläche sollte nach außen und zum Schluss nach oben zur Decke zeigen, der Arm ein wenig gebeugt sein, Ihr Gewicht auf der rechten Hüfte lagern und Oberkörper, Hals und Kopf sich ein wenig zur linken Seite neigen. Dehnen Sie deutlich Ihre rechte Achselhöhle. Nun senken Sie langsam und kontinuierlich den Arm, bis er wieder locker hängt und kehren Sie gleichzeitig in die aufrechte Sitzhaltung zurück. Wiederholen Sie diesen Ablauf mehrmals.
Vergleichen Sie anschließend beide Körperseiten. Welche Unterschiede können Sie wahrnehmen? Dann dehnen Sie auf gleiche Weise mehrmals die linke Achselhöhle und später beide Achselhöhlen abwechselnd.

Atem: Sobald Sie mit dem Bewegungsablauf vertraut sind, nehmen Sie wahr, wie sich der Atem darauf einstellt. Bei rhythmischem und nicht zu langsamem Üben sowie zugelassenem Atem wird der Einatem kommen, während Sie den Arm heben und die Achselhöhle dehnen. Der Ausatem wird – am besten stimmlos über den Mund – gehen, während Sie den Arm senken.
Spüren Sie abschließend nach.

Variante: „Ö-U"-tönend Arm senken
Ablauf: Dehnen Sie die Achselhöhle wie zuvor beschrieben und senken Sie nun während der ersten Hälfte der Bewegung und Ihres Ausatems „Ö" und während der zweiten Hälfte „U"-tönend den Arm. Sie können dabei das „Ö" hoch und das „U" tief tönen. Wiederholen Sie diesen Ablauf mehrmals. Spüren Sie abschließend nach.

Mögliche Wirkungen
Können Sie nachstehende Wirkungen oder vielleicht andere wahrnehmen?

Körper: Schultern, Arme, Hände und vor allem Achselhöhlen und Brustkorb werden belebt. Der Brustkorb fühlt sich weiter, die Schultern lockerer und breiter an. Nacken, Hände und Arme sind gelöster und besser durchblutet. Die Arme hängen freier, mit mehr Raum zum Rumpf. Wenn Sie beim Senken des Armes den Ausatem bewusst begleiten, stellt sich in der Regel im ganzen Körper eine Empfindung des Niederlassens ein. Hoher Blutdruck kann sich regulieren.

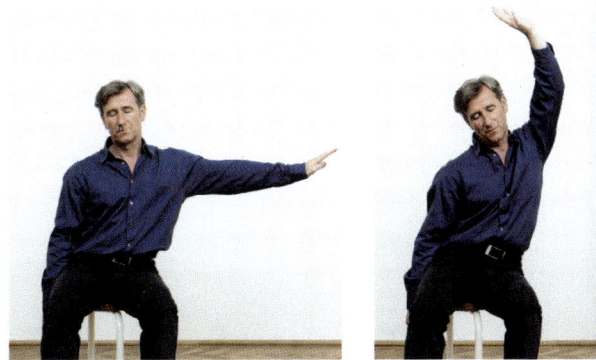

Seele und Geist: Offenheit, Weite, Gelassenheit und Gedankenruhe entstehen.

Atem: Der Atem vertieft sich. Atembewegung breitet sich im Brust- und Schulterbereich aus, Atemschwingung in den Armen, Händen und im Kopf. Der lösende absteigende Ausatem und eine deutlichere Atempause entstehen.

5.12 Arme und Schultern nach vorne dehnen

Ausgangshaltung: Nehmen Sie eine aufrechte Sitzhaltung oder einen parallelen, hüftbreiten Stand ein. Halten Sie die Arme in Schulterhöhe zur Seite, die Handflächen zeigen nach vorne. Lassen Sie die Augen geöffnet und sammeln Sie sich.

Bewegungsablauf: Bewegen Sie die Arme in einem weiten Bogen nach vorne aufeinander zu, bis sich die Fingerspitzen berühren. Es ist eine Bewegung, als würden Sie etwas Großes umfassen wollen, wozu Sie weit nach vorne hinausreichen müssen, ohne sich dabei nach vorne zu lehnen. Geben Sie zugleich mit dem Brustbein elastisch nach hinten nach, neigen Sie Hals und Kopf ein wenig nach vorne und lassen Sie den Unterkiefer locker. Je stärker die Arme nach vorne ziehen, desto stärker werden die Schultern und der obere Rücken gedehnt. Breiten Sie nun Arme und Schultern wieder zur Seite aus. Wiederholen Sie den Ablauf mehrmals. Wenn die Arme müde werden, lassen Sie sie zwischendurch hängen und ruhen.

Atem: Sobald Sie mit dem Bewegungsablauf vertraut sind, nehmen Sie wahr, wie sich der Atem darauf einstellt. Bei rhythmischem und nicht zu langsamem Üben sowie zugelassenem Atem wird der Einatem kommen, während Sie Arme und Schultern nach vorne dehnen. Der Ausatem wird – am besten stimmlos über den Mund – gehen, während Sie Arme und Schultern wieder ausbreiten. Spüren Sie abschließend nach.

Mögliche Wirkungen

Können Sie nachstehende Wirkungen oder vielleicht andere wahrnehmen?

Körper: Schultern, Arme, Hände, oberer Rücken, Hals und Kopf werden gelöst und belebt. Auch der Unterkiefer kann sich lösen. Es entsteht mehr Raum und Durchlässigkeit in den Schultern, den Armen, den Händen, dem oberen Rücken, dem Hals und der Kehle. Das Brustbein kann mehr nachgeben und der obere Rücken wird gestärkt.

Seele und Geist: Weichheit, Offenheit, Weite, Kommunikations- und Handlungsbereitschaft entstehen.

Atem: Atembewegung breitet sich im Brustbereich, oberen Rücken und den Schultern aus, Atemschwingung in den Armen, Händen und im Kopf. Der lösende absteigende Ausatem und eine deutliche Atempause entstehen.

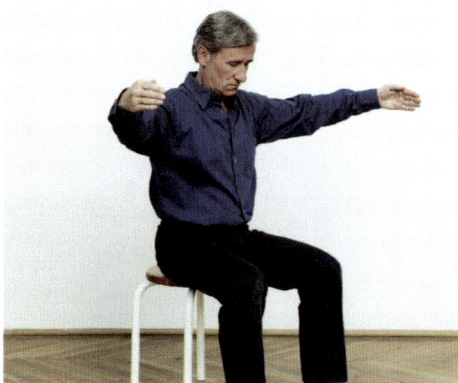

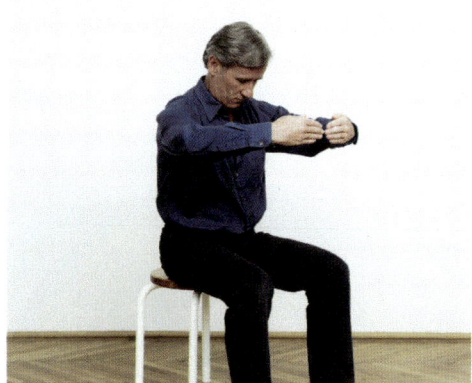

5.13 Arme und Schultern nach hinten dehnen

Ausgangshaltung: Nehmen Sie eine aufrechte Sitzhaltung oder einen parallelen, hüftbreiten Stand ein. Halten Sie die Arme in Schulterhöhe zur Seite, die Handflächen zeigen nach vorne. Lassen Sie die Augen geöffnet und sammeln Sie sich.

Bewegungsablauf: Bewegen Sie die Arme, die Handflächen nach oben drehend, nach hinten und dehnen Sie die Schultern zurück. Dehnen Sie sie nur so weit, wie es für Sie angenehm ist – auch eine kleine Dehnung ist schon sehr wirkungsvoll. Neigen Sie auch den Kopf ein wenig nach hinten, lassen Sie den Unterkiefer locker und den Brustkorb sich weiten. Lösen Sie die Dehnung und kommen Sie in die Ausgangshaltung zurück. Wiederholen Sie den Ablauf mehrmals. Wenn die Arme müde werden, lassen Sie sie zwischendurch hängen und ruhen.

Atem: Sobald Sie mit dem Bewegungsablauf vertraut sind, nehmen Sie wahr, wie sich der Atem darauf einstellt. Bei rhythmischem und nicht zu langsamem Üben sowie zugelassenem Atem wird der Einatem kommen, während Sie Arme und Schultern nach hinten dehnen. Achten Sie speziell bei dieser Übung darauf, dass Sie ihn nicht überziehen. Der Ausatem wird – am besten stimmlos über den Mund – gehen, während Sie in die Ausgangshaltung zurückkommen. Spüren Sie abschließend nach.

Mögliche Wirkungen
Können Sie nachstehende Wirkungen oder vielleicht andere wahrnehmen?

Körper: Schultern, Arme, Hände, Hals und Kopf werden gelöst und belebt. Der Brustkorb wird geweitet. Der Unterkiefer kann sich lösen. Es entsteht mehr Raum und Durchlässigkeit im Brustkorb, den Schultern, den Armen, dem Hals und der Kehle. Die Vorderseite fühlt sich offener an.

Seele und Geist: Offenheit, Handlungs- und Kommunikationsbereitschaft entstehen.

Atem: Atembewegung breitet sich im Brust- und Schulterbereich aus, Atemschwingung in den Armen, Händen und im Kopf. Der lösende absteigende Ausatem und eine deutlichere Atempause entstehen.

Variante:
Führen Sie Übung 5.13 und 5.12 abwechselnd aus.

5.14 Schultern ein- und ausrollen

Ausgangshaltung: Nehmen Sie eine aufrechte Sitzhaltung oder einen parallelen, hüftbreiten Stand ein. Lassen Sie die Arme locker hängen. Schließen Sie die Augen und sammeln Sie sich.

Bewegungsablauf: Rollen Sie die Schultern nach vorne ein. Dabei drehen sich Arme und Hände nach innen und die Handflächen zeigen nach hinten. Geben Sie mit dem Brustbein und Kopf sanft nach und nehmen Sie wahr, wie sich der obere Rücken besonders zwischen den Schulterblättern öffnet. Danach lassen Sie die Schultern wieder in die Ausgangshaltung zurückgleiten. Wiederholen Sie diesen Ablauf mehrmals.
Spüren Sie anschließend einen Moment in der Ausgangshaltung nach und nehmen Sie die Wirkungen wahr.
Rollen Sie nun die Schultern nach hinten aus. Dabei drehen sich Arme und Hände nach außen und die Handflächen zeigen nach vorne. Nehmen Sie wahr, wie die Schul-

terblätter zur Wirbelsäule hinziehen, sich Brustbein, Brustkorb und Kinn ein wenig heben und sich die Vorderseite öffnet. Vielleicht öffnen sich auch die Augen. Danach lassen Sie die Schultern wieder in die Ausgangshaltung zurückgleiten. Wiederholen Sie diesen Ablauf mehrmals.
Zum Schluss wechseln Sie zwischen Schultern ein- und ausrollen und wiederholen dies mehrmals.

Atem: Sobald Sie mit dem Bewegungsablauf vertraut sind, nehmen Sie wahr, wie sich der Atem darauf einstellt. Bei rhythmischem und nicht zu langsamem Üben sowie zugelassenem Atem wird der Einatem kommen, während Sie die Schultern ein- oder ausrollen. Der Ausatem wird – am besten stimmlos über den Mund – gehen, während die Schultern wieder in die Ausganghaltung zurückgleiten.
Spüren Sie abschließend nach.

Mögliche Wirkungen
Können Sie nachstehende Wirkungen oder vielleicht andere wahrnehmen?

Körper: Schultern, Arme und Hände werden gelöst und belebt, oberer Rücken und Brustkorb mobilisiert und die Beweglichkeit der Rippen und des Brustbeins verbessert. Die Schultern fühlen sich breiter an, Arme und Hände hängen lockerer und Hals und Kopf finden ihren idealen Platz. Offenheit nach hinten und vorne entsteht.

Seele und Geist: Offenheit, Freiheit und Präsenz entstehen.

Atem: Atembewegung breitet sich im Brust- und Schulterbereich aus, Atemschwingung in den Armen, Händen und im Kopf. Der lösende absteigende Ausatem und eine deutlichere Atempause entstehen.

5.15 Schulterwaage

Ausgangshaltung: Nehmen Sie eine aufrechte Sitzhaltung oder einen parallelen, hüftbreiten Stand ein. Lassen Sie die Arme locker hängen. Schließen Sie die Augen und sammeln Sie sich.

Bewegungsablauf: Reichen Sie mit den Fingerspitzen der rechten Hand nach unten in Richtung Boden und dehnen Sie den rechten Arm und die rechte Schulter. Gleichzeitig neigt sich der Kopf in einer Gegenbewegung nach links und verlängert dadurch die Dehnung über den Hals bis zum Kopf. Lassen Sie dabei bewusst den Unterkiefer locker. Danach lösen Sie die Dehnung langsam wieder. Variieren Sie spielerisch forschend Größe und Tempo der Dehnung. Finden Sie das Maß, das Ihnen angenehm ist. Wiederholen Sie das Dehnen mehrmals.
Anschließend spüren Sie einen Moment in der Ausgangshaltung nach und vergleichen beide Körperseiten. Welche Unterschiede können Sie wahrnehmen?
Nun üben Sie in gleicher Weise mit der linken Seite und zum Schluss mit beiden Seiten abwechselnd.

Atem: Sobald Sie mit dem Bewegungsablauf vertraut sind, nehmen Sie wahr, wie sich der Atem darauf einstellt. Bei rhythmischem und nicht zu langsamem Üben sowie zugelassenem Atem wird der Einatem kommen, während Sie Finger, Arm und Schulter nach unten dehnen. Der Ausatem wird – am besten stimmlos über den Mund – gehen, während Sie die Dehnung wieder lösen.
Ihr Atem wird Ihnen genau mitteilen, wie viel Dehnen angemessen ist. Dehnen Sie zu stark, wird der Atem mühsam oder ins Stocken kommen, dehnen Sie zu wenig, wird er nicht reagieren.
Spüren Sie abschließend nach.

Mögliche Wirkungen
Können Sie nachstehende Wirkungen oder vielleicht andere wahrnehmen?

Körper: Hände, Arme, Schultern, Hals und Kopf werden gelöst und belebt. Die Gelenke in diesen Bereichen werden durchlässiger und beweglicher – auch der Unterkiefer kann sich lösen. Die Schultern fühlen sich breiter, schwerer oder leichter an, der Hals länger und der Kopf freier beweglich. Die Arme und Hände hängen lockerer. Die Durchblutung wird angeregt.

Seele und Geist: Gelöstheit, Gelassenheit und Ruhe entstehen.

Atem: Atembewegung breitet sich im Brust- und Schulterbereich aus, Atemschwingung in den Armen, Händen und im Kopf. Der lösende absteigende Ausatem und eine deutlichere Atempause entstehen.

5.16 Zunge bewegen

Ausgangshaltung: Nehmen Sie eine aufrechte Sitzhaltung oder einen parallelen, hüftbreiten Stand ein. Schließen Sie die Augen und sammeln Sie sich.

Bewegungsablauf: Streichen Sie mit der Zungenspitze zuerst innen und dann auch außen an den Zähnen entlang. Nun drücken Sie mit der Zungenspitze von innen gegen die Mundwände und drücken diese nach außen weg. Wenn ein Gähnen entsteht, gähnen Sie aus vollem Herzen. Dann tasten Sie mit der Zungenspitze die ganze Mundhöhle ab, wo immer Sie mit ihr hinreichen können. Tasten Sie auch über den Gaumen so weit wie möglich nach hinten Richtung Gaumensegel. Strecken Sie die Zunge auch ein paar Mal weit heraus. Zum Schluss legen Sie die Zunge bewusst breit auf dem Mundboden ab und lassen sie ruhen.

Atem: Der Atem fließt im eigenen Maß. Spüren Sie abschließend nach.

Mögliche Wirkungen
Können Sie nachstehende Wirkungen oder vielleicht andere wahrnehmen?

Körper: Mundhöhle und Zunge werden belebt. Die Mundhöhle fühlt sich weiter an. Die Zunge löst sich und kann sich entspannt am Mundboden ablegen. Dadurch löst sich auch der Unterkiefer und die Kehle wird entspannter und freier. Tränen- und Speichelfluss werden angeregt.

Seele und Geist: Gelöstheit, Gelassenheit, Weite und Ruhe entstehen.

Atem: Der Atem fließt freier und vertieft sich. Atembewegung breitet sich im ganzen Rumpf aus, Atemschwingung im Kopf.

5.17 Unterkiefer lösen

Ausgangshaltung: Nehmen Sie eine aufrechte Sitzhaltung oder einen parallelen, hüftbreiten Stand ein. Schließen Sie die Augen und sammeln Sie sich.

Bewegungsablauf: Massieren Sie mit den Fingerkuppen beide Kiefergelenke und lassen Sie dabei bewusst den Unterkiefer locker. Anschließend legen Sie die Handflächen an die Schläfen und streichen seitlich über das Gesicht und das Kiefergelenk herunter. Wiederholen Sie dies mehrmals. Lassen Sie dabei im Kiefergelenk locker und den Unterkiefer hängen. Wenn ein Gähnen entsteht, gähnen Sie aus vollem Herzen.

Atem: Der Atem fließt im eigenen Maß. Spüren Sie abschließend nach.

Mögliche Wirkungen
Können Sie nachstehende Wirkungen oder vielleicht andere wahrnehmen?

Körper: Unterkiefer und Gesicht lösen sich.

Seele und Geist: Gelöstheit, Gelassenheit und Gedankenstille entstehen.

Atem: Der Atem fließt freier und voller.

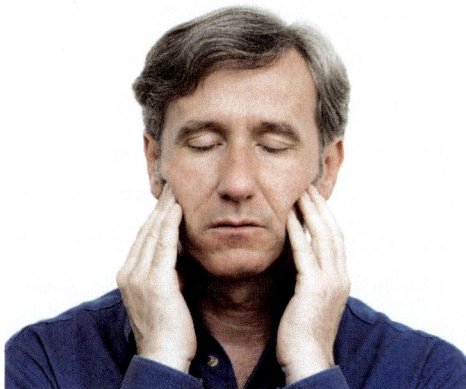

5.18 Löwenmaul

Ausgangshaltung: Nehmen Sie eine aufrechte Sitzhaltung oder einen parallelen, hüftbreiten Stand ein. Halten Sie die Handflächen vor die Kehle. Schließen Sie die Augen und sammeln Sie sich.

Bewegungsablauf: Dehnen Sie gleichzeitig die Hände und den Mund weit auf. „Sprechen" Sie mit den dehnenden Händen den Mund und die Kehle an. Es kann sein, dass dies sehr bald ein tiefes Gähnen auslöst, was sich mehrmals wiederholt. Dabei geschieht spontan die gleiche Bewegung, die Sie zuvor beim Aufdehnen des Mundes willentlich eingesetzt haben. Wiederholen Sie das Dehnen mehrmals.

Variation: Dehnen Sie gleichzeitig die Hände und die Mundhöhle bei geschlossenen Lippen weit auf. Der Unterkiefer senkt sich ab, Gähnen kann entstehen. Wiederholen Sie das Dehnen mehrmals.

Atem: Sobald Sie mit dem Bewegungsablauf vertraut sind, nehmen Sie wahr, wie sich der Atem darauf einstellt. Bei rhythmischem und nicht zu langsamem Üben sowie zugelassenem Atem wird der Einatem kommen, während Sie die Hände und den Mund dehnen. Der Ausatem wird – am besten stimmlos über den Mund – gehen, während Sie die Dehnung wieder lösen.
Spüren Sie abschließend nach.

Mögliche Wirkungen
Können Sie nachstehende Wirkungen oder vielleicht andere wahrnehmen?

Körper: Der Unterkiefer wird lockerer, die Mundhöhle weiter, der Übergang vom Nacken zum Kopf entspannter und die Kehle freier. Tränen- und Speichelfluss werden angeregt. Die Hände werden belebt und der Körper wird in seiner Ganzheit angesprochen – Raum und Weite entstehen.

Seele und Geist: Gelöstheit, Weite und Wachheit entstehen.

Atem: Der Atem vertieft sich und wird kraftvoller. Atembewegung breitet sich im ganzen Rumpf aus, Atemschwingung in den Armen, Händen und im Kopf. Der lösende absteigende Ausatem und eine deutlichere Atempause entstehen.

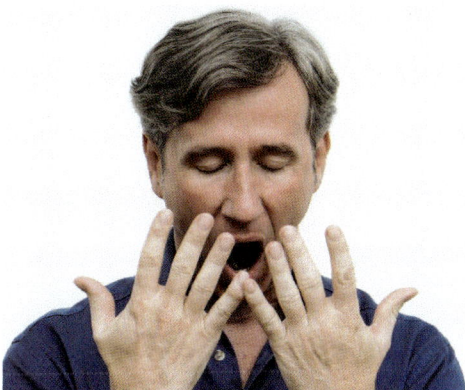

5.19 „Ja" und „nein" sagen 🔊

Ausgangshaltung: Nehmen Sie eine aufrechte Sitzhaltung oder einen parallelen, hüftbreiten Stand ein. Schließen Sie die Augen und sammeln Sie sich.

Bewegungsablauf: Bewegen Sie mit ganz kleinen, feinen Nickbewegungen den Kopf und sagen Sie leise „ja, ja, ja, ja, ja". Lassen Sie den Unterkiefer locker und lächeln Sie dabei (leider habe ich das Lächeln beim Fotografieren vergessen).

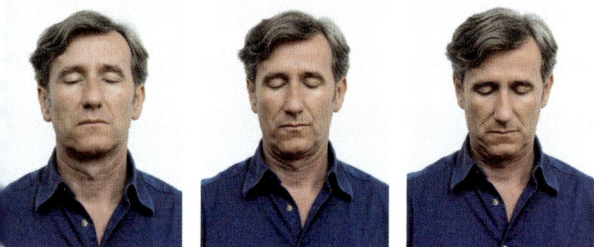

Nach einiger Zeit wechseln Sie zu Seitdrehbewegungen des Kopfes und sagen Sie leise „nein, nein, nein, nein, nein". Lassen Sie den Unterkiefer locker und lächeln Sie dabei.

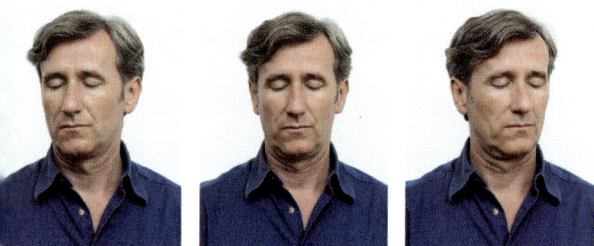

Dann wechseln Sie wieder zu „ja, ja, ja, ja, ja" und sagen Sie zwischendurch auch ein paar Mal mit einer größeren Nickbewegung des Kopfes und kräftiger Stimme „ja". Bewegen Sie dabei deutlich den Unterkiefer und wechseln Sie die Betonung.
Anschließend wechseln Sie noch einmal zu

„nein, nein, nein, nein, nein" und sagen Sie zwischendurch auch ein paar Mal mit einer größeren Seitbewegung des Kopfes und kräftiger Stimme „nein".
Zum Schluss lassen Sie Kopf und Hals sich frei bewegen, so wie es Ihnen guttut. Wenn Kopf und Hals sich auch nach hinten beugen wollen, tun Sie dies sehr achtsam und nur so weit, wie es für Sie angenehm ist. Lassen Sie die Bewegungen größer werden, bis der Kopf auch einmal ganz nach vorne oder zur Seite hängen kann. Lassen Sie weiterhin den Unterkiefer locker. Dann kommen Sie langsam wieder in die Aufrichtung zurück. Finden Sie für den Kopf einen Platz, wo er sich von der Wirbelsäule tragen lassen kann. Sollte der Kopf sich weiterhin bewegen wollen, lassen Sie dies bewusst zu.

Atem: Der Atem fließt im eigenen Maß. Spüren Sie abschließend nach.

Mögliche Wirkungen
Können Sie nachstehende Wirkungen oder vielleicht andere wahrnehmen?

Körper: Kopf-, Hals- und Schulterbereich sowie der Unterkiefer werden gelockert und belebt und die Kehle wird freier. Der Kopf kann sich besser von der Wirbelsäule tragen lassen. Die Durchblutung und Sauerstoffversorgung im Kopf wird gefördert. Er wird oft heller und erfrischt wahrgenommen. Alle im Kopfbereich liegenden Sinne werden geschärft – speziell Sehen und Hören verbessern sich.

Seele und Geist: Gelöstheit, Gelassenheit, Wachheit und Gedankenstille entstehen.

Atem: Der Atem fließt freier. Atembewegung breitet sich im Brust- und Schulterbereich aus, Atemschwingung im Kopf. Eine deutlichere Atempause entsteht.

5.20 Kopf wenden und lauschen

Ausgangshaltung: Nehmen Sie eine aufrechte Sitzhaltung oder einen parallelen, hüftbreiten Stand ein. Schließen Sie die Augen und sammeln Sie sich.

Bewegungsablauf: Wenden Sie den Kopf achtsam nach links. Gehen Sie nur so weit, wie es für Sie angenehm ist. Lauschen Sie dabei mit dem rechten Ohr nach vorne in den Raum. Dann drehen Sie den Kopf wieder in die Ausgangsposition zurück. Verweilen Sie einen kurzen Moment. Wenden Sie nun den Kopf achtsam nach rechts und lauschen Sie mit dem linken Ohr nach vorne in den Raum. Dann drehen Sie ihn wieder in die Ausgangsposition zurück und verweilen einen Moment. Wiederholen Sie diesen Ablauf mehrmals.

Atem: Sobald Sie mit dem Bewegungsablauf vertraut sind, nehmen Sie wahr, wie sich der Atem darauf einstellt. Bei rhythmischem und nicht zu langsamem Üben sowie zugelassenem Atem wird der Einatem kommen, wenn Sie den Kopf zur Seite wenden. Der Ausatem wird gehen, während Sie den Kopf zurückdrehen. Nun kann eine Atempause entstehen, bevor Sie den Kopf erneut zur anderen Seite wenden.

Spüren Sie abschließend nach.

Mögliche Wirkungen

Können Sie nachstehende Wirkungen oder vielleicht andere wahrnehmen?

Körper: Kopf-, Hals- und Schulterbereich werden gelockert, belebt und erfrischt. Der Kopf kann freier und leichter von der Wirbelsäule getragen werden. Die Durchblutung und Sauerstoffversorgung im Kopf wird gefördert. Der Kopf wird meist heller als zuvor wahrgenommen. Alle im Kopfbereich liegenden Sinne werden geschärft – speziell Sehen und Hören verbessern sich.

Seele und Geist: Leichtigkeit, Offenheit und Gedankenstille entstehen. Die Konzentrationsfähigkeit wird gesteigert.

Atem: Der Atem wird ruhiger, Atembewegung breitet sich im Brust- und Schulterbereich aus, Atemschwingung im Kopf. Der lösende absteigende Ausatem und eine deutlichere Atempause entstehen.

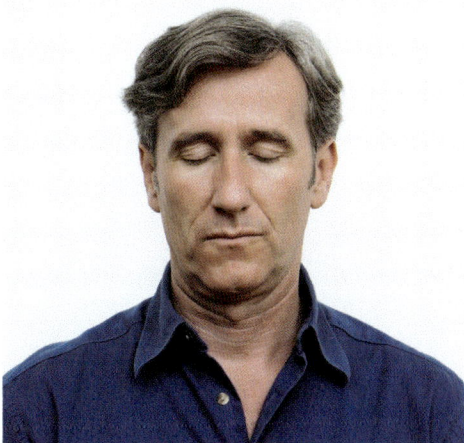

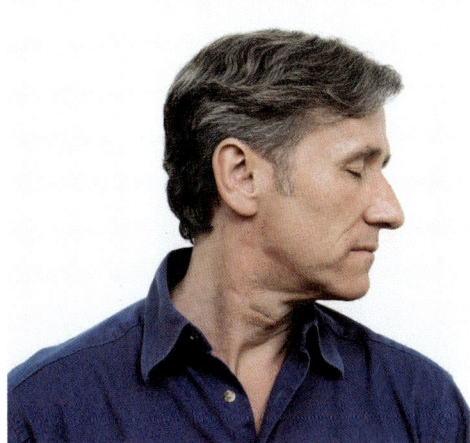

5.21 Kopf in Seitdrehung vor- und zurückneigen

Bei Problemen mit der Halswirbelsäule soll-ten Sie diese Übung besonders achtsam oder nur in der Vorstellung ausführen.

Ausgangshaltung: Nehmen Sie eine auf-rechte Sitzhaltung oder einen parallelen, hüftbreiten Stand ein. Schließen Sie die Au-gen und sammeln Sie sich.

Bewegungsablauf: Lassen Sie die Stirn lang-sam Richtung Brustbein sinken und rollen Sie die Halswirbelsäule Wirbel für Wirbel ab, bis der Kopf ganz hängt. Nun neigen Sie den Kopf achtsam zur rechten Schulter, las-sen ihn dabei aber weiterhin nach vorne hängen. Verweilen Sie zwei bis drei Atem-züge in dieser Position und nehmen Sie die Dehnung auf der linken Halsseite wahr. Nun drehen Sie den Kopf wieder in die Mitte zu-rück und rollen die Halswirbelsäule lang-sam Wirbel für Wirbel auf, bis der Kopf wie-der aufgerichtet ist.
Verweilen Sie einen Augenblick und neh-men Sie die Wirkungen wahr. Drehen Sie den Kopf achtsam so weit nach links, wie es für Sie angenehm ist. Hier angekommen neigen Sie den Kopf ein wenig nach hinten und öffnen dabei den Mund. Verweilen Sie wieder zwei bis drei Atemzüge in dieser Po-sition und nehmen Sie die Dehnung auf der rechten Halsseite wahr. Nun richten Sie den Kopf zuerst wieder gerade und drehen ihn

dann in die Ausgangsposition zurück. Anschließend üben Sie den Ablauf jeweils zur anderen Seite. Einmal zu jeder Seite ist genug, da diese Übung sehr intensiv wirkt. Sie können sie jedoch mehrmals täglich wie-derholen.

Atem: Der Atem fließt im eigenen Maß. Spüren Sie abschließend nach.

Mögliche Wirkungen
Können Sie nachstehende Wirkungen oder vielleicht andere wahrnehmen?

Körper: Kopf-, Hals- und Schulterbereich wer-den gelockert und belebt. Der Kopf kann sich besser von der Wirbelsäule und die Schul-tern können sich mehr vom Brustkorb tra-gen lassen. Die Verbindung von den Schul-tern über den Hals zum Kopf wird durchläs-siger. Die Durchblutung und Sauerstoffver-sorgung im Kopf wird gefördert. Der Kopf wird meist heller als zuvor wahrgenommen. Alle im Kopfbereich liegenden Sinne wer-den geschärft – speziell Sehen und Hören verbessern sich.

Seele und Geist: Gelassenheit, Vertrauen und Gedankenstille entstehen. Die Konzen-trationsfähigkeit wird gesteigert.

Atem: Der Atem wird ruhiger. Atembewe-gung breitet sich im Brust- und Schulter-bereich aus, Atemschwingung im Kopf. Eine deutlichere Atempause entsteht.

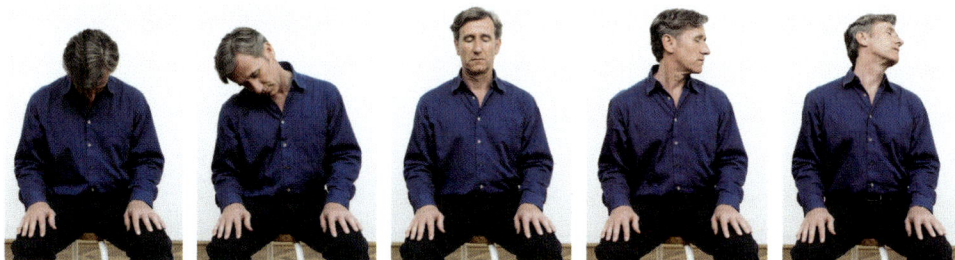

5.22 „N" und „NÖ" tönen 🔊

Ausgangshaltung: Nehmen Sie eine aufrechte Sitzhaltung oder einen parallelen, hüftbreiten Stand ein. Schließen Sie die Augen und sammeln Sie sich.

Ablauf und Atem: Tönen Sie so lange „N", wie der Ausatem den Ton mühelos trägt. Lassen Sie den nachfolgenden Einatem von selbst kommen. Nach einigen Wiederholungen hängen Sie im gleichen Ausatem an das „N" ein „Ö" und tönen mehrmals während der ersten Hälfte Ihres Ausatems „N" und während der zweiten Hälfte „Ö". Danach hängen Sie mehrere „NÖ" in einem Ausatem aneinander und tönen z. B. „NÖ-NÖ-NÖ-NÖ". Variieren Sie dabei die Häufigkeit und Länge des „N" bzw. „Ö".
Spüren Sie abschließend nach.

Mögliche Wirkungen
Können Sie nachstehende Wirkungen oder vielleicht andere wahrnehmen?

Körper: Brustraum, Schultergürtel, Hals und Kopf werden belebt. Hals- und Kopfbereich werden außerdem gelöst und sämtliche Höhlen im Kopf geöffnet. Raum, Weite und Helligkeit im Kopf werden spürbar. Das Gehirn wird belebt und die Sinne, vor allem das Sehen, werden geschärft.

Seele und Geist: Offenheit, Fröhlichkeit und Wachheit entstehen. Die Aufnahmefähigkeit wird erneuert bzw. gesteigert.

Atem: Der Atem vertieft sich und fließt lebendiger. Atembewegung breitet sich im Brust- und Schulterbereich aus, Atemschwingung im Kopf.

5.23 Kopf und Herz verbinden

Ausgangshaltung: Nehmen Sie eine aufrechte Sitzhaltung oder einen parallelen, hüftbreiten Stand ein. Schließen Sie die Augen und sammeln Sie sich.

Bewegungsablauf und Atem: Lassen Sie den Kopf während des Einatmens langsam und kontinuierlich Richtung Herz sinken. Gehen Sie innerlich mit Ihrer Sammlung mit und wenden Sie sich Ihrem Herzen zu. Während des Ausatmens richten Sie den Kopf langsam und kontinuierlich wieder auf. Aufgerichtet verweilen Sie einen Moment in der Atempause. Dann wiederholen Sie diesen Ablauf einige Male.
Spüren Sie abschließend nach.

Mögliche Wirkungen
Können Sie nachstehende Wirkungen oder vielleicht andere wahrnehmen?

Körper: Kopf und Hals werden gelöst, Gehirn, Herz und Atem synchronisiert. Autonome Regulationsmechanismen finden ihre Balance wieder.

Seele und Geist: Weichheit, Wärme, Gleichgewicht, Intuition und Weisheit entstehen.

Atem: Der Atem fließt freier und lebendiger. Atembewegung breitet sich im Brust- und Schulterbereich aus, Atemschwingung im Kopf. Eine deutlichere Atempause entsteht.

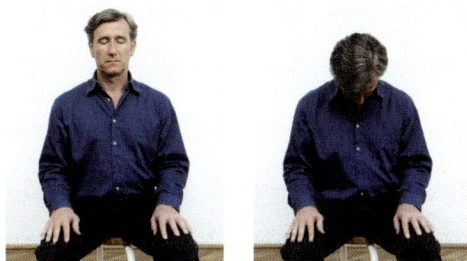

5.24 Schulterkreis

Ausgangshaltung: Nehmen Sie eine aufrechte Sitzhaltung oder einen parallelen, hüftbreiten Stand ein. Lassen Sie die Arme locker hängen. Schließen Sie die Augen und sammeln Sie sich.

Bewegungsablauf: Die rechte Schulter zieht nach unten, Hals und Kopf folgen und neigen sich zur rechten Seite, die linke Schulter hebt sich. Nun rollen beide Schultern, Hals und Kopf nach vorne und das Brustbein gibt nach. Dann zieht die linke Schulter nach unten, Hals und Kopf folgen und neigen sich zur linken Seite, die rechte Schulter hebt sich. Zum Schluss kommen beide Schultern wieder in die Waagrechte zurück und Hals und Kopf folgen über die linke Seite nach oben in die Aufrichtung. Die Schultern führen während des gesamten Ablaufs die Bewegung an. Auch die Arme folgen der Bewegung, während sie locker hängen.
Nun kreisen Sie in die andere Richtung und wiederholen den Ablauf mehrmals, jeweils die Seite wechselnd. Variieren Sie die Größe der Bewegung, aber bleiben Sie bei einem Schulterkreis und lassen Sie nicht einen Rumpfkreis daraus werden, d. h. beugen Sie sich nicht zu tief hinunter.

Atem: Der Atem fließt im eigenen Maß. Je nach Tempo der Bewegung kann es sein, dass sich der Atem der Bewegung anpasst. In diesem Fall kommt der Einatem, während Sie seitlich hinuntergehen und der Ausatem geht, während Sie wieder über die andere Seite in die Aufrichtung zurückkommen. Spüren Sie abschließend nach.

Mögliche Wirkungen

Können Sie nachstehende Wirkungen oder vielleicht andere wahrnehmen?

Körper: Schultern, oberer Rücken, Brustkorb, Hals und Kopf werden gelockert und belebt. Oberer Rücken und Schultern fühlen sich breiter und die Arme gelöster an. Der Brustkorb wird elastischer. Der Kopf ruht beweglicher auf der Halswirbelsäule. Der Unterkiefer ist lockerer und die Kehle freier. Die Durchblutung im ganzen oberen Raum wird gefördert. Alle Sinne werden geschärft – speziell Sehen, Hören und Tasten verbessern sich.

Seele und Geist: Gelassenheit, Wachheit, Gedankenstille und Klarheit entstehen.

Atem: Atembewegung breitet sich im Brust- und Schulterbereich aus, Atemschwingung in den Armen, Händen und im Kopf. Eine deutlichere Atempause entsteht.

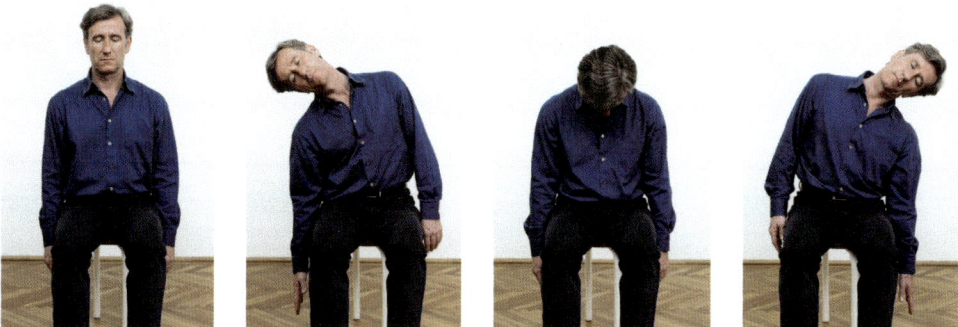

5.25 Arm hinaufdehnen

Ausgangshaltung: Nehmen Sie eine aufrechte Sitzhaltung oder einen parallelen, hüftbreiten Stand ein. Lassen Sie die Augen geöffnet und sammeln Sie sich.

Bewegungsablauf: Heben Sie einen Arm locker nach oben und dehnen Sie ihn von den Fingerspitzen aus hinauf zur Decke. Achten Sie darauf, dass Sie Hand und Arm dehnen und nicht strecken, d. h. dass Ihre Finger-, Hand-, Ellbogen- und Schultergelenke nicht blockieren, sondern frei beweglich bleiben. Lassen Sie die Dehnung durch die Schulter und die ganze Körperseite hinunter bis ins Becken gehen. Hals und Kopf neigen sich ein wenig zur anderen Seite. Dann lösen Sie die Dehnung langsam, aber lassen den Arm locker erhoben. Wiederholen Sie das Dehnen einige Male.
Anschließend legen Sie den Arm wieder auf den Oberschenkel zurück und vergleichen beide Schultern, Arme und Hände. Welche Unterschiede können Sie wahrnehmen? Dehnen Sie nun in gleicher Weise einige Male den anderen Arm und später beide Arme abwechselnd.

Atem: Sobald Sie mit dem Bewegungsablauf vertraut sind, nehmen Sie wahr, wie sich der Atem darauf einstellt. Bei rhythmischem und nicht zu langsamem Üben sowie zugelassenem Atem wird der Einatem kommen, während Sie den Arm nach oben dehnen. Der Ausatem wird – am besten stimmlos über den Mund – gehen, während Sie die Dehnung wieder lösen.
Ihr Atem wird Ihnen genau mitteilen, wie viel Dehnung angemessen ist. Dehnen Sie zu stark, wird der Atem bemüht oder ins Stocken kommen, dehnen Sie zu wenig, wird er nicht reagieren.
Spüren Sie abschließend nach.

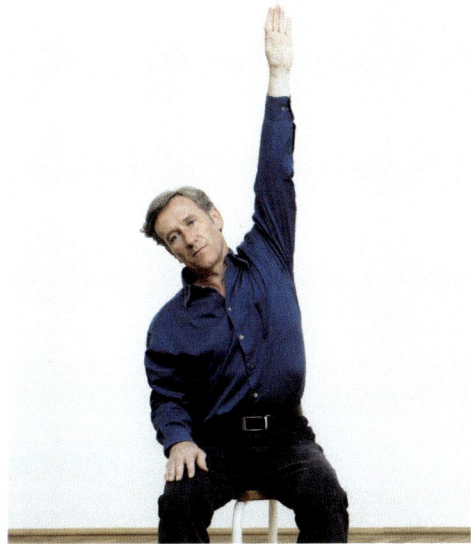

Mögliche Wirkungen
Können Sie nachstehende Wirkungen oder vielleicht andere wahrnehmen?

Körper: Schultern, Arme, Hände, oberer Rücken, Hals und Kopf werden gelöst und belebt. Die Gelenke in diesen Bereichen werden durchlässiger und beweglicher. Die Schultern können sich besser auf dem Brustkorb niederlassen und fühlen sich schwerer oder leichter an. Die Arme und Hände hängen lockerer und sind besser durchblutet. Der Blick weitet sich und alle Sinne werden wacher.

Seele und Geist: Gelöstheit, Leichtigkeit, Weitblick und Wachheit entstehen.

Atem: Der Atem vertieft sich. Atembewegung breitet sich im Brust- und Schulterbereich aus, Atemschwingung in den Armen, Händen und im Kopf. Der lösende absteigende Ausatem und eine deutlichere Atempause entstehen.

5.26 Armschwung

Ausgangshaltung: Nehmen Sie eine aufrechte Sitzhaltung oder einen parallelen, hüftbreiten Stand ein. Legen Sie die Handflächen vor Ihrem Becken aneinander. Lassen Sie die Augen geöffnet und sammeln Sie sich.

Bewegungsablauf: Schwingen Sie mit einem Arm in einem Kreis nach unten, hinten, oben, vorne und vor das Becken zurück. Zugleich sich der Atem darauf einstellt. Bei rhythmischem und nicht zu langsamem Üben sowie zugelassenem Atem wird der Einatem kommen, während Sie mit dem Arm von unten über hinten hinaufschwingen. Der Ausatem wird – am besten stimmlos über den Mund – gehen, während Sie mit dem Arm von oben über vorne vor das Becken zurückschwingen. Eventuell entsteht nun eine kurze Atempause, bevor Sie mit dem neuen Einatem mit dem anderen Arm schwingen.

Spüren Sie abschließend nach.

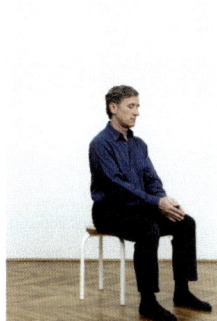

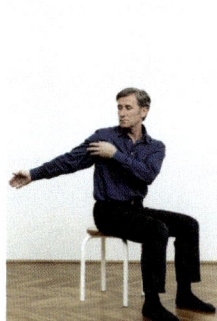

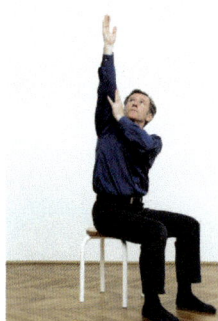

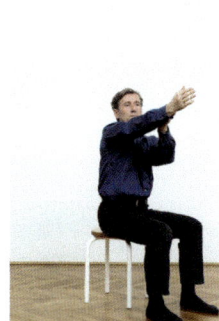

streicht die andere Hand an der Arminnenseite entlang bis zur Schulter und wieder zurück. Sie können auch dem schwingenden Arm nachschauen. So werden Kopf und Hals miteinbezogen.

Nach einigen Wiederholungen kehren Sie in die Ausgangshaltung zurück und vergleichen einen Moment beide Körperseiten.

Nun führen Sie den Armschwung mit der anderen Seite aus und zum Schluss mit beiden Seiten abwechselnd. Variieren Sie auch Tempo und Dynamik der Bewegung, vor allem des Zurückschwingens der Hände vor das Becken. Wenn die Hände vor Ihrem Becken zusammentreffen, pausieren Sie einen kurzen Moment, bevor Sie mit dem anderen Arm schwingen.

Atem: Sobald Sie mit dem Bewegungsablauf vertraut sind, nehmen Sie wahr, wie

Mögliche Wirkungen

Können Sie nachstehende Wirkungen oder vielleicht andere wahrnehmen?

Körper: Schultern, Arme, Hände, Hals und Kopf werden gelöst und belebt. Die Schultern können sich mehr auf dem Brustkorb niederlassen. Der Brustkorb wird mobilisiert und elastischer. Die Sinne werden geschärft. Der Kreislauf wird stark angeregt.

Seele und Geist: Beschwingtheit und Wachheit entstehen.

Atem: Der Atem fließt freier und lebendiger. Atembewegung breitet sich im Brust- und Schulterbereich aus, Atemschwingung in den Armen, Händen und im Kopf. Der lösende absteigende Ausatem und eine deutlichere Atempause entstehen.

5.27 Oberer Kreis der kosmischen Übung

Ausgangshaltung: Nehmen Sie eine aufrechte Sitzhaltung oder einen parallelen, hüftbreiten Stand ein. Legen Sie die Finger beider Hände – ausgenommen die Daumen – mit der Außenseite aneinander und die Fingerkuppen unterhalb der Brustbeinspitze auf den Oberbauch. Schließen Sie die Augen und sammeln Sie sich.

Bewegungsablauf: Bewegen Sie die Fingerkuppen an der Mittellinie Ihres Körpers entlang und darüber hinaus nach oben. Dann breiten Sie die Arme so weit zur Seite aus, dass die Finger diagonal nach oben und die Handflächen nach vorne zeigen. Öffnen Sie sich nach oben und kehren Sie anschließend auf umgekehrtem Weg in die Ausgangshaltung zurück. Sie können die Augen während der Bewegung nach oben öffnen und den Händen nachschauen und beim Zurückführen der Hände wieder schließen. So werden Kopf und Hals in die Bewegung miteinbezogen. Wiederholen Sie den Ablauf mehrmals.

Atem: Sobald Sie mit dem Bewegungsablauf vertraut sind, nehmen Sie wahr, wie sich der Atem darauf einstellt. Bei rhythmischem und nicht zu langsamem Üben sowie zugelassenem Atem wird der Einatem kommen, während Sie sich nach oben öffnen. Der Ausatem wird – am besten stimmlos über den Mund – gehen, während die Hände in die Ausgangsposition auf den Oberbauch zurückkehren. Nun kann eine Atempause entstehen, die Sie genießen können, bevor Sie sich erneut nach oben öffnen.
Spüren Sie abschließend nach.

Mögliche Wirkungen
Können Sie nachstehende Wirkungen oder vielleicht andere wahrnehmen?

Körper: Schultern, Arme, Hände, Hals und Kopf werden gelöst und belebt. Die Schultern können sich mehr auf dem Brustkorb niederlassen. Die Arme und Hände hängen lockerer, der Hals und Kopf werden freier. Alle Sinne werden geschärft.

Seele und Geist: Offenheit, Gelassenheit, Wachheit und Inspiration entstehen.

Atem: Atembewegung breitet sich im Brust- und Schulterbereich aus, Atemschwingung in den Armen, Händen und den Kopf. Der lösende absteigende Ausatem und eine deutlichere Atempause entstehen.

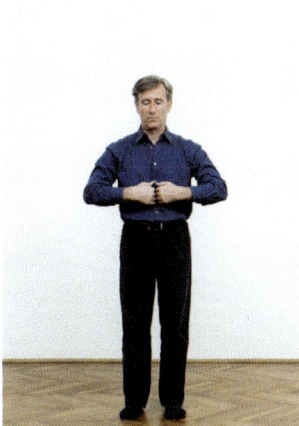

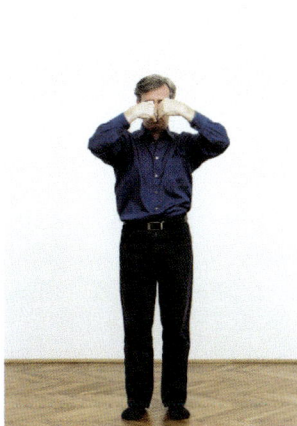

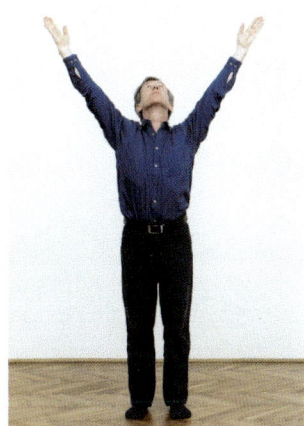

Der mittlere Atemraum umfasst den Bauchraum vom Nabel bis zur Brustbeinspitze. Dieser Bereich des Rumpfes ist am wenigsten durch Knochen geschützt und begrenzt. Dadurch ist hier die größtmögliche Beweglichkeit gegeben – Beugen in alle Richtungen und Drehen um die Längsachse. Der mittlere Atemraum beheimatet den wichtigsten Atemmuskel – das Zwerchfell, das Nervengeflecht des Solarplexus (Sonnengeflecht) und wichtige innere Organe.

Das Zwerchfell schwingt wie ein Segel zwischen unterem und oberem Raum und verbindet diese beiden Räume. Durch seine permanente Bewegung „massiert" es die darunter- und darüberliegenden Organe und unterstützt sie in ihrer Tätigkeit. Nach allgemeiner Anspannung löst sich das Zwerchfell durch Seufzen, Stöhnen, Gähnen, Lachen oder Weinen. Je nachdem wie schwingungsfähig das Zwerchfell ist, wird das Atmen als frei und mühelos oder als anstrengend und mühsam erlebt.

Das Sonnengeflecht liegt unterhalb des Zwerchfells in Höhe des 12. Brustwirbels hinter dem Magen und umgibt die Aorta. Es ist ein Geflecht sympathischer Nervenfasern, in das parasympathische Fasern des Nervus vagus einstrahlen. Diese im Bauch liegende vegetative Steuerungsstelle reguliert die Funktionen der Bauchorgane.

Die Organe im mittleren Atemraum haben die Aufgabe Nahrung zu verarbeiten, Nährstoffe zu speichern und bei Bedarf wieder abzubauen sowie Endprodukte und Gifte auszuscheiden.

Diesem mittleren Atemraum wird auch die seelische Verarbeitung von Erlebnissen zugeschrieben. So wird dieser Raum als Sitz der Gefühle bezeichnet, die dort verarbeitet und gespeichert werden und wieder abrufbar sind.

Der mittlere Atemraum verbindet unten und oben wie ein Baumstamm die Wurzeln und die Baumkrone. Diese Verbindung geschieht auf individuelle Weise, von Mensch zu Mensch verschieden. Die Kräfte von unten bekommen hier ihre individuelle Färbung, bevor sie sich über den oberen Raum ausdrücken. Auf umgekehrtem Weg werden Erlebnisse und Sinneseindrücke von oben in der Mitte aufgenommen, verarbeitet und gespeichert. Die individuelle Persönlichkeit entwickelt sich aus der Beteiligung am aktuellen Geschehen, aus der Akzeptanz des Erlebten und dessen Verarbeitung (Höller-Zangenfeind 2004). Das Wesentliche und Möglichkeiten zur Weiterentwicklung und zur Veränderung werden erkennbar. Daraus entstehen Entscheidungsfähigkeit, Selbstwert, Selbstvertrauen und Selbstbewusstsein – Ich-Kraft. In diesem Atemraum können wir zu uns kommen, zu unserer Mitte finden und Sicherheit, Vertrauen, Gelassenheit, Gleichgewicht und tiefe innere Ruhe erfahren.

Atembewegung im mittleren Atemraum wird als Flankenatmung bezeichnet. Eine frei fließende Atembewegung ist deutlich im mittleren Rumpfbereich – in den Flanken, im Oberbauch und auch im mittleren Rücken spürbar. Der Einatem in diesem Bereich weitet uns nach außen in den Außenraum.

Im mittleren Atemraum wird bei bewusster Begleitung der Ausatembewegung der zentrierende horizontale Ausatem wahrnehmbar (s. auch Theorie 2.11). Er führt nach innen, zentriert in der Mitte und bewirkt Fülle, Dichte und Substanz – „Mitte".

Weitere Übungen für den mittleren Atemraum sind an anderer Stelle beschrieben: 1.3–5, 1.7, 1.8, 2.5, 2.8, 3.13, 4.1, 4.5–9, 4.11, 5.1, 7.1–6, 9.2, 9.4, 9.8, 9.13, 10.3.

6.1 Rumpfmitte streichen 🎧

Ausgangshaltung: Nehmen Sie eine aufrechte Sitzhaltung oder einen parallelen, hüftbreiten Stand ein. Legen Sie eine Hand mit dem Handrücken auf den mittleren Rücken, die andere mit der Handfläche auf den Oberbauch. Schließen Sie die Augen und sammeln Sie sich.

Bewegungsablauf: Streichen Sie mit der vorderen Hand vom Oberbauch über die Flanke zum mittleren Rücken und gleichzeitig mit der hinteren Hand vom Rücken über die Flanke zum Oberbauch. Die Hände wechseln an den Flanken die Berührungsfläche – Handfläche oder Handrücken. Streichen Sie mehrmals innig und liebevoll hin und her und nehmen Sie sich dabei unter Ihren Händen wahr.

Atem: Der Atem fließt im eigenen Maß. Üben Sie bei Bedarf direkt anschließend die Variante oder spüren Sie abschließend nach.

Variante:
Ausgangshaltung: Nehmen Sie eine aufrechte Sitzhaltung oder einen parallelen, hüftbreiten Stand ein. Legen Sie beide Hände wie Spangen an die Flanken – die Daumen zeigen nach hinten, alle anderen Finger nach vorne und die Handflächen nach unten. Schließen Sie die Augen und sammeln Sie sich.

Bewegungsablauf: Streichen Sie mit den Händen nach hinten und nach vorne, bis sich die Daumen bzw. die Finger beider Hände berühren bzw. so weit es für Sie angenehm ist. Üben Sie zügig und kräftig, so dass das Streichen anregend wirkt. Achten Sie darauf, dass die Schultern dabei locker bleiben.

Atem: Der Atem fließt im eigenen Maß. Spüren Sie abschließend nach.

Mögliche Wirkungen
Können Sie nachstehende Wirkungen oder vielleicht andere wahrnehmen?

Körper: Der mittlere Bereich des Rumpfes – der mittlere Rücken, die Flanken und der Oberbauch – und dessen Körperwände werden belebt. Raum und Volumen werden in diesem Bereich spürbar. Die Schultern werden lockerer, Arme und Hände lebendiger und wärmer.

Seele und Geist: Lebendigkeit und Sicherheit entstehen.

Atem: Der Atem fließt freier und lebendiger. Atembewegung breitet sich in den Flanken, im Oberbauch und im mittleren Rücken aus.

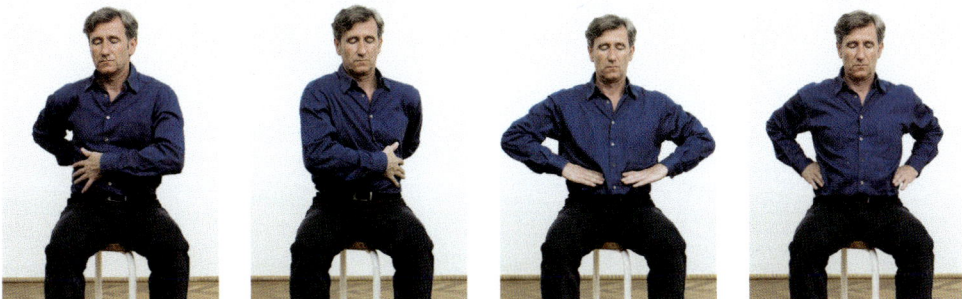

6.2 Rippenbogen federn 🔊

Die Rippenbögen verlaufen von der Brustbeinspitze diagonal nach außen zu den Flanken und verbinden die unteren Rippen miteinander (s. Anatomie S. 218). Diese Rippenbögen bestehen aus Knorpelgewebe und sind deshalb elastisch. An ihnen ist ein Teil (pars costalis) des Zwerchfells befestigt.

Ausgangshaltung: Nehmen Sie eine aufrechte Sitzhaltung oder einen parallelen, hüftbreiten Stand ein. Schließen Sie die Augen und sammeln Sie sich.

Bewegungsablauf und Atem: Tasten Sie zunächst mit Ihren Fingerkuppen den Verlauf beider Rippenbögen. Dann legen Sie die Fingerkuppen beider Hände auf den rechten Rippenbogen in Nähe der Brustbeinspitze. Drücken Sie mit den Fingerkuppen den Rippenbogen sanft und doch deutlich nach innen. Geben Sie dem Druck mit einer kleinen Bewegung hinüber zur Gegenseite nach und atmen Sie dabei stimmlos aus. Sie können den Rippenbogen in mittlerem Tempo, aber auch schneller federn – je spielerischer

sie es tun, desto besser. Dann lassen Sie den Druck schnell los, so dass der Einatem reflektorisch kommen kann und Sie wieder in die Ausgangshaltung zurückschwingen. Wandern Sie nun Stück für Stück am Rippenbogen entlang diagonal nach außen bis zur Flanke und wieder zum Brustbein zurück. Wiederholen Sie diesen Ablauf zwei- bis dreimal.

Spüren Sie nun einen Moment nach und vergleichen Sie beide Flankenbereiche. Welche Unterschiede können Sie wahrnehmen? Anschließend üben Sie in gleicher Weise auf der anderen Seite und zum Schluss mit mehreren Federungen hintereinander am jeweiligen Rippenbogen die Seiten abwechselnd. Spüren Sie abschließend nach.

Mögliche Wirkungen
Können Sie nachstehende Wirkungen oder vielleicht andere wahrnehmen?

Körper: Die Rippenbögen und in Folge die Rippen und der gesamte Brustkorb werden elastischer und beweglicher. Raum und Volumen werden in diesem Bereich spürbar. Das Zwerchfell wird gelöst und belebt und schwingt freier. Die darunterliegenden Organe werden bewegt.

Seele und Geist: Lebendigkeit, Freude und Leichtigkeit entstehen.

Atem: Der Atem fließt freier und lebendiger. Der reflektorische Einatem wird gefördert. Atembewegung breitet sich in den Flanken und im Oberbauch aus.

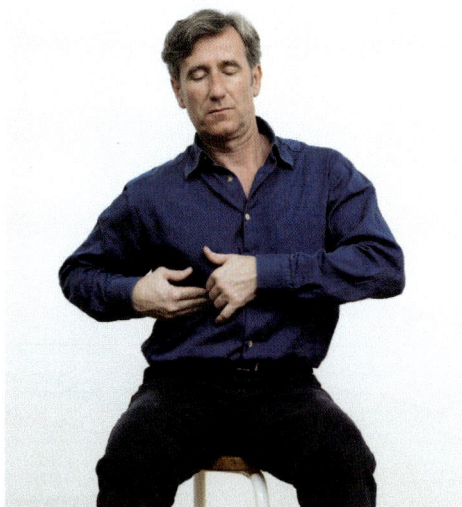

6.3 Schnüffeln 🔊

Ausgangshaltung: Nehmen Sie eine aufrechte Sitzhaltung oder einen parallelen, hüftbreiten Stand ein. Legen Sie beide Hände deutlich spürbar auf Ihren Oberbauch. Schließen Sie die Augen und sammeln Sie sich.

Bewegungsablauf und Atem: Schnüffeln Sie mehrmals hintereinander durch die Nase ein. Dann atmen Sie langsam und kontinuierlich über den Mund aus. Erlauben Sie sich nun, wenn möglich, eine Atempause. Warten Sie, bis der Impuls für den nächsten Einatem von selbst kommt, und atmen Sie wieder mehrmals schnüffelnd ein. Achten Sie darauf, was Sie an Bewegung unter den Händen während des gesamten Ablaufs wahrnehmen können.

Wie oft Sie schnüffeln können, hängt von der Länge des einzelnen Schnüffelns und der Länge Ihres Atems ab. Langsames und längeres Schnüffeln fällt in der Regel leichter. Je schwingungsfähiger das Zwerchfell ist bzw. wird, desto schneller gelingt das Schnüffeln.

Wiederholen Sie den Ablauf drei- bis viermal und, wenn es Ihnen leichtfällt, auch öfters – es sollte Ihnen aber nicht schwindlig werden.

Spüren Sie abschließend nach.

Mögliche Wirkungen

Können Sie nachstehende Wirkungen oder vielleicht andere wahrnehmen?

Körper: Das Zwerchfell wird aktiviert und belebt und kommt ins Schwingen. Dadurch werden die darunter- und darüberliegenden Organe „massiert" und in ihrer Tätigkeit unterstützt. Raum und Volumen werden in der Mitte des Rumpfes spürbar. Dieser lebendige Mittenraum ermöglicht eine mühelose Aufrichtung. Der Kreislauf wird angeregt.

Seele und Geist: Schwingungsfähigkeit, Lebendigkeit, Fröhlichkeit und Ruhe entstehen.

Atem: Der Atem fließt freier und lebendiger. Atembewegung breitet sich in den Flanken, im Oberbauch und im mittleren Rücken aus.

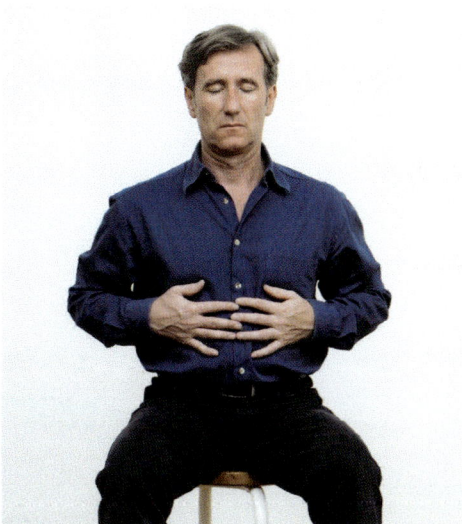

165

6.4 Rumpfmitte kreisen 🔊

Ausgangshaltung: Nehmen Sie eine aufrechte Sitzhaltung oder einen parallelen, hüftbreiten Stand ein. Schließen Sie die Augen und sammeln Sie sich.

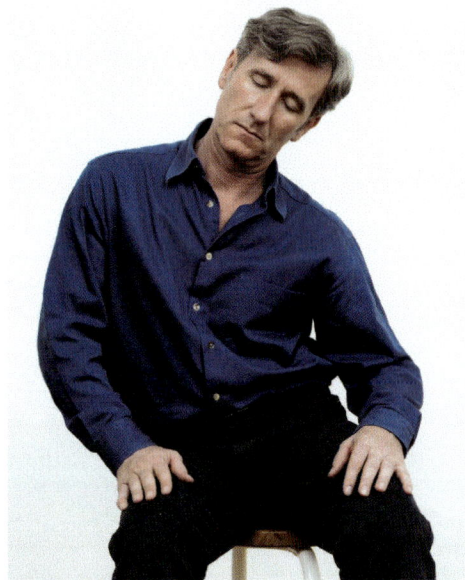

Bewegungsablauf: Kreisen Sie aus der Rumpfmitte heraus in eine Richtung. Dehnen Sie sich dabei in die Flanke, nach vorne in den Oberbauch, wieder in die Flanke und den mittleren Rücken. Gleichzeitig neigen sich Oberkörper und Kopf jeweils in die Gegenrichtung und der Bauch bleibt locker. Lassen Sie auch die Arme und Hände in die Bewegung mitkommen (dies ist nicht auf dem Foto abgebildet, da sonst die Bewegung im Rumpf nicht so gut erkennbar wäre). Heben Sie dazu die Ellbogen etwas zur Seite an und halten Sie die Arme in einem weiten Bogen in Höhe des Oberbauches vor dem Körper. Erweitern Sie das Kreisen der Rumpfmitte über die Arme und Hände horizontal in den Raum. Variieren Sie die Größe der Bewegung, bis das Kreisen leichtfällt. Finden Sie auch die passende Geschwindigkeit und wechseln Sie so oft Sie wollen die Richtung des Kreisens. Üben Sie sehr spielerisch. Nach mehrmaligem Kreisen setzen Sie die Bewegung einfach ab und lassen das Rumpfmitte-Kreisen nachklingen.

Atem: Der Atem fließt im eigenen Maß. Spüren Sie abschließend nach.

Mögliche Wirkungen
Können Sie nachstehende Wirkungen oder vielleicht andere wahrnehmen?

Körper: Die Rumpfmitte wird belebt und geweitet. Raum, Weite und Volumen werden in diesem Bereich spürbar. Das Zwerchfell wird gelöst und aktiviert. Die Bauchorgane werden belebt und deren Durchblutung wird angeregt. Dieser lebendige Mittenraum ermöglicht eine mühelose Aufrichtung.

Seele und Geist: Lebendigkeit, Sicherheit und Selbstvertrauen entstehen.

Atem: Der Atem fließt freier und lebendiger. Atembewegung breitet sich in den Flanken, im Oberbauch und im mittleren Rücken aus.

6.5 Hintere Mitte beleben

Partnerübung: Wählen Sie sich einen Partner für diese Übung.

Ausgangshaltung: Eine Person nimmt eine aufrechte Sitzhaltung ein und schließt die Augen. Der Partner kniet am besten auf einer Decke oder sitzt hinter der Person, legt seine Hände mit den Fingern nach oben zeigend nebeneinander auf den mittleren Rücken der vorderen Person und lässt die Augen geöffnet. Beide sammeln sich.

Bewegungsablauf: Spüren Sie zunächst beide einen Moment den mittleren Rücken. Können Sie Atembewegung unter den Händen wahrnehmen? Dann beginnt die vordere Person aus der Rumpfmitte heraus zu kreisen. Sie kann ganze Kreise vollziehen oder auch nur Halbkreise – von einer Seite über hinten zur anderen Seite. Sie wechselt immer wieder die Größe, das Tempo und auch die Richtung der Bewegung und übt sehr spielerisch. Die Hände des Partners begleiten die Bewegung.

Nach einiger Zeit beginnt die vordere Person bewusst ihre Kraft im mittleren Rücken zu erforschen. Immer wenn sie nach hinten kreist, kann sie sich mit mehr oder weniger Kraft in die Hände des Partners hineinbewegen. Die hintere Person hält dann mit entsprechend viel Kraft dagegen und ermöglicht gleichzeitig die Bewegung. Kurzes Feedback kann hilfreich sein. Nach mehreren Wiederholungen setzt die vordere Person das Kreisen einfach ab.

Der Partner lässt noch einen Moment die Hände auf dem Rücken liegen und Sie spüren gemeinsam nach. Wie nehmen Sie jetzt die Atembewegung im Rücken unter den Händen wahr? Dann nimmt der Partner die Hände vom Rücken weg und lässt die vordere Person noch für sich nachspüren.

Tauschen Sie sich einen Moment über Ihre Wahrnehmungen aus und wechseln Sie dann die Rollen.

Atem: Der Atem fließt im eigenen Maß. Beim kraftvollen Nach-hinten-Kreisen wird er sich der Bewegung anpassen.

Mögliche Wirkungen

Können Sie nachstehende Wirkungen oder vielleicht andere wahrnehmen?

Körper: Die Rumpfmitte wird belebt und geweitet. Raum, Weite und Volumen werden in diesem Bereich spürbar. Das Zwerchfell wird gelöst und aktiviert. Die Bauchorgane werden belebt und deren Durchblutung wird angeregt. Speziell die „hintere Mitte" wird gestärkt. Eine mühelose Aufrichtung entsteht.

Seele und Geist: Rückhalt, Sicherheit, Vertrauen Selbstvertrauen und Bestimmtheit entstehen.

Atem: Der Atem fließt lebendiger und kraftvoller. Atembewegung breitet sich in den Flanken, im Oberbauch und im mittleren Rücken aus.

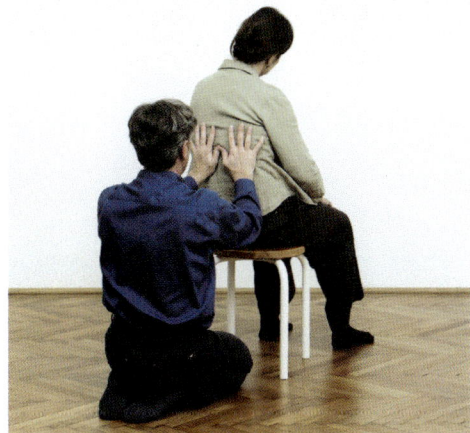

6.6 Flanke dehnen 🫁

Ausgangshaltung: Nehmen Sie eine aufrechte Sitzhaltung oder einen parallelen, hüftbreiten Stand ein. Lassen Sie die Arme locker hängen. Schließen Sie die Augen und sammeln Sie sich.

Bewegungsablauf: Bewegen Sie den rechten Ellbogen zur Seite und verlagern Sie sitzend das Gewicht auf die rechte Hüfte, stehend auf den rechten Fuß. Gleichzeitig neigen Sie den Oberkörper und Kopf in die Gegenrichtung nach links und dehnen dadurch die rechte Flanke. Achten Sie darauf, dass Sie Ellbogen und Schulter nicht anheben und Unterarm und Hand locker hängen. Dann schwingen Sie wieder bewusst in die Ausgangshaltung zurück. Wiederholen Sie den Ablauf mehrmals.
Spüren Sie einen Moment nach und vergleichen Sie beide Körperseiten. Anschließend üben Sie in gleicher Weise mit der anderen Seite und zum Schluss mit beiden Seiten abwechselnd.

Atem: Sobald Sie mit dem Bewegungsablauf vertraut sind, nehmen Sie wahr, wie sich der Atem darauf einstellt. Bei rhythmischem und nicht zu langsamem Üben sowie zugelassenem Atem wird der Einatem kommen, während Sie den Ellbogen zur Seite bewegen. Der Ausatem wird – am besten stimmlos über den Mund – gehen, während Sie zurückschwingen. Nun kann eine kurze Atempause entstehen, bevor Sie den Ablauf wiederholen.
Spüren Sie abschließend nach.

Variante: „E-O"-tönend zurückschwingen
Ablauf: Dehnen Sie die Flanke wie zuvor beschrieben und schwingen Sie nun während der ersten Hälfte der Bewegung und Ihres Ausatems „E" und während der zweiten Hälfte „O"-tönend zurück. Wiederholen Sie diesen Ablauf mehrmals.
Spüren Sie abschließend nach.

Mögliche Wirkungen
Können Sie nachstehende Wirkungen oder vielleicht andere wahrnehmen?

Körper: Die Arme und vor allem die Flanken werden belebt. Raum, Weite und Volumen werden in der Rumpfmitte spürbar. Eine deutlichere Verbindung sowohl nach außen in den Raum, zur Umwelt als auch nach innen zu sich selbst entstehen. Bei bewusstem Begleiten des Ausatems – besonders beim Üben der Variante – wird ein Zentrum in der Mitte spürbar. Diese „tragende Mitte" erleichtert die Aufrichtung.

Seele und Geist: Gleichgewicht, Selbstvertrauen und -bewusstsein entstehen.

Atem: Der Atem fließt freier und lebendiger. Atembewegung breitet sich in den Flanken, im Oberbauch und im mittleren Rücken aus. Der zentrierende horizontale Ausatem und eine deutlichere Atempause entstehen.

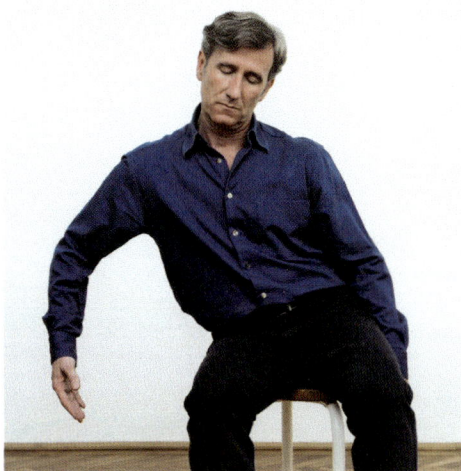

6.7 Flanken federn

Partnerübung: Wählen Sie sich einen Partner für diese Übung.

Ausgangshaltung: Nehmen Sie eine aufrechte Sitzhaltung oder einen parallelen, hüftbreiten Stand hintereinander ein. Die hintere Person legt ihre Hände auf die Flanken des Partners, so dass sie deutlich die unteren Rippen unter ihren Händen spürt. Schließen Sie beide die Augen und sammeln Sie sich.

Bewegungsablauf: Spüren Sie zunächst beide einen Moment die Flanken. Können Sie Atembewegung unter den Händen wahrnehmen? Dann führt die hintere Person die vordere in die Bewegung, in dem sie diese deutlich mit den Händen nach rechts zur Seite schiebt. Die vordere Person ist dabei nicht passiv, sondern geht aktiv mit. Dadurch entsteht eine Gewichtsverlagerung – sitzend auf die rechte Hüfte und stehend auf den rechten Fuß – und gleichzeitig neigt sich der Oberkörper und der Kopf in die Gegenrichtung nach links. Die rechte Seite wird deutlich gedehnt. Nun schiebt die hintere Person die vordere nach links und in der Folge hin und her. Die hintere Person hat durch das deutliche Schieben mit den Händen die Führung. Sie nimmt zudem die gleiche Bewegung auf und somit schwingen beide synchron mehrmals hin und her. Variieren Sie auch die Größe und die Geschwindigkeit der Bewegung. Dann lassen Sie das Hin- und Herschwingen langsam kleiner werden und ausklingen. Lassen Sie die Hände auf den Flanken liegen und spüren Sie beide nach. Wie nehmen Sie jetzt die Atembewegung unter den Händen wahr – ist sie kleiner, größer, ruhiger oder lebendiger als zu Beginn? Dann nehmen Sie die Hände von den Flanken weg und lassen die vordere Person noch einen Moment für sich nachspüren.
Tauschen Sie sich einen Moment über Ihre Wahrnehmungen aus und wechseln Sie dann die Rollen.

Atem: Der Atem fließt im eigenen Maß. Je nach Tempo und Größe der Bewegung stellt er sich rhythmisch darauf ein.

Mögliche Wirkungen
Können Sie nachstehende Wirkungen oder vielleicht andere wahrnehmen?

Körper: Die unteren Rippen und die Wirbelsäule werden elastischer und beweglicher. Das Zwerchfell wird gelöst und belebt. Raum, Weite und Volumen werden in der Rumpfmitte wahrnehmbar. Dieser lebendige Mittenraum ermöglicht eine mühelose Aufrichtung.

Seele und Geist: Freude, Lebendigkeit und Beschwingtheit entstehen.

Atem: Der Atem fließt freier und lebendiger. Atembewegung breitet sich in den Flanken, im Oberbauch und im mittleren Rücken aus.

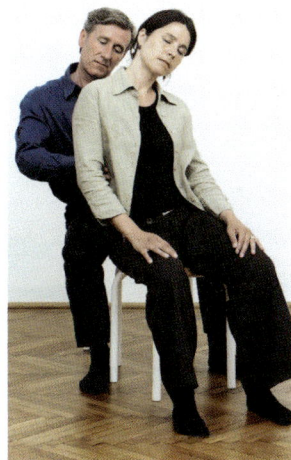

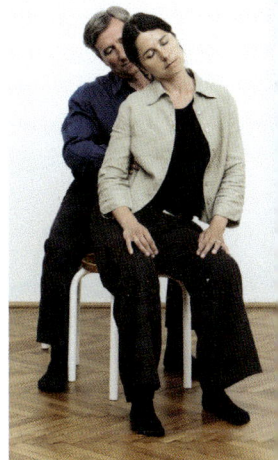

6.8 Backen aufblasen

Ausgangshaltung: Nehmen Sie eine aufrechte Sitzhaltung oder einen parallelen, hüftbreiten Stand ein. Schließen Sie die Augen und sammeln Sie sich.

Bewegungsablauf und Atem: Lassen Sie den Einatem kommen und füllen Sie im Ausatem Ihre Mundhöhle mit Luft, so dass sich die Backen aufblasen. Öffnen Sie nun plötzlich die Lippen und lassen Sie die Luft mit einem „P" herausplatzen. Wiederholen Sie dies mehrmals.

Variante: blubbern

Bewegungsablauf und Atem: Lassen Sie den Einatem kommen und füllen Sie im Ausatem Ihren Mundhöhle mit Luft, so dass sich die Backen aufblasen. Öffnen und schließen Sie sehr schnell die Lippen und lassen Sie die Luft portionsweise mit einem „B - B - B - B - B - B - B - B" heraus. Die Lippen „blubbern". Wiederholen Sie es mehrmals. Spüren Sie abschließend nach.

Mögliche Wirkungen

Können Sie nachstehende Wirkungen oder vielleicht andere wahrnehmen?

Körper: Das Zwerchfell wird aktiviert und belebt. Raum und Volumen werden in der Rumpfmitte spürbar. Dieser lebendige Mittenraum ermöglicht eine mühelose Aufrichtung.

Seele und Geist: Fröhlichkeit, Lachen und Lebendigkeit entstehen.

Atem: Der Atem fließt freier und lebendiger. Atembewegung breitet sich in den Flanken, im Oberbauch und im mittleren Rücken aus.

6.9 „H" in Verbindung mit Vokalen und Umlauten tönen

Ausgangshaltung: Nehmen Sie eine aufrechte Sitzhaltung ein. Schließen Sie die Augen und sammeln Sie sich.

Bewegungsablauf und Atem: Tönen Sie spielerisch ein „H" in Verbindung mit Vokalen und Umlauten, z. B. „HO", „HE", „HÜ" usw. Rufen Sie kurz oder tönen Sie lang „HO" oder hängen Sie mehrere „HO" aneinander und tönen z. B. „HO-HO-HO". Überlegen Sie nicht lange, welchen Vokal oder Umlaut Sie nehmen sollen, sondern tönen Sie, was Ihnen spontan einfällt. Üben Sie sehr spielerisch.

Variation: Üben Sie wie beschrieben, aber nehmen Sie eine Bewegung des Rückens und der Arme hinzu und öffnen Sie nun die Augen. Lassen Sie im Einatem Ihr Becken nach hinten kippen und gleichzeitig die Arme zurückschwingen. Beim Tönen richten Sie sich vom Becken beginnend wieder

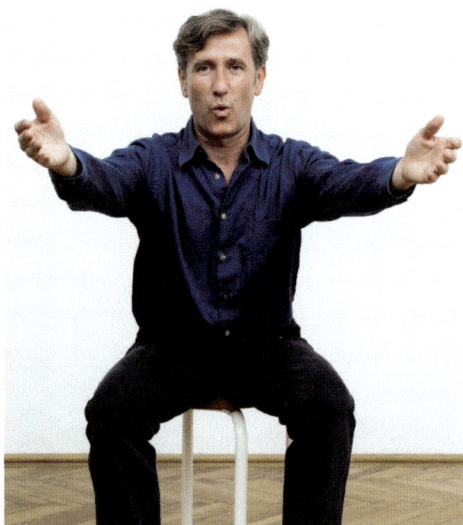

auf und schwingen die Arme nach vorne, wie wenn Sie den Ton in den Raum hinaustragen wollten. Schauen Sie ihm nach.

Spüren Sie abschließend nach.

Variante: „HE" tönen 🎧

Ausgangshaltung: Nehmen Sie eine aufrechte Sitzhaltung oder einen parallelen, hüftbreiten Stand ein. Lassen Sie die Augen geöffnet und sammeln Sie sich.

Bewegungsablauf und Atem: Tönen Sie „HE" und bewegen Sie dabei einen Ellbogen zur Seite, wie wenn Sie etwas wegschieben wollen. Sie können „HE" sehr kurz oder länger tönen und nach Belieben die Tonlänge und ebenso die Ellbogen abwechseln. Überlegen Sie nicht lange, sondern tönen Sie und bewegen Sie sich, wie es spontan entsteht.

Variation: Üben Sie wie zuvor beschrieben, aber gehen Sie dabei im Raum umher. Verbinden Sie Ellbogenbewegung und „HE"-

Tönen ab und zu mit einem kräftigen Aufstampfen des Fußes auf der gleichen Seite. Bleiben Sie hin und wieder dabei stehen und erforschen Sie Ihre „Stellkraft". Sie können dazu auch beide Ellbogen benutzen. Spüren Sie abschließend nach.

Mögliche Wirkungen

Können Sie nachstehende Wirkungen oder vielleicht andere wahrnehmen?

Körper: Das Zwerchfell und der ganze Körper werden belebt. Die aufrechte Haltung fällt leichter, Wort und Ton bekommen Unterstützung und Kraft. Durch „HE" und die Bewegung zur Seite werden Raum und Weite speziell in den Flanken spürbar. Das bewusste Aufstampfen bewirkt einen klaren Standpunkt und eine kraftvolle Körperspannung.

Seele und Geist: Fröhlichkeit, Lachen, Spontaneität, Selbstbewusstsein, Bestimmtheit und Durchsetzungsvermögen entstehen.

Atem: Der Atem fließt freier und lebendiger. Atembewegung breitet sich im ganzen Rumpf und besonders deutlich in den Flanken, im Oberbauch und mittleren Rücken aus. Der reflektorische Einatem entsteht.

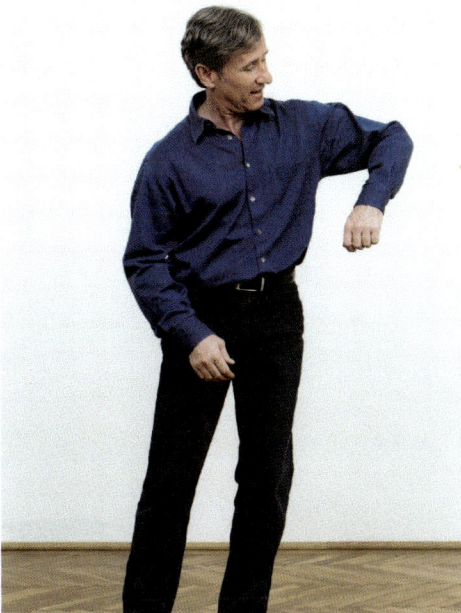

6.10 Zwerchfell aktivieren 🔊

Durch die gezielte Geräuscherzeugung im Ausatem und ausnahmsweise auch im Einatem wird bei dieser Übung der Atem willentlich geführt.

Ausgangshaltung: Nehmen Sie eine aufrechte Sitzhaltung oder einen parallelen, hüftbreiten Stand ein. Schließen Sie die Augen und sammeln Sie sich.

Ablauf und Atem: Formen Sie Ihre Lippen, so dass eine kleine runde Öffnung entsteht, durch die Sie stimmlos, sanft und doch deutlich „SCH"-tönend ausatmen und ebenfalls „SCH"-tönend einatmen. Das Geräusch beim Aus- und Einatmen sollte etwa gleich laut und gleich lang sein, so dass es wie eine Laubsäge oder Dampflokomotive klingt. Sobald dieses „SCH"-Tönen mühelos gelingt, können Sie das Tempo allmählich steigern, bis Sie am Schluss kurz und schnell hintereinander immer im Aus- und Einatem „SCH" tönen.

Machen Sie nach etwa acht bis zwölf Mal Aus- und Einatmen eine Pause bzw. falls Ihnen schwindlig wird auch schon früher und wiederholen Sie die Übung drei- bis

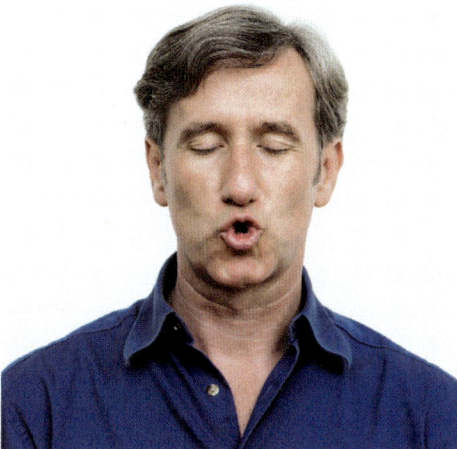

viermal. Spüren Sie jeweils in den Pausen nach und nehmen Sie wahr, wie der Atem nun fließt, wenn er freigegeben ist.

Um die Atembewegung bzw. die Auswirkung der Zwerchfellbewegung nach und während des „SCH"-Tönens noch deutlicher zu spüren, können Sie die Hände zunächst auf den Oberbauch legen und wahrnehmen, wie er sich bewegt. Dann legen Sie die Hände seitlich auf die Flanken und nehmen Sie wahr, ob und wie sich die unteren Rippen unter den Händen bewegen.

Hinweis: Bewegen sich die Bauchdecke und unteren Rippen beim „SCH"-Tönen im Ausatem nicht nach innen, sondern nach außen, dann pressen Sie vielleicht zu stark nach unten. Versuchen Sie die Übung noch einmal spielerischer. Richten Sie sich nun jeweils beim „SCH"-Tönen im Ausatem ein wenig auf und geben Sie beim „SCH"-Tönen im Einatem in sich nach unten nach.

Spüren Sie abschließend ausführlich nach.

Mögliche Wirkungen

Können Sie nachstehende Wirkungen oder vielleicht andere wahrnehmen?

Körper: Das Zwerchfell wird aktiviert und belebt und kommt ins Schwingen. Dadurch werden die darunter- und darüberliegenden Organe „massiert" und in ihrer Tätigkeit unterstützt. Raum und Volumen werden in der Mitte des Rumpfes spürbar. Dieser lebendige Mittenraum ermöglicht eine mühelose Aufrichtung. Der Kreislauf wird angeregt.

Seele und Geist: Fröhlichkeit, Lachen und Lebendigkeit entstehen.

Atem: Der Atem fließt freier und lebendiger. Atembewegung breitet sich in den Flanken, im Oberbauch und im mittleren Rücken aus.

6.11 Nasenflügel dehnen …

Ausgangshaltung: Nehmen Sie eine aufrechte Sitzhaltung oder einen parallelen, hüftbreiten Stand ein. Schließen Sie die Augen und sammeln Sie sich.

Bewegungsablauf und Atem: Legen Sie beide Daumen von unten an die Nasenflügel und heben Sie diese an. Nehmen Sie wahr, wie der Einatem dadurch spontan einströmt und lassen Sie beim Ausatmen das Anheben wieder los. Wiederholen Sie dies mehrmals.

Variation: Versuchen Sie ohne Hilfe der Daumen die Nasenflügel anzuheben. Lassen Sie den Einatem wieder von selbst einströmen. Es ist nur eine kleine Bewegung möglich, die aber durch wiederholtes Üben recht deutlich werden kann.

… und „Duft und Hauch"

Ablauf und Atem: Lassen Sie den Einatem kommen und stellen Sie sich dabei vor, Sie riechen an einer wohlduftenden Blume. Lassen Sie den Duft in die Nase einströmen und die Nase sich dabei von innen öffnen. Den Ausatem hauchen Sie über den Mund aus. Wiederholen Sie den Vorgang ein paar Mal. Sollte Ihnen schwindlig werden, machen Sie eine Pause.

Variation: Lassen Sie den Duft in die Nase einströmen und hauchen Sie den Ausatem über die Nase aus. Wiederholen Sie den Vorgang mehrmals.
Spüren Sie abschließend nach.

Die Variation von „Nasenflügel dehnen" und beide Versionen von „Duft und Hauch" können Sie jederzeit praktizieren, ohne dass jemand bemerkt, dass Sie eine Atemübung ausführen.

Mögliche Wirkungen
Können Sie nachstehende Wirkungen oder vielleicht andere wahrnehmen?

Körper: Die Nase öffnet sich und fühlt sich weiter, freier sowie durchlässiger an. Das Zwerchfell wird aktiviert und der gesamte Körper sanft belebt. Bei Schnupfen, engen Nasengängen und chronisch entzündeten Nebenhöhlen tritt Erleichterung ein.

Seele und Geist: Offenheit, Leichtigkeit und Ich-Kraft entstehen.

Atem: Der Atem kann mühelos einströmen, wird stark angeregt und fließt freier. Atembewegung breitet sich von der Rumpfmitte bis in die Peripherie des Körpers aus.

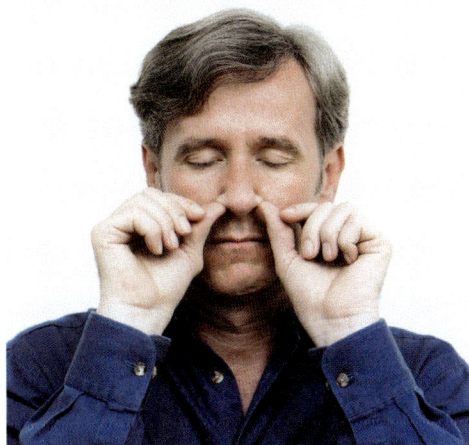

6.12 Mitte verwringen

Ausgangshaltung: Nehmen Sie eine aufrechte Sitzhaltung ein. Halten Sie einen Arm in Schulterhöhe in einem runden Bogen vor sich, die Handfläche zeigt nach außen. Die andere Hand berührt den Hocker. Lassen Sie die Augen geöffnet und sammeln Sie sich.

Bewegungsablauf: Reichen Sie mit der erhobenen Hand zur gegenüberliegenden Schulter und drehen Sie sich dabei um die Achse der Wirbelsäule. Verwringen Sie Ihre Mitte. Schauen Sie der Hand nach und beziehen Sie so Kopf und Hals in die Bewegung mit ein. Achten Sie darauf, dass Sie sich nicht zur Seite oder zurück lehnen, sondern immer aufgerichtet bleiben. Dann drehen Sie sich wieder in die Ausgangshaltung zurück. Wiederholen Sie den Ablauf mehrmals.
Danach lassen Sie beide Arme und Hände locker hängen und spüren nach. Wie nehmen Sie die gedehnte Körperseite im Vergleich zur anderen wahr – speziell Flanke, Schulter, Arm und Hand. Wiederholen Sie den gleichen Ablauf auf der anderen Seite und üben Sie zum Schluss auf beiden Seiten abwechselnd.

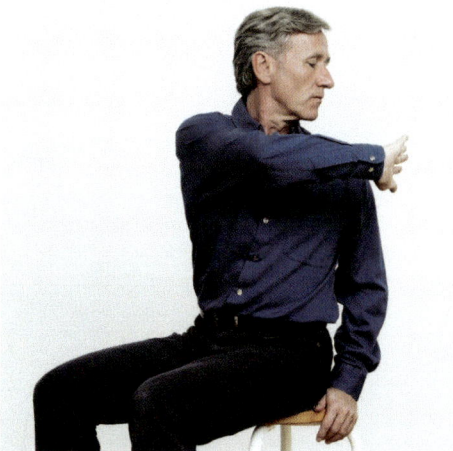

Atem: Sobald Sie mit dem Bewegungsablauf vertraut sind, nehmen Sie wahr, wie sich der Atem darauf einstellt. Bei rhythmischem und nicht zu langsamem Üben sowie zugelassenem Atem wird der Einatem kommen, während Sie die Mitte verwringen. Der Ausatem wird – am besten stimmlos über den Mund – gehen, während Sie wieder in die Ausgangshaltung zurückkommen.
Spüren Sie abschließend nach.

Mögliche Wirkungen
Können Sie nachstehende Wirkungen oder vielleicht andere wahrnehmen?

Körper: Hände, Arme, Schultern, Hals, Kopf, Rücken, Rumpfmitte und Flanken werden belebt. Wirbelsäule und Brustkorb werden beweglicher. Der Brustkorb fühlt sich weiter und elastischer an. Raum, Weite und Volumen werden zudem in der Rumpfmitte und vor allem in den Flanken spürbar. Das Zwerchfell wird gelöst, aktiviert und schwingungsfähiger.

Seele und Geist: Lebendigkeit, Sicherheit und Selbstvertrauen entstehen.

Atem: Der Atem fließt freier und lebendiger. Atembewegung breitet sich im ganzen Rumpf, vor allem in den Flanken aus, Atemschwingung in den Armen, Händen sowie im Hals und Kopf.

6.13 Mitte in Achterschleife kreisen

Ausgangshaltung: Nehmen Sie eine aufrechte Sitzhaltung oder einen parallelen, hüftbreiten Stand ein. Schließen Sie die Augen und sammeln Sie sich.

Bewegungsablauf: Kreisen Sie aus der Rumpfmitte heraus zur Seite nach rechts, nach vorne und diagonal durch die Mitte nach hinten, zur Seite nach links, nach vorne und wieder diagonal durch die Mitte nach hinten kontinuierlich in einer liegenden Acht. Dehnen Sie sich immer weit in die Flanken hinaus und kommen Sie durch die Mitte zur anderen Seite. Achten Sie darauf, dass Sie den Bauch locker lassen. Variieren Sie die Größe der Bewegung und finden Sie die für Sie passende Geschwindigkeit des Kreisens. Sie können auch die Richtung wechseln. Wiederholen Sie dieses Kreisen mehrmals und setzen Sie es zum Schluss in der Mitte ab.

Atem: Sobald Sie mit dem Bewegungsablauf vertraut sind, nehmen Sie wahr, wie sich der Atem darauf einstellt. Bei rhythmischem und nicht zu schnellem Üben sowie zugelassenem Atem wird der Einatem kommen, während Sie zur Seite hinauskreisen. Der Ausatem wird gehen, während Sie zur Mitte kommen.
Spüren Sie abschließend nach.

Mögliche Wirkungen
Können Sie nachstehende Wirkungen oder vielleicht andere wahrnehmen?

Körper: Der mittlere Bereich des Rumpfes fühlt sich weiter und voluminöser an. Eine deutlichere Verbindung nach außen in den Raum, zur Umwelt und ein Zentrum in der Mitte werden spürbar. Damit verbunden können Dichte und Substanz empfunden werden.

Seele und Geist: Offenheit, Gleichgewicht, Zentriertheit, Ich-Kraft und tiefe innere Ruhe entstehen.

Atem: Atembewegung breitet sich in den Flanken, im Oberbauch und im mittleren Rücken aus. Der Atem vertieft und „verdichtet" sich. Der zentrierende horizontale Ausatem und eine deutlichere Atempause entstehen.

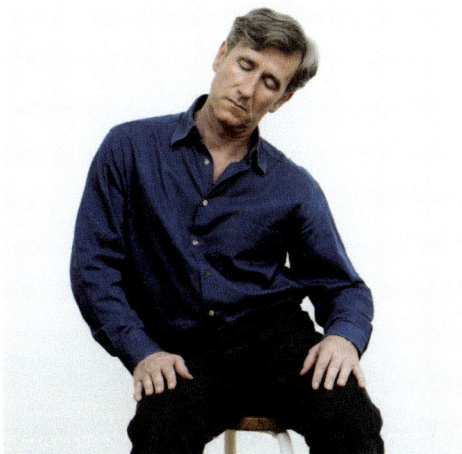

6.14 „Mitte" bilden

Ausgangshaltung: Nehmen Sie eine aufrechte Sitzhaltung auf dem Hocker oder einen parallelen, hüftbreiten Stand ein. Legen Sie eine Hand direkt unterhalb der Brustbeinspitze auf den Oberbauch und die andere gegenüber mit dem Handrücken auf den mittleren Rücken. Schließen Sie die Augen und sammeln Sie sich.

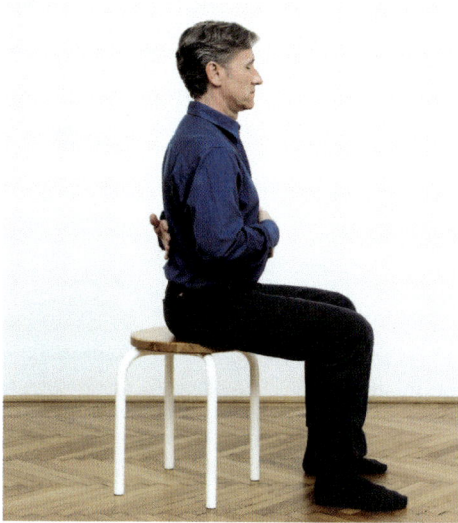

Ablauf und Atem: Gehen Sie mit der Sammlung zu den Händen und nehmen Sie – ohne dabei den Atem willentlich zu beeinflussen – wahr, was an Atembewegung unter die Hände kommt. Begleiten Sie bewusst den Einatem, wie er von selbst kommt und die Körperwände weitet. Begleiten Sie ebenso aufmerksam den Ausatem, wie er geht und die Körperwände zurückschwingen lässt. Begleiten Sie dieses Zurückschwingen im Ausatem nach innen zum Mittelpunkt zwischen Ihren Händen. Nehmen Sie wahr, wie dadurch die Empfindung eines Zentrums in diesem Bereich entsteht. Warten Sie in der Atempause nun einen Moment, bis der nächste Einatem von selbst kommt.

Zur Unterstützung des Einatems können Sie unter der Hand im Rücken nach hinten sanft nachgeben, dem Einatem sozusagen bewusst Raum geben. Anschließend begleiten Sie den Ausatem wieder zurück in Ihre Mitte usw. Bei Bedarf wechseln Sie die Position der Hände – legen Sie die vordere Hand auf den Rücken und die hintere auf den Oberbauch.
Spüren Sie abschließend nach.

Mögliche Wirkungen
Können Sie nachstehende Wirkungen oder vielleicht andere wahrnehmen?

Körper: Der mittlere Bereich des Rumpfes fühlt sich weiter und voluminöser an. Ein Zentrum in der Mitte wird spürbar, verbunden mit einer Empfindung von Dichte und Substanz. „Mitte" entsteht.

Seele und Geist: Hingabe, Gleichgewicht, Vertrauen, Zentriertheit, Selbstbewusstsein und tiefe innere Ruhe entstehen.

Atem: Atembewegung breitet sich in den Flanken, im Oberbauch und im mittleren Rücken aus. Der Atem vertieft und „verdichtet" sich. Der zentrierende horizontale Ausatem und eine deutlichere Atempause entstehen.

6.15 Mittlerer Kreis der kosmischen Übung

Ausgangshaltung: Nehmen Sie eine aufrechte Sitzhaltung oder einen parallelen, hüftbreiten Stand ein. Legen Sie die Finger beider Hände – ausgenommen die Daumen – mit der Außenseite aneinander und die Fingerkuppen unterhalb der Brustbeinspitze auf den Oberbauch. Lassen Sie die Augen geöffnet und sammeln Sie sich.

Bewegungsablauf: Bewegen Sie die Hände nach vorne in den Raum und breiten Sie die Arme zur Seite aus. Achten Sie darauf, dass sie auf Höhe des Oberbauchs bleiben. Nun bewegen Sie die Arme und Hände auf umgekehrtem Weg zurück, so dass die Fingerkuppen wieder den Bauch berühren. Wiederholen Sie diese Bewegung mehrmals. Öffnen Sie sich bewusst nach außen in die Weite des Raumes und zur Umwelt und kehren Sie wieder zu sich in die Mitte zurück.

Atem: Sobald Sie mit dem Bewegungsablauf vertraut sind, nehmen Sie wahr, wie sich der Atem darauf einstellt. Bei rhythmischem und nicht zu langsamem Üben sowie zugelassenem Atem wird der Einatem kommen, während Sie die Hände von der Körpermitte zur Seite bewegen. Der Ausatem wird – am besten stimmlos über den Mund – gehen, während Sie die Hände zum Bauch zurückführen. Oft folgt eine Atempause.
Spüren Sie abschließend nach.

Mögliche Wirkungen
Können Sie nachstehende Wirkungen oder vielleicht andere wahrnehmen?

Körper: Der mittlere Bereich des Rumpfes fühlt sich weiter und voluminöser an. Schultern, Arme und Hände werden durchlässiger. Eine deutlichere Verbindung nach außen in den Raum, zur Umwelt und ein Zentrum in der Mitte werden spürbar. Damit verbunden kann Dichte und Substanz empfunden werden.

Seele und Geist: Offenheit, Zentriertheit, Ich-Kraft und tiefe innere Ruhe entstehen.

Atem: Atembewegung breitet sich in den Flanken, im Oberbauch und im mittleren Rücken aus. Der Atem vertieft und „verdichtet" sich. Der zentrierende horizontale Ausatem und eine Atempause entstehen.

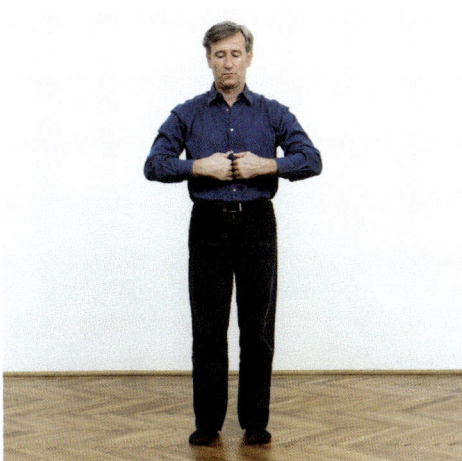

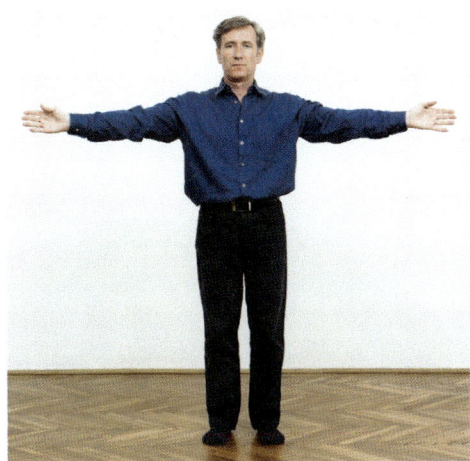

Diese Übungen sprechen alle Atemräume an. Ihre Wirkungen sind sehr vielfältig und detailliert bei den Übungen selbst beschrieben. Besonders umfassend in ihrer Wirkung sind die Übungen 7.5 Sich in alle Richtungen öffnen und 7.6 Kosmische Übung. Sie können als tägliche Übung manch lange Übungsserie ersetzen oder eine kürzere Übungsserie integrierend abschließen.

Öffnet sich ein Atemraum bei einer Übung nicht, sind zunächst spezifischere Übungen für diesen Atemraum empfehlenswert. Anschließend kann es sinnvoll sein, die ursprüngliche Übung zu wiederholen.

Atembewegung, die sich in allen Atemräumen ausbreitet, wird als Vollatmung bezeichnet. Eine frei fließende Atembewegung wird immer zuerst knapp unterhalb des Nabels am „Atempulspunkt" am deutlichsten spürbar und breitet sich von dort im ganzen Rumpf aus. Als Atemschwingung ist sie bis in die Beine, Füße, Arme, Hände und den Kopf spürbar.

Weitere Übungen, die alle Atemräume ansprechen, sind an anderer Stelle beschrieben: viele einleitende Übungen 1.3–5, 1.7, 1.8, alle anregenden Übungen 2.1–10, die Rückenübungen 4.1, 4.5–7, 4.11 und die Übungen 5.1, 6.9, 6.11, 9.2, 9.4, 9.8, 9.13, 10.3.

7.1 Mit „HO" aufstehen

Ausgangshaltung: Nehmen Sie eine aufrechte Sitzhaltung ein. Lassen Sie die Augen geöffnet und sammeln Sie sich.

Bewegungsablauf: Heben Sie die Arme locker nach oben und lassen Sie sie dreimal hinunter- und wieder hinaufschwingen. Beim Hinunterschwingen der Arme zählen Sie laut „eins", „zwei", „drei". Heben Sie beim letzten Hinaufschwingen der Arme die Füße vom Boden ab und tönen beim nächsten Hinunterschwingen kurz und laut „HO", während Sie gleichzeitig kraftvoll – die Füße auf direktem Weg in den Boden stampfend – aufstehen. Achten Sie darauf, dass Sprung-, Knie- und Hüftgelenke beim Aufstampfen nicht blockieren, sondern die kraftvolle Bewegung abfedern. Bleiben Sie einen Moment stehen und nehmen Sie Ihren Stand wahr und wie Sie sich fühlen. Anschließend setzen Sie sich wieder zurück und wiederholen diesen Ablauf mehrmals.

Atem: Der Atem stellt sich rhythmisch auf die Bewegung ein. Sie atmen beim Hinunterschwingen der Arme und Aufstampfen aus und beim Hinaufschwingen der Arme ein.

Spüren Sie zuerst im Stehen nach. Welcher kurze Satz oder welches Wort würde prägnant ausdrücken, wie Sie sich jetzt erleben? Spüren Sie anschließend auch noch im Sitzen nach.

Mögliche Wirkungen
Können Sie nachstehende Wirkungen oder vielleicht andere wahrnehmen?

Körper: Die Füße stehen fest und flächig am Boden. Die Beine fühlen sich kräftig an. Der Stand ist stabil. Muskelspannung und Haltung drücken Präsenz aus.

Seele und Geist: Heiterkeit, Selbstbewusstsein, Direktheit, Bestimmtheit und Wachheit entstehen.

Atem: Der Atem wird lebendiger und kraftvoller. Atembewegung breitet sich im ganzen Rumpf aus, Atemschwingung in den Armen, Händen, Beinen, Füßen, im Hals und Kopf.

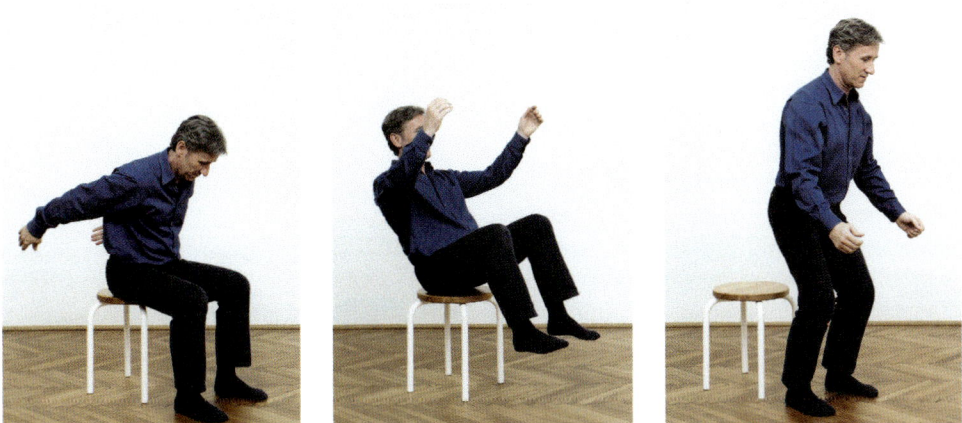

7.2 Sich abwechselnd vom Hocker ziehen

Partnerübung: Wählen Sie sich einen Partner für diese Übung.

Ausgangshaltung: Setzen Sie sich gegenüber und umfassen Sie die Handgelenke des Partners. Lassen Sie die Augen geöffnet und sammeln Sie sich.

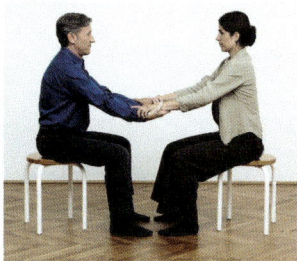

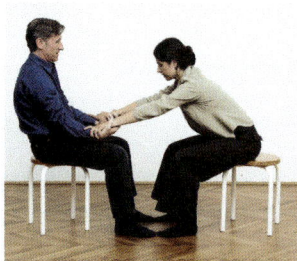

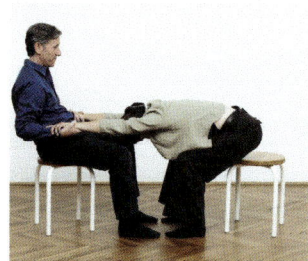

Atem: Beim langsamen Üben fließt der Atem im eigenen Maß. Beim schnelleren Üben kann sich der Atem auf die Bewegung einstellen, so dass der Einatem beim Gedehnt-Werden kommt und der Ausatem beim Ziehen geht.
Spüren Sie abschließend nach.
Tauschen Sie sich einen Moment über Ihre Wahrnehmungen aus, speziell wie das Wechseln zwischen Tun und Lassen gelungen ist.

Bewegungsablauf: Eine Person beginnt, die andere zu sich herzuziehen. Sie muss dazu die Ellbogen beugen und sich ein wenig zurücklehnen. Die andere Person ist ganz passiv, lässt sich ziehen und langdehnen. Zuerst strecken sich die Arme, dann geben die Schultern nach, der Oberkörper und das Becken neigen sich so weit wie möglich nach vorne, idealerweise bis der Rücken langgezogen und das Becken ganz nach vorne geneigt ist. Der Kopf wird in Verlängerung der Wirbelsäule gehalten. Zum Schluss hebt sich das Gesäß ein wenig vom Hocker ab. Dies kann die Person, die gezogen wird, durch einen leichten Druck der Füße in den Boden unterstützen. Nun lässt die ziehende Person den Partner langsam wieder auf den Hocker zurück. Jetzt tauschen Sie die Rollen. Es findet immer ein Wechsel zwischen aktiver und passiver Bewegung statt. Üben Sie zuerst langsam, mit der Zeit können Sie das Tempo erhöhen. Achten Sie immer darauf, dass die passive Person sich wirklich ziehen lässt und sich nicht selbst aktiv vorbeugt.

Mögliche Wirkungen

Können Sie nachstehende Wirkungen oder vielleicht andere wahrnehmen?

Körper: Arme, Schultern und der gesamte Rücken werden gelöst und belebt, die Beweglichkeit in den Hüftgelenken wird gefördert. Die Schultern fühlen sich breiter an und können sich besser auf dem Brustkorb niederlassen. Die Arme und Hände hängen lockerer. Die Füße und Beine stehen fest am Boden. Der Rücken fühlt sich länger und lebendiger an, die aufrechte Sitzhaltung fällt leichter.

Seele und Geist: Hingabe und Flexibilität entstehen.

Atem: Der Atem fließt freier und lebendiger. Atembewegung breitet sich im ganzen Rumpf aus, Atemschwingung in den Armen, Händen, Beinen und Füßen.

7.3 Trichter

Ausgangshaltung: Nehmen Sie eine aufrechte Sitzhaltung ein. Schließen Sie die Augen und sammeln Sie sich.

Bewegungsablauf: Beginnen Sie mit einem kleinen Kreisen des Beckens im Bereich zwischen den Sitzknochen. Lassen Sie die Bewegung allmählich größer werden, indem Sie zunächst über den Sitzknochen und anschließend um die Sitzknochen herum kreisen. Dabei kippen Sie das Becken nach hinten, verlagern das Gewicht auf die rechte Hüfte, kippen das Becken nach vorne, verlagern das Gewicht auf die linke Hüfte usw. Achten Sie darauf, dass Sie sich nicht mit dem Oberkörper in den Raum lehnen und den Bauch locker lassen. Finden Sie nun und bei allen folgenden kreisenden Bewegungen die Größe und Geschwindigkeit, die Ihnen angenehm ist. Dann lassen Sie das Kreisen weiter nach oben wandern und kreisen mit der Rumpfmitte. Bewegen Sie sich nach hinten in den mittleren Rücken, zur Seite in die Flanke, nach vorne in den Oberbauch und zur anderen Seite. Gleichzeitig neigen sich Oberkörper und Kopf jeweils in die Gegenrichtung. Halten Sie die Arme in einem weiten Bogen in Höhe des Oberbauches vor dem Körper und lassen Sie sie horizontal mitkreisen. Dann lassen Sie das Kreisen noch höher wandern und kreisen mit dem Brustkorb. Halten Sie dazu die Arme in Höhe des

Brustkorbs vor dem Körper. Zum Schluss kreisen Sie mit den Armen und Händen auf Schulterhöhe weit in den Raum hinaus und nah an Ihrem Schultergürtel vorbei. Der gesamte Rumpf kreist in großer Bewegung mit. Nun drehen Sie die Richtung des Kreisens um und kreisen zuerst noch mit den Armen und Händen, dann wieder mit dem Brustkorb, der Rumpfmitte (jeweils die Arme wie zuvor einbeziehend) und zum Schluss mit dem Becken. Lassen Sie das Kreisen im Becken langsam kleiner werden und die Bewegung in einem feinen Schwingen enden.

Atem: Der Atem fließt im eigenen Maß. Spüren Sie abschließend nach.

Mögliche Wirkungen
Können Sie nachstehende Wirkungen oder vielleicht andere wahrnehmen?

Körper: Der ganze Rumpf mit allen Organen wird belebt, Wirbelsäule und Brustkorb werden mobilisiert. Die aufrechte Sitzhaltung fällt leichter, wird beweglicher und stabiler zugleich. Der Innenraum, der Außenraum und die Körperwände als Grenze dazwischen werden bewusster.

Seele und Geist: Weite, Offenheit, Freude und Wachheit entstehen.

Atem: Atembewegung breitet sich im Rumpf aus, Atemschwingung in den Extremitäten.

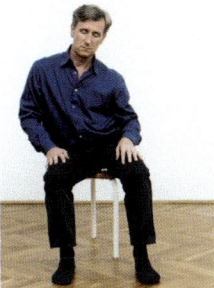

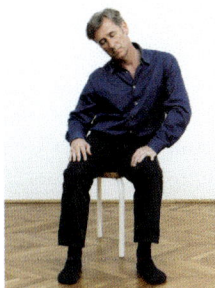

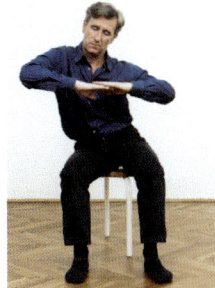

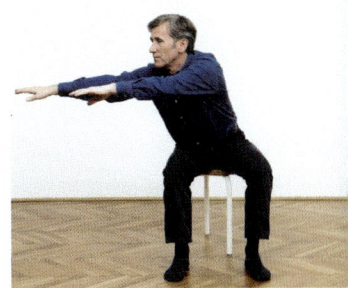

7.4 Mokkatasse

Ausgangshaltung: Nehmen Sie einen parallelen, hüftbreiten Stand ein. Halten Sie eine Hand in bequemer Haltung vor sich – die Handfläche zeigt nach oben. Lassen Sie die Augen geöffnet und sammeln Sie sich.

Bewegungsablauf: Stellen Sie sich vor, auf Ihrer Hand steht eine Mokkatasse, die während der Bewegung nicht herunterfallen soll. Drehen Sie die Hand in einer Kreisbewegung nach innen zum Körper hin, weiter nach hinten, zur Seite und so weit wie möglich nach vorne. Es entsteht dabei ein Vor- und Seitbeugen im Rumpf und Nachgeben in den Beingelenken. Dann drehen Sie den Arm in die Ausgangshaltung zurück und richten sich auf. Wiederholen Sie diese Bewegung mehrmals.

Danach lassen Sie beide Arme und Hände locker hängen und spüren nach. Wie nehmen Sie jetzt die geübte Seite im Vergleich zur anderen wahr – speziell Schultern, Arme und Hände. Wiederholen Sie den Ablauf mit der anderen Hand und zum Schluss üben Sie mit beiden Händen gleichzeitig. Es entsteht nun beim Eindrehen beider Hände ein Vorbeugen von Kopf, Hals und Rumpf und Nachgeben in den Beingelenken. Beim Zurückdrehen richten sich Wirbelsäule und

Kopf wieder auf und die Beingelenke strecken sich. Arm- und Beingelenke sowie die gesamte Wirbelsäule werden intensiv bewegt.

Atem: Sobald Sie mit dem Bewegungsablauf vertraut sind, nehmen Sie wahr, wie sich der Atem darauf einstellt. Bei rhythmischem und nicht zu langsamem Üben sowie zugelassenem Atem wird der Einatem kommen, während Sie die Hand nach vorne drehen und der Ausatem gehen, während Sie in die Ausgangshaltung zurückkommen.
Spüren Sie abschließend nach.

Variation 1: Nehmen Sie wieder die Vorstellung von der Mokkatasse auf. Drehen Sie die Hand in einer Kreisbewegung nach innen zum Körper hin, weiter nach hinten und zur Seite und dann diagonal hinauf zur gegenüberliegenden Schulter. Bewegen Sie die Hand weiter über den Kopf nach hinten, zur Seite und von dort wieder diagonal herunter zum Körper hin. Die Handfläche zeigt während des gesamten Bewegungsablaufs nach oben, damit die Mokkatassse nicht herunterfällt. Fahren Sie auf diese Weise fort, so dass die Hand eine endlose Achterschleife beschreibt. Bei der unteren Kreisbewegung der Hand entsteht ein Vorbeugen von Kopf, Hals und Rumpf und Nachgeben

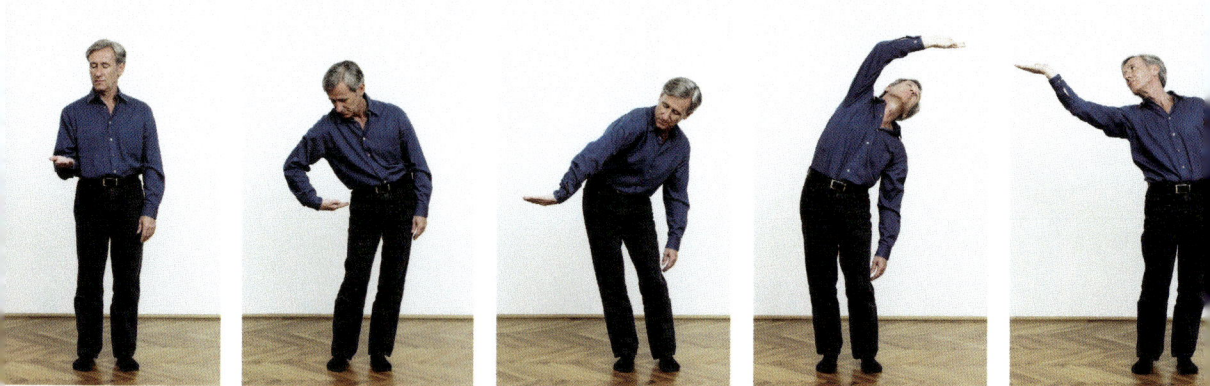

in den Beingelenken. Beim Bewegen der Hand über den Kopf entsteht ein Rückbeugen von Kopf, Hals und Rumpf und Strecken der Beingelenke. Wiederholen Sie diese Bewegung mehrmals.

Danach lassen Sie beide Arme und Hände locker hängen und spüren nach. Wie nehmen Sie jetzt die geübte Seite im Vergleich zur anderen wahr – speziell Schultern, Arme und Hände. Wiederholen Sie den gleichen Ablauf mit der anderen Hand und zum Schluss üben Sie mit beiden Händen gleichzeitig. Bei der unteren Kreisbewegung beider Hände entsteht ein Vorbeugen von Kopf, Hals und Rumpf und Nachgeben in den Beingelenken. Beim Bewegen der Hände über den Kopf entsteht ein Rückbeugen von Kopf, Hals und Rumpf und Strecken der Beingelenke. Arm- und Beingelenke sowie

Atem: Der Atem fließt im eigenen Maß. Spüren Sie abschließend noch einmal nach.

Mögliche Wirkungen

Können Sie nachstehende Wirkungen oder vielleicht andere wahrnehmen?

Körper: Hand-, Ellbogen- und Schultergelenke werden gelöst und stark belebt. Die Schultern können sich besser auf dem Brustkorb niederlassen und fühlen sich entweder schwerer oder leichter an als zuvor. Die Arme und Hände erscheinen lockerer und lebendiger. Durch die angeregte Durchblutung breitet sich Wärme in den Schultern, Armen und Händen aus. Offenheit für den Umraum entsteht. Wirbelsäule, Hals und Kopf sowie Brustkorb und Beingelenke werden beweglicher.

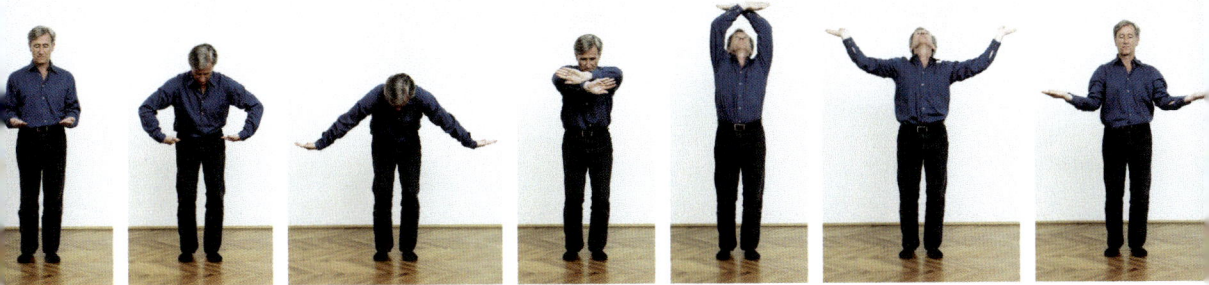

die gesamte Wirbelsäule werden intensiv bewegt.

Variation 2: Führen Sie die Bewegung wie unter Variation 1 beschrieben, aber in umgekehrter Richtung aus – sowohl die Bewegung mit einer Hand als auch mit beiden Händen.

Seele und Geist: Weite, Freiheit, Fröhlichkeit, Kreativität und Tatendrang entstehen.

Atem: Der Atem fließt freier und lebendiger. Atembewegung breitet sich im gesamten Rumpf, vor allem in den Flanken und bis unter die Schultern aus, Atemschwingung in allen Extremitäten.

7.5 Sich in alle Richtungen öffnen

Ausgangshaltung: Nehmen Sie eine aufrechte Sitzhaltung ein. Lassen Sie die Arme locker hängen und die Augen geöffnet. Sammeln Sie sich.

Bewegungsablauf: Wiederholen Sie folgende Abläufe mehrmals und spüren Sie anschließend jeweils einen Moment nach.
Bewegen Sie sich aus der Mitte Ihres Rückens heraus nach hinten und geben Sie dabei mit dem Brustbein und dem Kopf sanft nach. Der ganze Rücken rundet sich, Schultern, Arme und Hände drehen nach innen und die Handflächen zeigen nach hinten. Öffnen Sie sich in den Hintergrund. Danach kehren Sie in die Ausgangshaltung zurück.
Heben Sie den rechten Arm über die Seite nach oben (die Handfläche zeigt dabei nach außen) und verlagern Sie das Gewicht auf die rechte Hüfte. Öffnen Sie sich zur rechten Seite. Danach kehren Sie in die Ausgangshaltung zurück.
Heben Sie den linken Arm über die Seite nach oben (die Handfläche zeigt dabei nach außen) und verlagern Sie das Gewicht auf die linke Hüfte. Öffnen Sie sich zur linken Seite. Danach kehren Sie in die Ausgangshaltung zurück.
Bewegen Sie sich aus der Mitte Ihres Rumpfes heraus nach vorne, so dass sich Bauch- und Brustbereich vorwölben. Schultern,

Arme und Hände drehen dabei nach außen und die Handflächen zeigen nach vorne. Öffnen Sie sich in den Vordergrund. Öffnen Sie zusätzlich Ihr Gesicht, indem Sie lächeln nach vorne schauen. Danach kehren Sie in die Ausgangshaltung zurück.

Variation: Üben Sie zuerst das Öffnen nach hinten, dann nach vorne und anschließend beides abwechselnd. Üben Sie nun das Öffnen nach rechts, dann nach links und anschließend beides abwechselnd. Abschließend öffnen Sie sich zuerst nach hinten, dann nach rechts, nach links und nach vorne. Spüren Sie einen Moment nach und wiederholen Sie diesen letzten Ablauf mehrmals.

Variante: stehend
Ausgangshaltung: Nehmen Sie einen parallelen, hüftbreiten Stand ein. Lassen Sie die Augen geöffnet und sammeln Sie sich.

Bewegungsablauf: Wiederholen Sie folgende Abläufe mehrmals und spüren Sie anschließend jeweils einen Moment nach.
Setzen Sie mit Ihrem rechten Fuß einen Schritt nach hinten und verlagern Sie Ihr Gewicht auf den rechten Fuß. Gleichzeitig bewegen Sie sich aus der Mitte Ihres Rückens heraus nach hinten, so dass sich die ganze Rückseite rundet. Schultern, Arme und Hände drehen dabei nach innen und

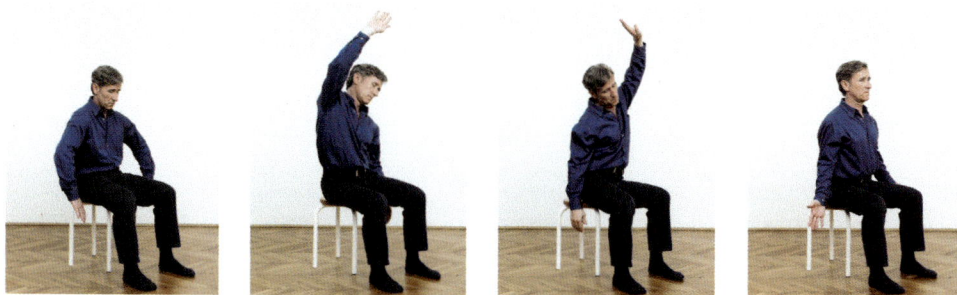

die Handflächen zeigen nach hinten. Öffnen Sie sich in den Hintergrund. Danach kehren Sie in den parallelen Stand zurück.

Setzen Sie mit Ihrem rechten Fuß einen Schritt nach rechts und verlagern Sie Ihr Gewicht auf den rechten Fuß. Gleichzeitig heben Sie den rechten Arm über die Seite nach oben (Handfläche nach außen). Öffnen Sie sich zur rechten Seite. Danach kehren Sie in den hüftbreiten Stand zurück.

Setzen Sie mit Ihrem linken Fuß einen Schritt nach links und verlagern Sie Ihr Gewicht auf den linken Fuß. Gleichzeitig heben Sie den linken Arm über die Seite nach oben (Handfläche nach außen). Öffnen Sie sich zur linken Seite. Danach kehren Sie in den hüftbreiten Stand zurück.

Setzen Sie mit Ihrem rechten Fuß einen Schritt nach vorne und verlagern Sie Ihr Gewicht auf den rechten Fuß. Gleichzeitig bewegen Sie sich aus der Mitte Ihres Rumpfes heraus nach vorne, so dass sich die ganze Vorderseite vorwölbt. Schultern, Arme und Hände drehen dabei nach außen und die Handflächen zeigen nach vorne. Lächeln Sie und schauen Sie geradeaus. Öffnen Sie sich in den Vordergrund. Danach kehren Sie in den parallelen Stand zurück.

Variation: Üben Sie den Ablauf in der gleichen Reihenfolge wie im Sitzen.

Atem: Sobald Sie mit dem Bewegungsablauf im Sitzen oder im Stehen vertraut sind, nehmen Sie wahr, wie sich der Atem darauf einstellt. Bei rhythmischem und nicht zu langsamem Üben sowie zugelassenem Atem wird der Einatem kommen, während Sie sich in eine Richtung öffnen. Der Ausatem wird stimmlos über den Mund gehen, während Sie in die Aufrichtung zurückkehren. Oft folgt eine Atempause, bevor Sie sich erneut in eine Richtung öffnen.

Spüren Sie abschließend nach.

Mögliche Wirkungen

Können Sie nachstehende Wirkungen oder vielleicht andere wahrnehmen?

Körper: Alle Körperwände werden gedehnt. Der gesamte Rumpf fühlt sich weiter und voluminöser an. Die Wahrnehmung des Außenraumes wird deutlicher. Beim Zurückkehren in die Ausgangshaltung entsteht Stabilität gepaart mit Beweglichkeit, eine gute Haltung, Zentrierung und Substanz.

Seele und Geist: Beim Öffnen in die einzelnen Richtungen können verschiedenste Gedanken, Einsichten, Erinnerungen und Gefühle auftauchen. Offenheit, Zentriertheit und Gleichgewicht entstehen.

Atem: Der Atem wird kraftvoller. Atembewegung breitet sich im ganzen Rumpf aus, Atemschwingung in den Armen, Händen, Beinen, Füßen und im Kopf. Eine deutlichere Atempause entsteht.

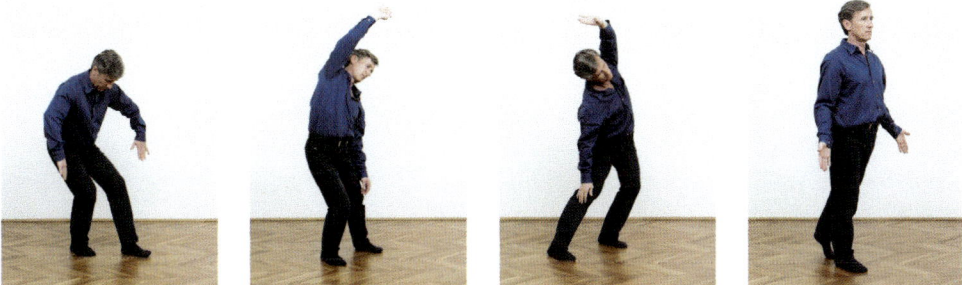

7.6 Kosmische Übung

Dies ist eine vereinfachte Form der kosmischen Übung (Middendorf 1987, S. 187f).

Ausgangshaltung: Nehmen Sie einen parallelen, hüftbreiten Stand ein. Legen Sie die Finger beider Hände – ausgenommen die Daumen – mit der Außenseite aneinander und die Fingerkuppen unterhalb der Brustbeinspitze auf Ihre „Mitte". Lassen Sie die Augen geöffnet und sammeln Sie sich.

Bewegungsablauf: Bewegen Sie die Fingerkuppen an der Mittellinie des Körpers entlang hinunter und beugen Sie sich so weit vornüber, wie es für Sie angenehm ist. Geben Sie dabei in den Beingelenken elastisch nach und lassen Sie Hals und Kopf locker hängen. Dann beschreiben beide Arme und Hände mit den Fingerkuppen zum Boden gerichtet einen weiten Kreis – nach hinten, hinaus zur Seite, nach vorne und zurück vor die Beine. Öffnen Sie sich nach unten zur Erde. Anschließend richten Sie sich wieder auf und bewegen dabei die Fingerkuppen an der Mittellinie des Körpers entlang hinauf bis zur Brustbeinspitze. Bringen Sie die Fülle des unteren Raumes Ihrer „Mitte" zu.
Bewegen Sie nun die Fingerkuppen an der Mittellinie Ihres Körpers entlang und darüber hinaus nach oben. Dann breiten Sie die Arme so weit zur Seite aus, dass die Finger diagonal nach oben und die Handflächen nach vorne zeigen. Schauen Sie den Händen nach und öffnen Sie sich nach oben zum Himmel. Kehren Sie auf umgekehrtem Weg wieder zurück und bringen Sie die Fülle des oberen Raumes Ihrer „Mitte" zu.
Nun bewegen Sie die Hände nach vorne in den Raum und breiten die Arme zur Seite aus. Achten Sie darauf, dass sie auf Höhe des Oberbauchs bleiben. Öffnen Sie sich nach außen zur Umwelt. Nun bewegen Sie die Arme und Hände auf umgekehrtem Weg zurück. Kehren Sie wieder zu sich zurück und bringen Sie die Fülle des mittleren Raumes Ihrer „Mitte" zu.
Wiederholen Sie diesen Ablauf mehrmals.

Atem: Sobald Sie mit dem Bewegungsablauf vertraut sind, nehmen Sie wahr, wie sich der Atem darauf einstellt. Bei rhythmischem und nicht zu langsamem Üben sowie zugelassenem Atem wird der Einatem kommen, während Sie sich nach unten, nach oben oder zur Seite öffnen. Der Ausatem wird – am besten stimmlos über den Mund – gehen, während Sie zu Ihrer „Mitte" zurückkehren. Oft folgt eine Atempause. Spüren Sie abschließend nach.

Mögliche Wirkungen
Die Wirkungen der einzelnen Kreise 3.18, 5.27, 6.15 wurden schon beschrieben. Ich lade Sie ein, sich die vielfältigen Wirkungen der gesamten kosmischen Übung selbst zu erschließen.

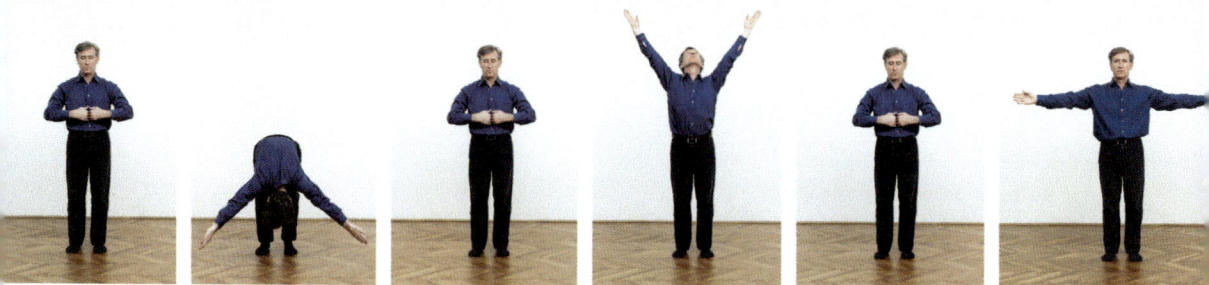

Integrierende Übungen stehen am Ende einer Übungsstunde. Sie runden vertiefend ein Thema ab oder verbinden verschiedene Themen oder Körperbereiche, mit denen in der Stunde gearbeitet wurde. Einige integrierende Übungen führen zum Schluss zur Mitte hin und verbinden das Ergebnis der einzelnen Übungen mit der eigenen Person. Andere integrierende Übungen sind schwungvolle Bewegungen, die helfen von einer ruhigeren, eher innerlichen Arbeit wieder zur im Alltag benötigten Aufmerksamkeit und zu einem höheren Spannungsniveau zu wechseln.

Alle integrierenden Übungen sind an anderer Stelle beschrieben:
1.1, 1.2, 1.8, 2.7–10, 3.11, 3.16–18, 3.18 und 5.27 abwechselnd als eine Übung, 4.8, 4.9, 4.11, 5.1, 5.6, 5.23, 5.26, 5.27, 6.3, 6.9, 6.11, 6.14, 6.15, 7.1, 7.3–6, 9.2, 9.4, 9.12, 9.13, 10.3.

Von Ilse Middendorf gibt es außer der Übung 9.13 Tragen lassen keine Bodenübungen. Sie hat bewusst das Sitzen, Stehen und die Bewegung für ihre übungszentrierte Arbeit gewählt, da es ihr vor allem um die bewusste Erfahrung des Atems ging. Bewusste Erfahrungen können am einfachsten in Wachheit und Wohlspannung entstehen. Durch die andauernde Auseinandersetzung mit der aufrechten Haltung ist dies im Sitzen, Stehen und in der Bewegung eher gegeben als im Liegen.

Die Arbeit im Liegen fördert die Entspannung. Die Anforderung, die Übungen mit der Sammlung achtsam zu begleiten, ist höher. Menschen, die darin geübt sind, gelingt dies auch im Liegen, andere geraten oft in eine tiefe Entspannung und schlafen sogar manchmal ein. Die Entspannung ist gelungen, aber bewusste Erfahrungen sind nicht mehr möglich.
Ob Bodenübungen sinnvoll sind, hängt demnach davon ab, ob es gelingt achtsam zu üben bzw. welches Ziel verfolgt wird.
Für die Arbeit an der Entspannung bzw. Wohlspannung (s. auch Theorie 2.5 und 3.6) halte ich Bodenübungen für sehr sinnvoll. Außerdem wechsle ich gerne bei einem längeren Seminar die Ebenen und arbeite eine Einheit am Boden.
Alle Bodenübungen außer 9.13 stammen von LehrerInnen, die die Middendorf-Arbeit um diesen Aspekt erweitert haben oder von anderen Atem- oder Bewegungslehren.
Ich nutze sie sehr gerne, da sie sich entsprechend den Prinzipien der Arbeit mit Atem und Bewegung ausführen lassen.
Die Bodenübungen 9.1, 9.2 oder 9.12 bieten eine gute Möglichkeit sich innerhalb kurzer Zeit zu entspannen. Mit der Übungsserie 9.1–11 wird detailliert der ganze Körper durchgearbeitet und werden alle Atemräume angesprochen. Sie führt damit zu einer umfassenderen Wirkung und dauert etwa eine Stunde.
Wichtig für die Arbeit mit traumatisierten Menschen ist zu wissen, dass Liegen, die am wenigsten ressourcierte Position ist. Damit ist sie oft nicht für diese Menschen geeignet, auch wenn sie wegen ihrem hoch aktivierten Nervensystem Entspannung bräuchten. Dies kann auch ein Grund sein, warum jemand in Bodenlage trotz der effektiven Übungen nicht entspannen kann.

Vorbereitungen vor den Bodenübungen:
Wenn Sie eine Brille tragen, dann können Sie diese für alle Bodenübungen ablegen.
Bevor Sie mit den Bodenübungen beginnen, dehnen Sie zuerst einmal spontan und genüsslich alle Bereiche, die gedehnt werden wollen. Gähnen oder seufzen Sie dabei nach Belieben und kommen Sie dann in Rückenlage mit aufgestellten oder ausgestreckten Beinen zur Ruhe.

9.1 Augen entspannen 🔊

Ausgangshaltung: Wenn Sie eine Brille tragen, dann legen Sie sie für diese Übung zur Seite. Nehmen Sie die Rückenlage am Boden ein und stellen Sie die Beine auf. Schließen Sie die Augen und sammeln Sie sich.

Bewegungsablauf: Wärmen Sie die Hände, indem Sie die Handflächen aneinander reiben. Anschließend legen Sie die Handwurzel der linken Hand schräg auf den linken Wangenknochen, so dass die Finger auf der Stirnmitte liegen und die Handfläche wie eine kleine Schale das Auge bedeckt. Dasselbe machen Sie mit der rechten Hand, so dass die Finger der rechten Hand quer über den Fingern der linken Hand liegen. Es soll kein Licht mehr einfallen und die Hände sollen die Augenlider nicht berühren und die Nase nicht drücken. Sie brauchen jetzt eine Zeit lang nicht nach außen zu schauen und die Umwelt wahrzunehmen, sondern können die Sammlung auf ein inneres Sehen bzw. das Körperwahrnehmen richten. Vertrauen Sie darauf, dass auch wenn die Augen geschlossen sind, Ihnen Ihre anderen Sinne genug Orientierung geben und Sicherheit vermitteln können. Lassen Sie Ihre Augen sich bewusst entspannen und ruhen. So können sich die Augen in den Augenhöhlen niederlassen und in der Augenflüssigkeit

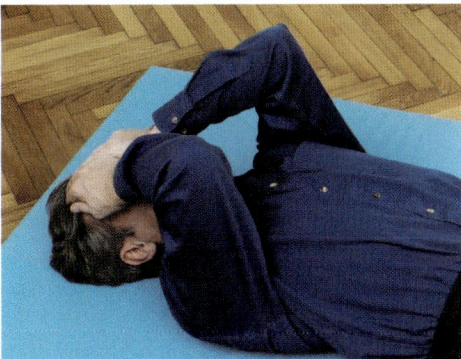

schwimmen. Genießen Sie das sogenannte Palmieren der Augen durch die Hände.

Nach einiger Zeit, die Augen bleiben weiterhin geschlossen, streichen Sie mit den Händen Ihr Gesicht aus, so wie es für Sie angenehm ist. Streifen Sie alle Anspannungen ab und lassen Sie bewusst den Unterkiefer locker.

Wenn Sie direkt mit der Übung 9.2. fortfahren, lassen Sie die Augen geschlossen, ansonsten öffnen Sie sie sehr langsam.

Variante: im Sitzen 🔊

Setzen Sie sich an einen Tisch und stützen Sie die Ellbogen auf der Tischplatte ab. Legen Sie die Finger Ihrer Hände quer übereinander und lassen Sie den Kopf in die Hände hineinsinken, so dass die Handflächen wie kleine Schalen die Augen bedecken. Nun setzen Sie die Übung wie im Liegen fort.

Atem: Der Atem fließt im eigenen Maß. Spüren Sie abschließend nach.

Mögliche Wirkungen

Können Sie nachstehende Wirkungen oder vielleicht andere wahrnehmen?

Körper: Die Augen entspannen sich und fühlen sich erfrischt an. Das Sehen kann klarer und schärfer sein. Das ganze Gesicht und speziell der Unterkiefer können sich lösen. Der gesamte Organismus kommt zur Ruhe. Das Körperwahrnehmen rückt in den Vordergrund und die Außenwelt in den Hintergrund.

Seele und Geist: Gelassenheit, Vertrauen, und Gedankenstille entstehen.

Atem: Der Atem beruhigt und vertieft sich. Eine deutlichere Atempause entsteht.

9.2 Atembewegung spüren 🔊

Ausgangshaltung: Nehmen Sie die Rückenlage am Boden ein. Die Beine liegen ausge-
streckt oder sind aufgestellt. Schließen Sie
die Augen und sammeln Sie sich.

Ablauf und Atem: Lassen Sie während der
Übung den Atem so frei wie möglich flie-
ßen – beeinflussen Sie ihn nicht willentlich.
Legen Sie beide Handflächen oberhalb der
Brust auf den Brustkorb. Sammeln Sie sich
in diesem Bereich und nehmen Sie wahr, ob
Atembewegung unter die Hände in den
Brustkorb – den oberen Atemraum – kommt.
Nehmen Sie wahr, ob sich beim Einatmen
der Brustkorb ein wenig hebt und beim
Ausatmen wieder senkt.
Nach einer Weile legen Sie beide Handflä-
chen auf den Oberbauch. Sammeln Sie sich

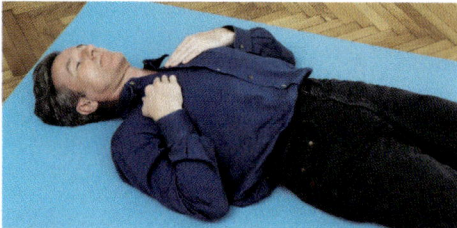

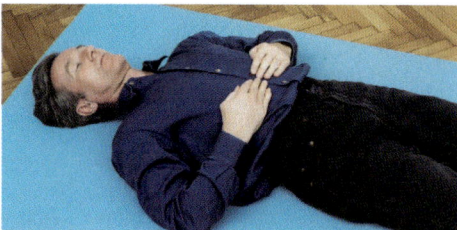

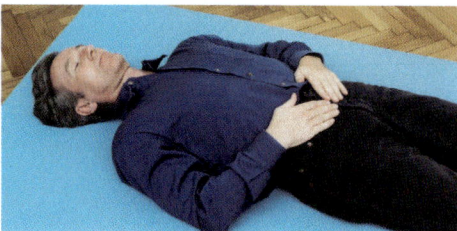

in diesen Bereich und nehmen Sie wahr, wie
viel Atembewegung unter die Hände in den
Oberbauch – den mittleren Atemraum –
kommt. Ist hier die Atembewegung deutlicher spürbar als im Brustbereich?
Nach einiger Zeit legen Sie beide Handflächen auf den Unterbauch. Sammeln Sie sich
in diesem Bereich und nehmen Sie wahr, ob
Atembewegung unter die Hände in den Unterbauch und in das Becken – den unteren
Atemraum – kommt.
Legen Sie zum Schluss die Hände auf verschiedene Bereiche, z. B. eine Hand auf den
Unterbauch und die andere auf den Brustkorb. Probieren Sie auch andere Variationen
aus.
Wo können Sie Atembewegung am deutlichsten spüren? Ist es eine große oder kleine Bewegung, ist sie schnell oder langsam?
Achten Sie auch auf den Rhythmus Ihres
Atems – wie der Einatem kommt, wie der
Ausatem geht und ob sich nach dem Ausatem eine Atempause einstellt oder ob un-
mittelbar der nächste Einatem kommt?
Spüren Sie abschließend nach.

Mögliche Wirkungen
Können Sie nachstehende Wirkungen oder
vielleicht andere wahrnehmen?

Körper: Der gesamte Organismus kommt
zur Ruhe. Die drei Körperbereiche – mittlerer und oberer Brustkorb, Oberbauch/
Flanken und Unterbauch/Becken – werden
als Atemräume deutlich wahrnehmbar.

Seele und Geist: Ruhe, Sammlung, Präsenz
und Bewusstheit entstehen.

Atem: Der Atem beruhigt und vertieft sich.
Atembewegung breitet sich in allen drei
Atemräumen aus und wird unter den Händen spürbar. Eine deutlichere Atempause
entsteht.

9.3 Kopf rollen lassen und Halswirbelsäule drehen

Ausgangshaltung: Nehmen Sie die Rückenlage am Boden ein. Die Beine liegen ausgestreckt oder sind aufgestellt. Schließen Sie die Augen und sammeln Sie sich.

Bewegungsablauf: Lassen Sie langsam den Kopf zu einer Seite rollen und dann kontinuierlich von einer Seite zur anderen hin- und herrollen. Achten Sie darauf, dass Sie den Kopf nicht vom Boden abheben, sondern über den Hinterkopf rollen lassen. Lassen Sie auch bewusst den Unterkiefer locker. Wählen Sie das Tempo und die Größe der Bewegung, die für Sie angenehm sind. Nach mehrmaligem Hin- und Herrollen lassen Sie den Kopf in der Mitte ruhen und spüren nach. Wie liegt der Kopf nun am Boden – schwerer oder leichter – und wie fühlt sich der Hals an?
Nun bringen Sie den Kopf ins Rollen, indem Sie die Halswirbelsäule abwechselnd nach links und nach rechts drehen. Wieder heben Sie den Kopf nicht vom Boden ab, sondern lassen ihn über den Hinterkopf rollen. Dabei lassen Sie den Unterkiefer locker. Was verändert sich, wenn Sie die Bewegung bewusst von der Halswirbelsäule aus initiieren? Lässt sich diese Bewegung schwerer oder leichter ausführen, ist der Bewegungsumfang größer oder kleiner? Nach mehrmaligem Hin- und Herrollen lassen Sie den Kopf in der Mitte ruhen und spüren wieder nach. Wie liegt der Kopf nun am Boden und wie fühlt sich der Hals jetzt an?
Zum Schluss kombinieren Sie beide Bewegungen und wiederholen Sie sie mehrmals.

Atem: Der Atem fließt im eigenen Maß. Spüren Sie abschließend nach.

Mögliche Wirkungen
Können Sie nachstehende Wirkungen oder vielleicht andere wahrnehmen?

Körper: Die Halsmuskulatur wird gelöst. Der Hals fühlt sich länger an. Hals und Kopf lassen sich freier bewegen. Das Gewicht des Kopfes kann besser an den Boden abgegeben werden.

Seele und Geist: Gelassenheit, Vertrauen und Gedankenstille entstehen.

Atem: Der Atem beruhigt und vertieft sich. Atembewegung breitet sich im Brust- und Schulterbereich aus, Atemschwingung im Kopf. Eine deutlichere Atempause entsteht.

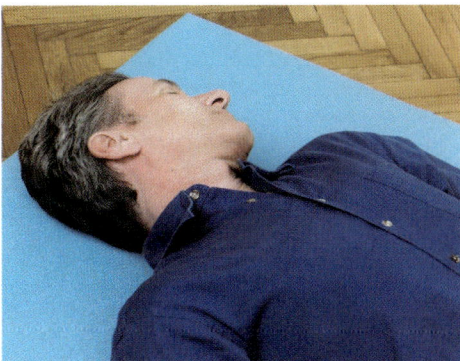

9.4 Halbmond

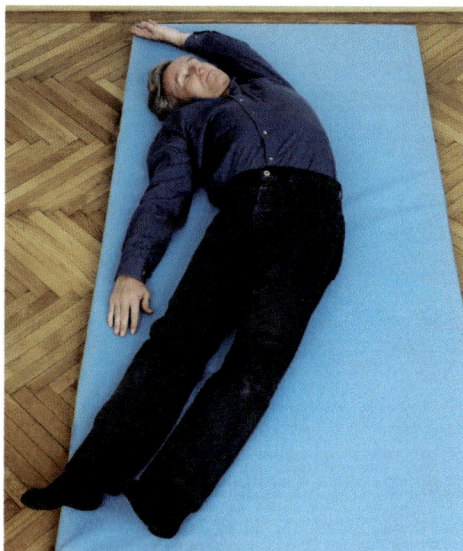

Ausgangshaltung: Nehmen Sie die Rücken-lage am Boden ein. Die Beine liegen ausge-streckt. Schließen Sie die Augen und sam-meln Sie sich.

Bewegungsablauf: Versetzen Sie den rech-ten Fuß ein Stück nach rechts, dann rücken Sie den linken nach. Wiederholen Sie dies zwei- bis dreimal bzw. so oft, wie die linke Hüfte noch am Boden liegen bleiben kann. Nun legen Sie den linken Arm bogenförmig neben den Kopf. Wenn im Oberkörper noch eine stärkere Dehnung möglich ist, dann ver-setzen Sie Arm, Kopf und Schultergürtel so weit nach rechts, wie es für Sie angenehm ist und dabei die linke Körperseite noch am Boden liegen bleiben kann. Verweilen Sie so lange es Ihnen guttut in dieser halbmond-förmigen Dehnlage und nehmen Sie wahr, wohin sich Atembewegung ausbreitet.
Als Steigerung können Sie gleichzeitig die linke Hand nach oben und den linken Fuß nach unten dehnen, dann wieder lösen und dies ein paar Mal wiederholen.
Nun lösen Sie langsam die Dehnlagerung wieder auf. Bewegen Sie zunächst Arm, Kopf und Schultergürtel in die Ausgangshaltung zurück. Dann versetzen Sie den linken Fuß ein Stück nach links und rücken den rechten nach. Wiederholen Sie dies ein paar Mal bis die Beine wieder in der Ausgangshaltung liegen. Nun spüren Sie nach. Wie liegt jetzt die linke Körperseite am Boden auf und wie speziell die linke Rückenhälfte? Wie fühlt sie sich im Vergleich zur rechten an? Liegt sie fester am Boden auf und fühlt sie sich länger, breiter und weiter an als die rechte? Wiederholen Sie diesen Ablauf auf der ande-ren Seite.

Atem: Der Atem fließt im eigenen Maß. Wenn Sie in der Dehnlage Hand und Fuß rhythmisch und nicht zu langsam dehnen, wird bei zugelassenem Atem der Einatem kommen, während Sie dehnen und der Aus-atem gehen, während Sie lösen.
Spüren Sie abschließend nach.

Mögliche Wirkungen
Können Sie nachstehende Wirkungen oder vielleicht andere wahrnehmen?

Körper: Die Körperseiten werden stark be-lebt. Der ganze Körper fühlt sich breiter und länger an. Brustkorb und Wirbelsäule wer-den elastischer und beweglicher. Skoliosen (Seitverbiegungen der Wirbelsäule) können sich bessern. Der ganze Körper, besonders der Rücken kann sich besser ablegen.

Seele und Geist: Weite und Flexibilität ent-stehen.

Atem: Der Atem fließt freier und lebendi-ger. Atembewegung breitet sich im ganzen Rumpf, besonders in den Körperseiten und im Rücken aus, Atemschwingung in den Extremitäten und im Kopf.

9.5 Ferse hinausschieben

Ausgangshaltung: Nehmen Sie die Rücken-lage am Boden ein. Die Beine liegen ausge-streckt. Schließen Sie die Augen und sam-meln Sie sich.

Bewegungsablauf: Schieben Sie die linke Ferse langsam und deutlich nach unten hinaus in den Raum, so dass das ganze linke Bein und die linke Hüfte nach unten gezogen und gedehnt werden. Lassen Sie die Dehnung allmählich wieder los und alles von selbst zurückschwingen. Nach mehre-ren Wiederholungen lassen Sie den Fuß bzw. das ganze Bein ruhen und spüren nach. Wie liegt nun das linke Bein im Vergleich zum rechten am Boden? Fühlt es sich län-ger oder größer an als das rechte und liegt es besser am Boden auf? Hat sich der linke Fuß mehr aufgerichtet und liegt er anders auf? Können sich auch Becken und unterer Rücken besser ablegen?
Wiederholen Sie das Hinausschieben mit der rechten Ferse und zum Schluss mit beiden Fersen abwechselnd.

Atem: Sobald Sie mit dem Bewegungsab-lauf vertraut sind, nehmen Sie wahr, wie sich der Atem darauf einstellt. Bei rhythmi-schem und nicht zu langsamem Üben so-wie zugelassenem Atem wird der Einatem kommen, während Sie die Ferse nach unten hinausschieben. Der Ausatem wird gehen, während Sie die Dehnung langsam lösen. Nehmen Sie wahr, wie beim Einatmen die Atembewegung in den Bauch und bis ins Becken kommen kann.
Spüren Sie abschließend nach.

Mögliche Wirkungen
Können Sie nachstehende Wirkungen oder vielleicht andere wahrnehmen?

Körper: Die Sprunggelenke werden belebt und die rückseitige Unterschenkelmuskula-tur gelöst. Die Beine fühlen sich länger an und liegen flächiger sowie fester auf. Auch das Becken und der untere Rücken werden gelöst und können sich besser ablegen.

Seele und Geist: Gelassenheit und Ruhe entstehen.

Atem: Der Atem vertieft sich und wird kräf-tiger. Atembewegung breitet sich im Bauch und Becken aus, Atemschwingung in den Beinen und Füßen.

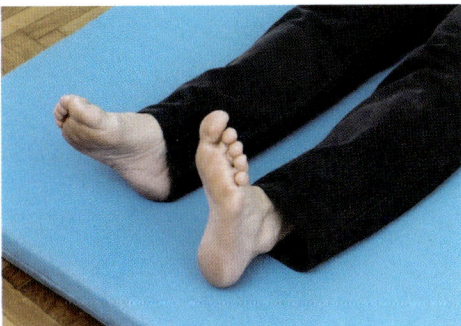

9.6 Fuß eindrehen

Ausgangshaltung: Nehmen Sie die Rückenlage am Boden ein. Die Beine liegen ausge-
streckt. Schließen Sie die Augen und sammeln Sie sich.

Bewegungsablauf: Drehen Sie den linken
Vorfuß langsam nach innen zum anderen
Fuß hin. Nehmen Sie wahr, wie das ganze
Bein dadurch eingedreht wird und Sprung-
und Hüftgelenk bewegt und gedehnt werden. Gehen Sie nur so weit in die Drehung,
dass das Bein dabei am Boden liegen bleiben kann. Dann lassen Sie Fuß und Bein
langsam wieder zurückrollen. Nach mehreren Wiederholungen lassen Sie den Fuß
bzw. das Bein ruhen und spüren nach. Wie
nehmen Sie nun den linken Fuß und das linke Sprunggelenk wahr und wie ist jetzt der
linke Fuß ausgerichtet im Vergleich zum
rechten? Wie liegt nun das linke Bein im
Vergleich zum rechten am Boden? Fühlt es
sich länger oder größer an als das rechte
und liegt es besser am Boden auf? Können
sich auch das Becken und der untere Rücken
besser ablegen?
Wiederholen Sie das Eindrehen mit dem
rechten Fuß und zum Schluss mit beiden
Füßen abwechselnd.

Atem: Sobald Sie mit dem Bewegungsablauf vertraut sind, nehmen Sie wahr, wie sich
der Atem darauf einstellt. Bei rhythmischem
und nicht zu langsamem Üben sowie zugelassenem Atem wird der Einatem kommen,
während Sie den Fuß eindrehen. Der Ausatem wird gehen, während Sie Fuß und Bein
langsam wieder zurückrollen lassen. Nehmen Sie wahr, wie beim Einatmen die Atembewegung in den Bauch und in das Becken
kommen kann.
Spüren Sie abschließend nach.

Mögliche Wirkungen
Können Sie nachstehende Wirkungen oder
vielleicht andere wahrnehmen?

Körper: Sprung- und Hüftgelenke werden
belebt und gelöst. Die Beine fühlen sich länger an und liegen flächiger und fester auf.
Auch das Becken und der untere Rücken
können sich besser ablegen

Seele und Geist: Gelassenheit und Ruhe
entstehen.

Atem: Der Atem vertieft sich und wird kräftiger. Atembewegung breitet sich im Bauch
und Becken aus, Atemschwingung in den
Beinen und Füßen.

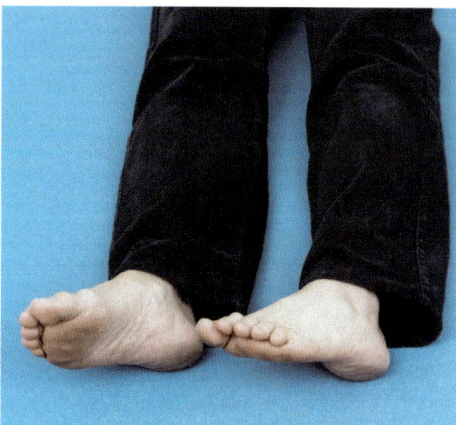

9.7 Knie kreisen

Ausgangshaltung: Nehmen Sie die Rücken-lage am Boden ein. Die Beine liegen ausge-streckt. Schließen Sie die Augen und sam-meln Sie sich.

Bewegungsablauf: Ziehen Sie das linke Knie heran – der Fuß gleitet dabei über den Boden – bis das Bein abgewinkelt am Boden steht. Nun lassen Sie das Knie langsam nach links zur Seite so weit Richtung Boden sinken, wie es für Sie angenehm ist. Dann schieben Sie den Fuß parallel zum anderen Bein nach unten hinaus, bis das Bein wieder ausge-streckt am Boden liegt. Führen Sie das Knie-kreisen langsam und geschmeidig durch. Nehmen Sie wahr, wie bei dieser Bewegung Sprung-, Knie- und Hüftgelenk zusammen-arbeiten und erforschen Sie den Bewegungs-spielraum in diesen Gelenken. Wiederholen Sie diesen Ablauf einige Male.
Drehen Sie nun die Richtung der Bewegung um. Ziehen Sie das Knie über die Seite her-an, bewegen Sie es nach oben – dabei stellt sich die ganze Fußsohle auf den Boden – und schieben Sie den Fuß nach unten hin-aus, bis das Bein wieder ausgestreckt am Boden liegt. Wiederholen Sie diesen Ablauf einige Male.

Spüren Sie anschließend einen Moment nach und vergleichen Sie beide Beine. Fühlt sich das linke Bein nun leichter, schwerer, länger oder größer an? Liegt es mehr am Boden auf als das andere? Können sich auch das Becken und der untere Rücken besser ablegen?
Nun üben Sie mit dem anderen Bein auf die gleiche Weise.

Atem: Der Atem fließt im eigenen Maß. Spüren Sie abschließend nach.

Mögliche Wirkungen
Können Sie nachstehende Wirkungen oder vielleicht andere wahrnehmen?

Körper: Sprung-, Knie- und Hüftgelenke wer-den belebt und gelöst. Sie lassen sich freier und geschmeidiger bewegen. Die Beine füh-len sich länger an und liegen flächiger und fester auf. Auch das Becken und der untere Rücken können sich besser ablegen.

Seele und Geist: Gelöstheit, Flexibilität und Ruhe entstehen.

Atem: Der Atem fließt freier. Atembewe-gung breitet sich im Bauch und Becken aus, Atemschwingung in den Beinen und Füßen. Eine deutlichere Atempause entsteht.

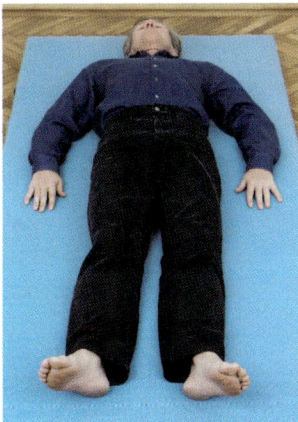

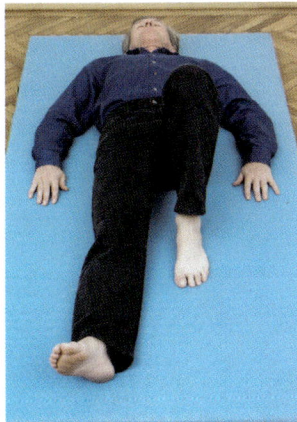

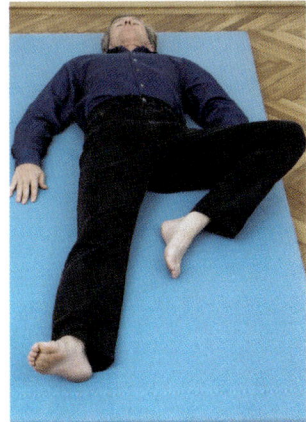

9.8 Körperseite dehnen

Ausgangshaltung: Nehmen Sie die Rücken-lage am Boden ein. Die Beine sind aufge-stellt und die Arme liegen in Schulterhöhe zur Seite ausgebreitet. Schließen Sie die Au-gen und sammeln Sie sich.

Bewegungsablauf: Legen Sie das linke Bein über das rechte, die Knie nahe beieinander, so dass der linke Unterschenkel hängen kann. Nun lassen Sie beide Knie langsam nach rechts Richtung Boden sinken. Gehen Sie nur so weit, dass die linke Schulter noch am Boden liegen bleiben kann. Der Kopf bleibt in der Mitte liegen oder dreht sich sanft nach links. Verweilen Sie so lange in dieser Position, wie es für Sie angenehm ist und geben Sie der Dehnung elastisch nach. Bewegen Sie die Knie langsam wieder hin-auf und stellen Sie dann die Beine neben-einander in die Ausgangsposition zurück. Spüren Sie einen Moment nach und vergli-chen Sie beide Beine und beide Körpersei-ten. Fühlt sich das linke Bein, aber auch die ganze linke Körperhälfte größer, weiter und länger an? Liegt die linke Körperhälfte flächi-ger und fester am Boden als die rechte?
Üben Sie mit der anderen Seite und bei Be-darf wiederholen Sie den Ablauf mit beiden Seiten noch einmal.

Variation: Wenn Ihnen diese Dehnung zu stark ist, lassen Sie aus der Ausgangsposi-tion – ohne die Beine übereinander zu legen – beide Knie langsam zu einer Seite Rich-tung Boden sinken. Geben Sie der Dehnung so weit nach, wie es für Sie angenehm ist. Bewegen Sie anschließend die Knie wieder in die Ausgangsposition zurück. Wieder-holen Sie den Ablauf zur anderen Seite.

Atem: Der Atem fließt im eigenen Maß. Neh-men Sie wahr, wohin sich Atembewegung während der Dehnung ausbreitet.
Spüren Sie abschließend nach.

Mögliche Wirkungen
Können Sie nachstehende Wirkungen oder vielleicht andere wahrnehmen?

Körper: Die Körperseiten werden vom Knie bis zum Kopf gedehnt. Die Iliosakralgelenke geben nach und die Flanken werden weit. Der Rücken kann sich besser ablegen.

Seele und Geist: Nachgiebigkeit entsteht.

Atem: Der Atem wird langsamer und voller. Atembewegung breitet sich in den Schul-tern und Flanken, im Becken und unteren Rücken aus, Atemschwingung in den Extre-mitäten und im Kopf.

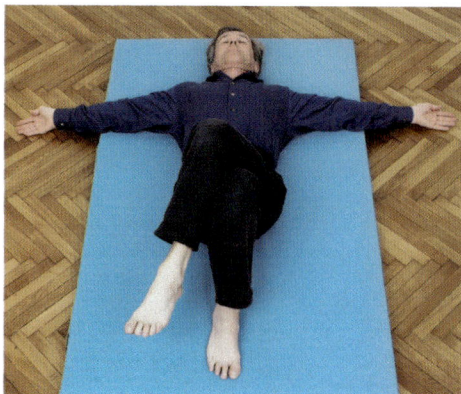

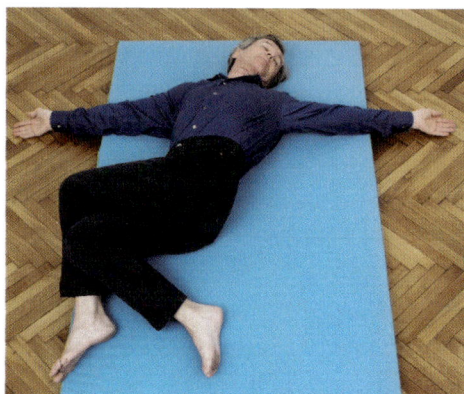

9.9 Beckenschaukel und Wirbelsäule aufrollen

Ausgangshaltung: Nehmen Sie die Rückenlage am Boden ein und stellen Sie die Beine auf. Schließen Sie die Augen und sammeln Sie sich.

Bewegungsablauf: Geben Sie mit beiden Füßen zugleich einen leichten Druck in den Boden, so dass das Becken langsam Richtung Lendenwirbelsäule rollt und der untere Rücken sich an den Boden ablegt. Lösen Sie langsam den Druck der Füße und lassen Sie das Becken wieder Richtung Steißbein zurückrollen. Wiederholen Sie dies mehrmals, so dass das Becken kontinuierlich auf dem Boden hin- und herschaukelt.
Geben Sie wieder Druck mit beiden Füßen in den Boden, so dass das Becken langsam Richtung Lendenwirbelsäule rollt. Erhöhen Sie nun den Druck der Füße gegen den Boden, so dass das Becken beginnt sich vom Boden abzuheben und die Wirbelsäule Wirbel für Wirbel aufrollt, bis Ihr Körper nur mehr mit den Füßen, den Schultern, den Armen und dem Kopf auf dem Boden aufliegt. Nun kehren Sie die Bewegung um und lassen die Wirbelsäule wieder Wirbel für Wirbel auf den Boden zurück, bis das Becken wieder am Boden liegt und abschließend Richtung Steißbein zurückrollt.

Wiederholen Sie diesen Bewegungsablauf mehrmals.

Atem: Während des Hin- und Herschaukelns des Beckens wird bei zugelassenem Atem beim Hinrollen in Richtung Lendenwirbelsäule der Einatem kommen und beim Zurückrollen der Ausatem gehen.
Beim Auf- und Abrollen der Wirbelsäule fließt der Atem im eigenen Maß. Vor allem bei größerem Krafteinsatz sollten Sie darauf achten, dass der Atem fließen kann.
Spüren Sie abschließend nach.

Mögliche Wirkungen
Können Sie nachstehende Wirkungen oder vielleicht andere wahrnehmen?

Körper: Hüft- und Wirbelgelenke werden belebt und gelöst, die Wirbelsäule wird beweglicher. Der Rücken wird entlastet, kann sich flächiger auf dem Boden ablegen und liegt fester auf.

Seele und Geist: Flexibilität und Wachheit entstehen.

Atem: Der Atem wird lebendiger, kräftiger und tiefer. Atembewegung breitet sich im Becken, im gesamten Rumpf und vor allem im Rücken aus, Atemschwingung in den Beinen, Füßen und im Kopf.

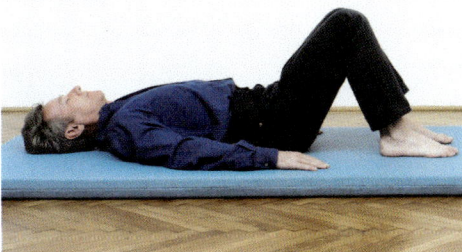

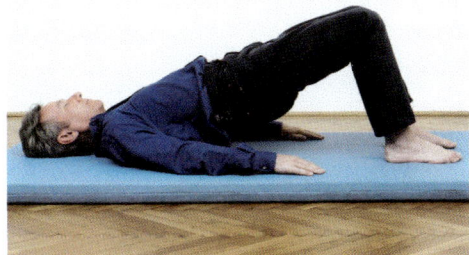

9.10 Armkreis

Ausgangshaltung: Nehmen Sie die Rücken-lage am Boden ein. Die Beine liegen ausge-streckt oder sind aufgestellt. Die Arme liegen in Schulterhöhe zur Seite ausgebreitet, die Handrücken und Finger am Boden. Schlie-ßen Sie die Augen und sammeln Sie sich.

Bewegungsablauf: Heben Sie zuerst lang-sam die Finger vom Boden ab, dann die Handrücken, die Unterarme und zum Schluss die Oberarme. Bewegen Sie die Finger beider Hände allmählich aufeinander zu bis sich die Fingerspitzen berühren. Die Arme bilden dabei einen großen Kreis über Ihrer Brust, wie wenn sie einen großen Luftballon umfas-sen würden. Nun legen Sie die Arme wieder langsam auf den Boden zurück, zuerst die Oberarme, dann die Unterarme, die Hand-rücken und zum Schluss die Finger. Nehmen Sie dabei die Reichweite Ihrer Arme wahr. Führen Sie diese Bewegung mehrmals aus.

Variante: Arme hinaufdehnen

Heben Sie wie zuvor die Arme vom Boden ab. Halten Sie sie dann schulterbreit und lang ausgestreckt mit den Handflächen zueinan-der nach oben (ohne Bild). Nun dehnen Sie die Finger der rechten Hand nach oben, wie wenn Sie nach etwas greifen wollten. Neh-men Sie wahr, wie die Schulter vom Boden abhebt. Lösen Sie die Dehnung langsam und lassen Sie die Schulter wieder auf den Boden nieder. Wiederholen Sie dies einige Male. Nun üben Sie mit der linken Seite, spä-ter mit beiden Seiten gleichzeitig und legen dann die Arme an den Boden zurück.

Atem: Der Atem fließt im eigenen Maß. Bei der Variante wird bei zugelassenem Atem der Einatem kommen, während Sie dehnen und der Ausatem gehen, während Sie lösen. Spüren Sie abschließend nach.

Mögliche Wirkungen

Können Sie nachstehende Wirkungen oder vielleicht andere wahrnehmen?

Körper: Finger, Hände, Arme, Schultern und der obere Rücken werden gelöst. Im ganzen Oberkörper und in den Armen und Händen entstehen Weite und Durchlässigkeit.

Seele und Geist: Weite, Offenheit und Wach-heit entstehen.

Atem: Der Atem fließt freier und vertieft sich. Atembewegung breitet sich im Brust- und Schulterbereich aus, Atemschwingung in den Armen und Händen und im Kopf.

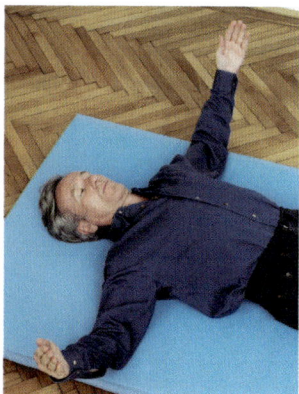

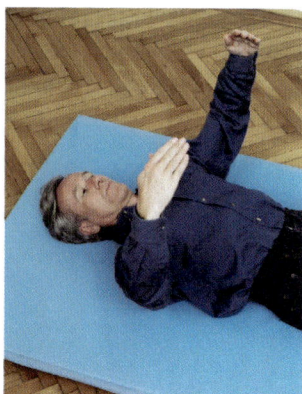

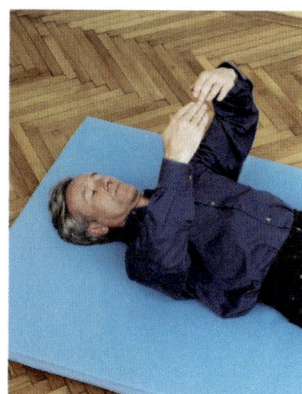

9.11 Arm hinausstreichen

Ausgangshaltung: Nehmen Sie die Rückenlage am Boden ein. Die Beine liegen ausgestreckt und die Arme in Schulterhöhe zur Seite ausgebreitet. Die Handflächen zeigen nach oben. Lassen Sie die Augen geöffnet und sammeln Sie sich.

Bewegungsablauf: Legen Sie die linke Hand auf den oberen Teil des Brustbeins und streichen Sie über die rechte Schulter den rechten Arm entlang so weit in Richtung rechter Hand hinaus, wie es für Sie angenehm ist. Es wird Ihren Körper verwringen und ins Rollen auf die rechte Körperseite bringen. Wenn Sie der Hand beim Hinausstreichen nachschauen, rollt auch der Kopf nach rechts und die Bewegung erfolgt einfacher. Das Rollen auf die rechte Körperseite sollte nur durch das Hinausstreichen über den Arm entstehen. Lassen Sie den restlichen Körper locker und helfen Sie nicht mit den Beinen nach. Dann streichen Sie wieder über den Arm und die Schulter zurück, rollen dabei wieder in die Rückenlage und legen den linken Arm und die Hand wieder auf den Boden.
Nun üben Sie in gleicher Weise zur anderen Seite und anschließend zu beiden Seiten abwechselnd.

Atem: Der Atem fließt im eigenen Maß. Sollte er ins Stocken kommen, ist dies ein Zeichen dafür, dass Sie sich zu sehr anstrengen. Versuchen Sie die Bewegung spielerischer und streichen Sie vielleicht nicht so weit hinaus.
Spüren Sie abschließend nach.

Mögliche Wirkungen
Können Sie nachstehende Wirkungen oder vielleicht andere wahrnehmen?

Körper: Vor allem Arme, Schultern und oberer Rücken, aber auch der ganze Körper von den Händen bis zu den Füßen und Hals und Kopf werden belebt und gelöst. Weite und Durchlässigkeit entstehen.

Seele und Geist: Weite und Wachheit entstehen.

Atem: Der Atem wird kräftiger und vertieft sich. Atembewegung breitet sich vor allem im Brust- und Schulterbereich, aber auch im ganzen Rumpf aus, Atemschwingung vor allem in den Armen, Händen und im Kopf, aber auch in den Beinen und Füßen.

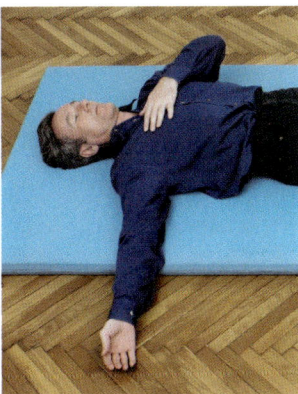

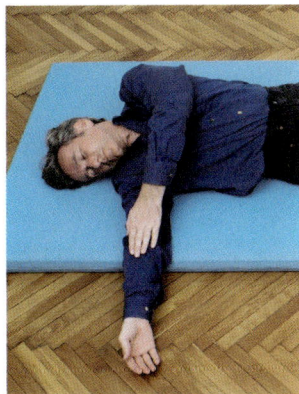

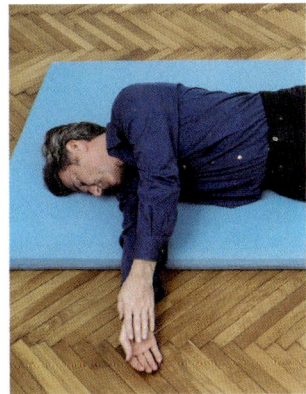

9.12 Arme kreisen

Ausgangshaltung: Nehmen Sie die Rückenlage am Boden ein. Die Beine liegen ausgestreckt oder sind aufgestellt. Die Arme liegen neben dem Körper und die Hände mit den Handrücken am Boden. Schließen Sie die Augen und sammeln Sie sich.

Bewegungsablauf: Bewegen Sie die Arme über den Boden, vom Becken über die Seite nach oben zum Kopf. Lassen Sie hier die Arme sich über dem Kopf überkreuzen, so dass die Ellbogen übereinanderliegen und die Unterarme dabei locker hängen. Bewegen Sie die Arme über das Gesicht, die Brust, den Bauch und das Becken wieder hinunter zum Boden. Kreisen Sie auf diese Weise kontinuierlich weiter. Nehmen Sie die Weite wahr, wenn die Arme in den Raum hinausreichen, und die Nähe oder auch den Schutz und die Berührung, wenn Sie über den Körper gleiten. Kreisen Sie auch in die andere Richtung und verweilen Sie in verschiedenen Positionen auf diesem Kreis. Gibt es eine Lieblingsposition für die Arme? Haben Sie sie lieber weit ausgebreitet oder über dem Gesicht oder auf dem Bauch liegen? Finden Sie Ihre Lieblingsposition und verweilen Sie darin.
Wie fühlt sich diese Position an, wie Ihr Körper, welche Stimmung entsteht in dieser Lage? Gibt es ein Landschaftsbild, das zu dieser Empfindung und Stimmung passt?

Könnten Sie so an einem Strand, auf einer Wiese, unter einem Baum usw. liegen? Denken Sie nicht nach, sondern nehmen Sie wahr, was spontan auftaucht. Sind Sie in dieser Landschaft alleine oder in Begleitung? Hören Sie Geräusche aus der Natur, Musik oder Stimmen? Lassen Sie diese Eindrücke auf sich wirken, genießen Sie diese Situation und entspannen Sie sich. Nach einiger Zeit beginnen Sie sich sanft zu dehnen.

Atem: Der Atem fließt im eigenen Maß. Spüren Sie abschließend nach.

Mögliche Wirkungen
Können Sie nachstehende Wirkungen oder vielleicht andere wahrnehmen?

Körper: Finger, Hände, Arme, Schultern und der obere Rücken werden belebt und gelöst. Der Bewegungsraum der Arme und die Bewegungsfreiheit der Schultergelenke werden deutlich spürbar. Im ganzen Rumpf und in den Armen und Händen entstehen Weite und Durchlässigkeit.

Seele und Geist: Offenheit, Geborgenheit, Bewusstheit und tiefe Ruhe entstehen.

Atem: Der Atem fließt ruhiger. Atembewegung breitet sich im Brust- und Schulterbereich aus, Atemschwingung in den Armen, Händen und im Kopf. Eine deutlichere Atempause entsteht.

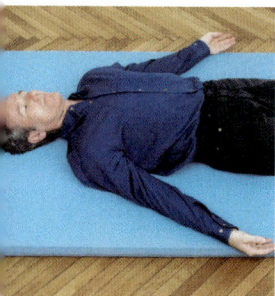

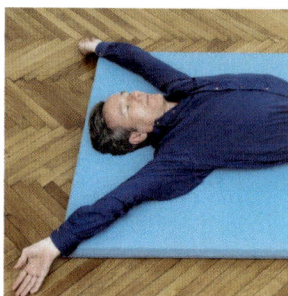

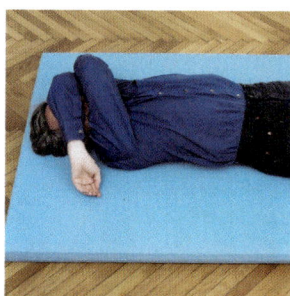

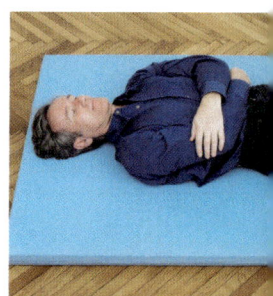

9.13 Tragen lassen 🔊

Ausgangshaltung: Nehmen Sie die Rückenlage am Boden ein. Die Beine liegen ausgestreckt und die Arme neben dem Körper am Boden. Schließen Sie die Augen und sammeln Sie sich.

Nutzen Sie für diese Übung am besten die Audioaufnahme. Wenn Sie mit ihr sehr vertraut sind, können Sie sich aber auch den Text innerlich selbst vorspechen. Die Übung soll keine Suggestion sein, sondern tatsächliches Geschehen und Empfinden ansprechen. Erleben und erfahren Sie den Inhalt der Worte.

Ablauf: Lenken Sie Ihre Achtsamkeit auf Ihren rechten Fuß. Nehmen Sie wahr, wie Ihr rechter Fuß auf der Unterlage aufliegt und lassen Sie ihn vom Boden tragen. Sie können Ihren rechten Fuß vom Boden tragen lassen. Ihr rechter Fuß wird vom Boden getragen. Nun lenken Sie Ihre Achtsamkeit auf Ihren rechten Unterschenkel, dann auf Ihren rechten Oberschenkel und das ganze rechte Bein. Nehmen Sie immer den jeweiligen Körperteil wahr, wie er aufliegt, spüren Sie sein Gewicht und lassen Sie ihn vom Boden tragen bzw. nehmen Sie wahr, wie er vom Boden getragen wird. Wiederholen Sie den Ablauf entsprechend am linken Bein, dann am Becken, am unteren, am mittleren, am oberen und am gesamten Rücken, an der rechten Schulter, am rechten Oberarm und Unterarm, an der rechten Hand und den Fingern, am gesamten rechten Arm und entsprechend am linken Arm, am Kopf und zum Schluss am gesamten Körper. Nehmen Sie wahr, wie Ihr ganzer Körper auf der Unterlage aufliegt und lassen Sie Ihren gesamten Körper vom Boden tragen. Sie können Ihren Körper vom Boden tragen lassen. Sie als ganzer Mensch werden vom Boden, von der Erde getragen.

Atem: Der Atem fließt im eigenen Maß. Spüren Sie abschließend nach.

Mögliche Wirkungen
Können Sie nachstehende Wirkungen oder vielleicht andere wahrnehmen?

Körper: Im gesamten Organismus entsteht Wohlspannung. Sämtliche Körperbereiche liegen fester und flächiger auf dem Boden auf. Der ganze Körper wird bewusster wahrnehmbar und lebendiger, Wärme breitet sich überall aus. Getragen-Sein entsteht.

Seele und Geist: Geborgenheit, Ruhe, Urvertrauen und Gedankenstille entstehen.

Atem: Der Atem fließt ruhiger und kraftvoller. Atembewegung breitet sich am deutlichsten in der Mitte des Rumpfes, aber auch im ganzen Rumpf aus, Atemschwingung in den Extremitäten und im Kopf.

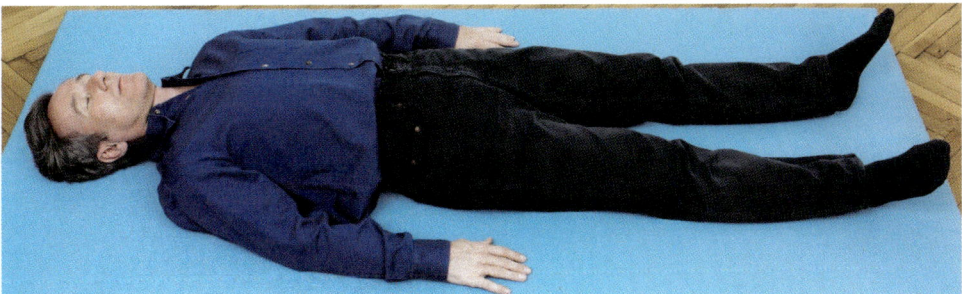

Die folgenden Übungen im Gehen setze ich gerne ein, um die wechselseitige Beeinflussung von Körper, Seele und Geist zu verdeutlichen und zu zeigen, wie sich diese Ganzheit im Atem widerspiegelt. Gleichzeitig wird die momentane Verfassung wahrnehmbar.

Wie wir gehen und dabei unsere Füße und Fuß- und Beingelenke nutzen, beeinflusst viele Bereiche unseres Körpers. Zum Beispiel wird der untere Rücken stark belastet, wenn die Sprunggelenke blockiert sind und beim Gehen sich nicht im normalen Maß beugen. Dies kann sich auf die Stimmung auswirken. Umgekehrt können Ängste dazu führen, dass die Gelenke festmachen. Auch unsere Umwelt beeinflusst, wie wir gehen. Auf Straßen gehen wir schneller und zielgerichteter, als wenn wir über eine Wiese oder durch den Wald gehen. Auch unsere Stimmung und die Gedanken wechseln, je nachdem wo und wie wir gehen. Im Atem spiegeln sich diese Veränderungen unmittelbar wider.

Weitere Übungen im Gehen sind an anderer Stelle beschrieben:
2.1, 2.2, 2.6, 6.9 Variante

10.1 Gehen mit verschiedenen Aufgaben

Ausgangshaltung: Nehmen Sie einen parallelen, hüftbreiten Stand ein. Lassen Sie die Augen geöffnet und sammeln Sie sich.

Bewegungsablauf und Atem: Gehen Sie kreuz und quer in dem Tempo, das Ihnen im Moment entspricht, durch den Raum. Nehmen Sie dabei wahr, wie Sie Ihre Füße auf dem Boden aufsetzen und abrollen. Setzen Sie die Füße mit der Ferse auf? Rollen Sie mehr über die Außen- oder Innenkanten der Füße und rollen Sie bis über die Ballen und Zehen ab? Ist es an beiden Füßen gleich oder unterschiedlich?

Nun gehen Sie einige Schritte nur auf den Außenkanten der Füße (leichte O-Beine), dann auf den Fersen, auf den Innenkanten (leichte X-Beine), und zum Schluss auf den Ballen und Zehen. Wiederholen Sie diesen Ablauf noch einmal und gehen Sie anschließend, Ihre Füße wieder normal aufsetzend und abrollend weiter. Nehmen Sie wahr, wie sich das Gehen verändert hat. Gehen Sie nun weicher? Rollen die Füße gleichmäßiger und vollständiger ab?

Gehen Sie weiter und machen Sie für einen Moment die Sprunggelenke steif. Nehmen Sie wahr, wie sich das Gehen, der Körper und der Atem verändern. Dann lösen Sie die Sprunggelenke wieder und nehmen erneut die Veränderungen wahr.

Nun gehen Sie weiter und machen für einen Moment die Kniegelenke steif. Nehmen Sie wahr, wie sich das Gehen, der Körper und der Atem verändern. Dann lösen Sie die Kniegelenke wieder und nehmen erneut die Veränderungen wahr.

Machen Sie für einen Moment die Hüftgelenke steif. Wie wirkt sich das auf das Gehen aus?

Gehen Sie weiter und nutzen Sie bewusst die Gelenke in den Füßen und Beinen, je geschmeidiger und beweglicher, desto besser. Nehmen Sie wahr, wie sich das Gehen, der Körper und der Atem verändern, wenn Sie diese Gelenke bewusst nutzen.

Stellen Sie sich vor, Ihre Füße wären müde und gehen Sie mit müden Füßen weiter durch den Raum. Wie verändern sich das Gehen, der Körper, die Stimmung, die Gedanken und der Atem? Wohin geht der Blick? Nun wechseln Sie die Vorstellung und gehen mit lebendigen Füßen durch den Raum. Spüren Sie die Unterschiede im Gehen, im Körper, in der Stimmung, in den Gedanken und am Atem? Wohin geht jetzt der Blick?

Stellen Sie sich vor, Sie haben viel zu erledigen. Gehen Sie entsprechend durch den Raum. Dann gibt es eine innere oder äußere Stimme, die sagt: „Geht es nicht schneller?" Schließlich haben Sie alles erledigt und können wieder Ihr eigenes Tempo gehen. Nach kurzer Zeit fällt Ihnen ein, dass Sie noch etwas vergessen haben und wollen es auch noch schnell erledigen. Tun Sie es. Dann gehen Sie wieder in Ihrem normalen Tempo. Spüren Sie abschließend nach.

Mögliche Wirkungen
Können Sie nachstehende Wirkungen oder vielleicht andere wahrnehmen?

Körper: Füße und Beine werden sehr belebt. Alle Fuß- und Beingelenke werden beweglicher und durchlässiger. Es entstehen ein guter Bodenkontakt und ein stabiler Stand.

Seele und Geist: Sensibilität, Lebendigkeit, Wachheit und Bewusstheit entstehen.

Atem: Der Atem fließt freier und lebendiger. Atembewegung breitet sich im ganzen Rumpf aus, Atemschwingung in den Beinen und Füßen.

10.2 Gehen über verschiedene Beläge

Ausgangshaltung: Nehmen Sie einen parallelen, hüftbreiten Stand ein. Lassen Sie die Augen geöffnet und sammeln Sie sich.

Bewegungsablauf und Atem: Gehen Sie durch den Raum. Nehmen Sie dabei bewusst den Bodenbelag dieses Raumes wahr. Wie gehen Sie auf diesem Belag, wie ist dabei Ihre Stimmung, woran denken und wie atmen Sie? Dann gehen Sie in der Vorstellung hinaus aus diesem Raum und mit bloßen Füßen über einen asphaltierten Gehweg. Wie verändern sich das Gehen, der Körper (Spannung/Entspannung), die Stimmung, die Art der Gedanken und der Atem? Nun gehen Sie mit bloßen Füßen über eine grüne Wiese, einen Schotterweg, einen angenehm warmen Sandstrand, bis zu den Knöcheln in angenehm warmem Wasser, bis zu den Knien im Wasser, wieder bis zu den Knöcheln im Wasser, zurück auf dem Sand, über einen weichen Waldmoosboden und zum Schluss kommen Sie wieder in diesen Raum zurück und gehen noch einmal einen Moment über diesen Boden. Nehmen Sie wahr, wie sich das Gehen, der Körper (Spannung/Entspannung), die Stimmung, die Gedanken und der Atem mit jedem neuen Bodenbelag und jeder neuen Umgebung verändern.
Spüren Sie abschließend nach.

Mögliche Wirkungen
Können Sie nachstehende Wirkungen oder vielleicht andere wahrnehmen?

Körper: Füße und Beine werden sehr belebt. Alle Fuß- und Beingelenke werden beweglicher und durchlässiger. Es entstehen ein guter Bodenkontakt und ein stabiler Stand.

Seele und Geist: Sensibilität, Lebendigkeit, Wachheit und Bewusstheit entstehen.

Atem: Der Atem fließt freier und lebendiger.

10.3 Die kleinen Schritte

Dauer: Führen Sie diese Übung mindestens 10 idealerweise 20 Minuten lang aus. Wenn Sie die kleinen Schritte einen Monat lang möglichst jeden Tag üben, kann sich Ihnen das volle Potenzial dieser Übung erschließen.

Ausgangshaltung: Nehmen Sie einen parallelen, hüftbreiten Stand ein. Lassen Sie die Augen geöffnet, den Blick weit und offen nach vorne gerichtet. Sammeln Sie sich.

Bewegungsablauf: Nehmen Sie den Boden unter Ihren Füßen wahr. Achten Sie darauf, dass die Beingelenke gelöst sind und lassen Sie sich vom Boden tragen.
Stellen Sie nun den Vorfuß des linken Fußes direkt neben das Fußgewölbe des rechten Fußes. Lassen Sie sich Zeit, in dieser Position Standfestigkeit zu finden.
Dann verlagern Sie Ihr Körpergewicht auf den rechten Fuß und schieben langsam den linken Fuß so weit nach vorne, bis dessen Ferse neben dem rechten Fußgewölbe steht. Dabei soll die Fußsohle nicht vom Boden abheben. Nun verlagern Sie Ihr Gewicht auf den linken Fuß und schieben den rechten Fuß nach vorne usw. Führen Sie diesen Ablauf so langsam und gleichmäßig wie möglich 10–20 Minuten lang aus.

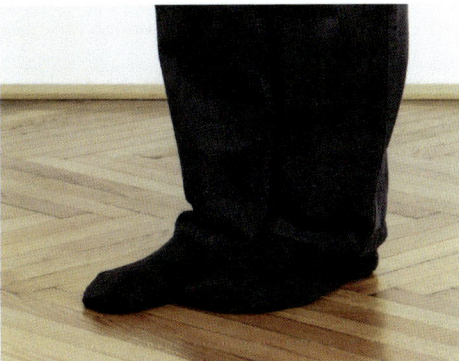

Am Anfang gelingt die Bewegung meist noch nicht so fließend. Unsicherheiten und Unregelmäßigkeiten vergehen aber in der Regel im Laufe des Übens. Lassen Sie dazu immer wieder übermäßige Spannungen und Festhaltungen bewusst los.
Nehmen Sie während der kleinen Schritte Veränderungen in Ihrer Gestimmtheit sowie Erfahrungen und Erkenntnisse, die Sie gewinnen, wahr.
Am Schluss bleiben Sie einfach stehen und nehmen wieder einen parallelen, hüftbreiten Stand ein.

Atem: Der Atem fließt im eigenen Maß. Spüren Sie abschließend nach.

Mögliche Wirkungen
Können Sie nachstehende Wirkungen oder vielleicht andere wahrnehmen?

Körper: Im ganzen Körper entsteht Durchlässigkeit. Die Füße und Beine finden Halt. Neues Gleichgewicht und dynamische Standfestigkeit sind die Folge. Im Becken entstehen Weite, Raum und Volumen. Schultern, Nacken und Kopf lösen sich und können sich besser niederlassen.

Seele und Geist: Erleichterung, Fröhlichkeit, inneres Gleichgewicht und Wachheit entstehen. Die Langsamkeit und Länge dieser Übung entschleunigt, beruhigt die Gedanken und bewirkt ein neues Zeitgefühl, das in den Alltag hineinwirkt. Außerdem entstehen oft unerwartete Einsichten und kreative Ideen.

Atem: Der Atem fließt freier, kräftiger und lebendiger. Atembewegung wird zunächst am deutlichsten im Becken und dann im ganzen Rumpf spürbar. Sie breitet sich nach und nach als Atemschwingung bis in die Extremitäten und in den Kopf aus.

Jedes Lebewesen, vom Einzeller bis zum Menschen, muss atmen. Über die Atmung wird lebensnotwendiger Sauerstoff aufgenommen. Er wird für den Stoffwechselprozess gebraucht, durch den Energie für die Tätigkeit der Organe gewonnen wird. Beim Stoffwechsel entsteht Kohlendioxid, das über die Atmung ausgeschieden wird. Jede Unterbrechung der Atmungsfunktion stellt eine lebensbedrohliche Situation dar. In der Regel dauert es 5 bis 10 Minuten, bis infolge des Sauerstoffmangels und der Kohlendioxidanhäufung lebenswichtige Organe irreparabel geschädigt sind und der biologische Tod eintritt.

Besonders Menschen, die wegen Atemproblemen in meine Praxis oder zu Seminaren kommen, haben spezifische Fragen zur Atmung. Oft aber tauchen Fragen erst beim Üben auf und es stellt sich heraus, dass die Vorstellungen über die Atmung und deren Funktionsweise sehr unvollständig oder sogar falsch sind. Für alle, die sich mit dem Atem befassen, ist es hilfreich zu wissen, wie die Atmung funktioniert.

Im Folgenden werden im Detail das Atmungssystem, die Atemmechanik, die Atemarbeit, der Gasaustausch, die Atemregulation und die Atemeinschränkungen dargestellt. Am Schluss finden Sie Atemtipps, wie Sie Ihre Atmung auf einfache Weise gesund erhalten können.

Durch Querstrich und Blau hervorgehoben werden eventuell auftretende Probleme und deren Ursachen beschrieben sowie über die reine Anatomie hinausgehende Informationen gegeben.

Die Organe des Atmungssystems bestehen aus den Atemwegen, den Lungen, dem Brustfell, dem Brustkorb und der Atemmuskulatur. Sie ermöglichen den Sauerstoff- und Kohlendioxidaustausch zwischen der Atemluft und dem Blut. Dies wird als äußere Atmung bezeichnet.

1.1 Atemwege

Nase, Rachen, Mund, Kehlkopf, Luftröhre, Bronchien und die Lungen bilden die Atemwege (s. Abb. 1). Sie haben im Wesentlichen zwei Funktionen:

1. Sie leiten die Luft von außen über ein kompliziertes Röhrensystem zu den 300 Millionen Lungenbläschen und nach erfolgtem Gasaustausch wieder zurück.
2. Sie schützen die Lungen durch:
   - das Filtern eindringender Fremdkörper, z.B. Staub, Allergene, Bakterien

usw. und transportieren diese mit Hilfe der bronchialen Selbstreinigung nach außen
- das Anfeuchten der Luft für die optimale Funktion der Selbstreinigung
- die Erwärmung der Luft, so dass sie in den Lappenbronchien eine konstante Temperatur von 37 °C erreicht

Es werden die oberen und unteren Atemwege unterschieden.

Obere Atemwege

Im Kopf befinden sich die oberen Atemwege. Sie bestehen aus Nase und Rachen, sowie in bestimmten Situationen dem Mund.

Neben der **äußeren Nase**, dem sichtbaren Teil der Nase, gibt es einen weitaus größeren inneren Teil der Nase, die **Nasenhöhle**. Sie verläuft als horizontaler Kanal nach hinten und mündet in den Rachen. Diese Na-

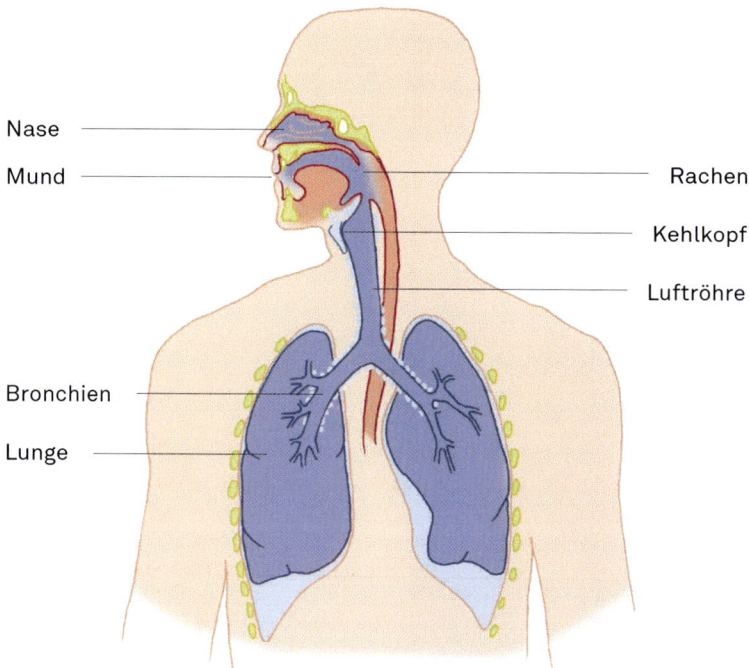

Abb. 1 Die Atemwege

Alle Quellenangaben zu den Abbildungen finden Sie auf Seite 250.

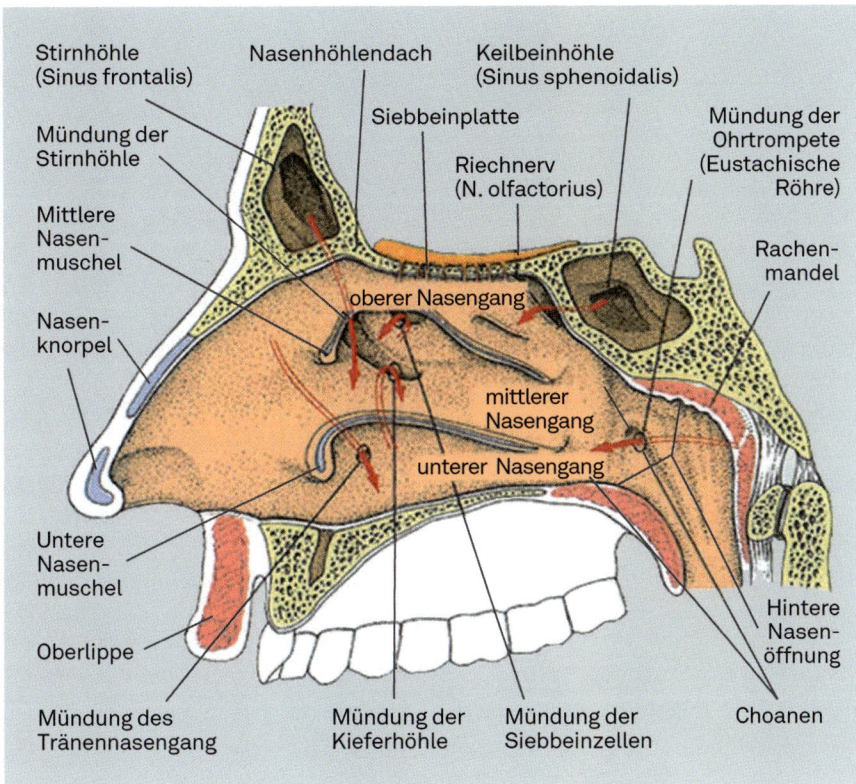

Die oberen Atemwege: Schnitt durch die Nase und Nasenhöhle

Abb. 2 Die oberen Atemwege: Schnitt durch die Nase und Nasenhöhle

senhöhle ist durch eine senkrechte Scheidewand in der Mitte in eine linke und rechte Hälfte geteilt. Die Oberfläche der linken und rechten Seitenwände der Nasenhöhle wird jeweils durch drei Nasenmuscheln, eine untere, mittlere und obere, vergrößert. Es entstehen dadurch links und rechts jeweils **drei Nasengänge**, durch welche die Atemluft ein- und ausströmt (s. Abb. 2).

Polypen, chronischer Schnupfen, Allergien, Schiefstand oder Verkrümmung der Nasenscheidewand können den Luftstrom in der Nase behindern und das Atmen erschweren. Dies kann in einem konstanten Rhythmus mehr oder weniger stark auftreten, weil ungefähr alle drei Stunden vermehrt über die

eine und dann über die andere Nasenseite geatmet wird. Die Übungen auf Seite 86 und 173 können bei engen Nasengängen helfen.

In Untersuchungen wurde nachgewiesen, dass die vermehrte Atmung durch eine Nasenseite mit einer stärkeren Aktivität der anderen Gehirnhälfte verbunden ist und sich auch auf die gesamten Körperfunktionen auswirkt. Dies kann bewusst zur Entspannung, Anregung oder zur Harmonisierung genutzt werden. Wird längere Zeit durch das linke Nasenloch ein- und durch das rechte ausgeatmet (durch Verschließen des jeweils anderen Nasenlochs), beruhigt dies die Körperfunktionen. Wenn rechts ein- und links ausgeatmet wird, dann regt es die Körperfunktionen eher an. Wird bei jedem Atemzug gewechselt, schafft es ein Gleichgewicht zwischen den Gehirnhälften und im ganzen Organismus. Diese **Wechselatmung** ist eine der wichtigsten Atemübungen im Yoga.

Die Nase bzw. Nasenhöhle ist mit einer Schleimhaut ausgekleidet, welche die eingeatmete Luft befeuchtet. Die Schleimhaut selbst ist mit einem dichten Netz von Blutgefäßen durchzogen. Sie sorgt für die Erwärmung der eingeatmeten Luft auf Körpertemperatur. Bei kälterer Luft wird die Durchblutung angeregt und damit die Luft stärker erwärmt. Auf der Schleimhaut sitzen Flimmerhärchen. Sie bewegen sich kontinuierlich und transportieren Staubteilchen und Bakterien nach außen. Die Luft wird gereinigt. An der höchsten Stelle in der vorderen Nasenhöhle liegt die Riechschleimhaut mit den Riechzellen. Sie registrieren Geruchsänderungen der Einatemluft und „warnen" vor schädlichen Stoffen.

Hinter der Nasen- und Mundhöhle liegt der **Rachen**. Er ist ein Muskelschlauch, in dem sich die Luft- und Speisewege kreuzen (s. Abb. 1 und 2).

Niesen ist ein Schutz- und Reinigungsreflex. Mit jedem Niesen werden Viren, Bakterien und kleine Fremdkörperchen aus der Nase regelrecht herauskatapultiert. Wegen dieser reinigenden Funktion sollte ein Niesreiz nicht unterdrückt werden. Niesen tritt besonders häufig bei einer Erkältung oder Allergie auf, wenn die Nasenschleimhaut geschwollen und leicht reizbar ist. Im Prinzip funktioniert es ähnlich wie das Husten (s. S. 211), nur nicht im Hals, sondern in der Nase. Niesen ist immer mit einem tiefen Atemzug verbunden.

Erkältungskrankheiten sind Infekte der oberen Luftwege, die vorwiegend in kühleren Jahreszeiten auftreten. Am häufigsten kommt der **Schnupfen** vor, eine Entzündung der Nasen- und Rachenschleimhaut. Sie wird durch Viren verursacht.

Grippe ist eine hoch infektiöse Viruserkrankung mit Fieber, Kopf- und Gliederschmerzen, Husten, Schnupfen, Halsschmerzen und einer Schleimhautentzündung der Atemwege. Eine Grippe ist ein schwererer Infekt als eine Erkältung.

Bei der **obstruktiven Schlafapnoe** findet durch eine Erschlaffung der Rachenmuskulatur im Schlaf eine Verlegung der Atemwege statt. Es kommt zu Atemstillständen mit einem Sauerstoffmangel und Kohlendioxidanstieg. Dies löst eine allgemeine Aktivierung hervor, durch die sich der Rachen wieder öffnet. Mit schnellen Atemzügen wird das Sauerstoff- und Kohlendioxid-Gleichgewicht wieder hergestellt. Es wird von Schlafapnoe gesprochen, wenn der Atemstillstand mindestens zehn Sekunden dauert und öfter als zehnmal in der Stunde auftritt. Lautes **Schnarchen** wird unterbrochen durch Atempausen mit Stille. Meist fällt es den Partnern der Betroffenen auf, die sich durch das Schnarchen belästigt fühlen und sich wegen der Atemaussetzer sorgen. Durch eine Untersuchung im Schlaflabor kann eine genaue Diagnose erstellt werden. Folgen dieser schlafbezogenen Atemstörung sind z. B. Tagesmüdigkeit, Konzentrations- und Leistungsschwächen, Bluthochdruck und Herzrhythmusstörungen.

Bei der Ruheatmung ist es aufgrund der oben beschriebenen Funktionen der Nase physiologisch sinnvoll über die Nase zu atmen. Zudem fördert die **Nasenatmung** eine gute Grundspannung im gesamten Organismus, regt die Zwerchfelltätigkeit an und führt zu einer Einatmungsvertiefung. Während einer verstärkten Einatmung werden die Nasenflügel muskulär aufgebläht und die inneren Nasenwege erweitert. Erst unter größerer Belastung wird der **Mund** miteinbezogen.

Auch bei der reflektorischen Atmung (s. 2.2), z.B. beim Sprechen und Singen, wird der Mund miteinbezogen. Es handelt sich in diesem Fall aber um keine Mundatmung im klassischen Sinne. Bei Atemnot muss über den Mund geatmet werden.

Mundatmung in Ruhe gilt als Fehlform (s. 6.3). Sie macht besonders anfällig für Erkrankungen des Atmungssystems. Ausatmung über den Mund ist bei Belastung sinnvoll. Sie unterstützt eine kraftvolle Aktion (s. 2.3).
Einige Sportler benutzen ein äußerlich angebrachtes **Nasenpflaster**, um die Nase zu erweitern. Sie können damit auch bei größerer Belastung über die Nase atmen. Außerdem wollen sie den Atemwegswiderstand bei der Nasenatmung senken und dadurch eine ökonomischere und effektivere Belüftung der Lungen erzielen. Ziel ist, die Atemfrequenz und parallel dazu die Herzfrequenz zu senken sowie die maximale Sauerstoffaufnahme bei gleicher Leistung zu erhöhen. Besonders profitieren Sportler mit Polypen, angeborener Verkrümmung der Nasenscheidewand sowie solche mit Neigung zu verstopfter Nase (z.B. bei Schnupfen oder Heuschnupfen).

Untere Atemwege

Im Hals und Brustbereich befinden sich die unteren Atemwege. Sie bestehen aus dem Kehlkopf, der Luftröhre, den Bronchien und den Lungen (s. Abb. 3).
Der **Kehlkopf** besteht aus drei großen Knorpeln, dem Schildknorpel, Ringknorpel und dem Kehldeckel, sowie den zwei kleineren Stellknorpeln. Der Kehldeckel verschließt beim Schluckvorgang die Luftröhre. Er verhindert, dass Nahrung in die Luftröhre eindringt. Der Kehlkopf enthält als wichtige Struktur die Stimmbänder. Sie werden durch Luftstrom in Schwingungen versetzt

und bilden die Stimme. Außerdem haben die Stimmbänder eine wichtige Funktion beim Husten.

Husten ist ein Schutz- und Reinigungsreflex der Atemwege (Rutte, Sturm 2003). Verschiedene Rezeptoren in der Luftröhre und den großen Atemwegen reagieren auf Reize. Zuerst wird tief eingeatmet und danach durch das Aneinanderlegen der Stimmbänder die Stimmritze verschlossen. Mit Hilfe der Ausatemhilfsmuskulatur wird Druck in den unteren Atemwegen aufgebaut. Werden die Stimmbänder plötzlich geöffnet, kann die Luft unter großem Druck und hoher Geschwindigkeit austreten. Sie reißt Fremdkörper und Schleim mit sich. Es gibt auch einen als unproduktiv bezeichneten Reizhusten, der ohne Abhusten von Schleim oder Fremdkörper geschieht.

Die **Luftröhre** liegt vor der Speiseröhre. Sie ist ein ungefähr 12–15 cm langer Schlauch, der vom Kehlkopf bis zu den Bronchien führt. Die Luftröhre besteht aus 16 bis 20 hufeisenförmigen Knorpelspangen, die nach hinten offen sind. Hinten und untereinander sind sie durch Bindegewebe und glatte Muskulatur verbunden. Dies verleiht der Luftröhre eine Quer- und Längselastizität, ohne sich dabei zu verengen. Für den Schluck- und Hustenvorgang ist dies wichtig. Wie alle anderen Atemwege ist die Luftröhre mit einer Schleimhaut und einem Flimmerepithel ausgekleidet. Auf dem Flimmerepithel sitzen Flimmerhärchen, die den Schleim und Staub rachenwärts transportieren.
Die Luftröhre gabelt sich an ihrem unteren Ende in zwei **Hauptbronchien**. Ein Hauptbronchus führt zur linken, der andere zur rechten Lunge. Die Hauptbronchien verlaufen schräg abwärts gerichtet und treten durch die Lungenwurzeln in die Lungen ein. Schon nach wenigen Zentimetern teilen sie

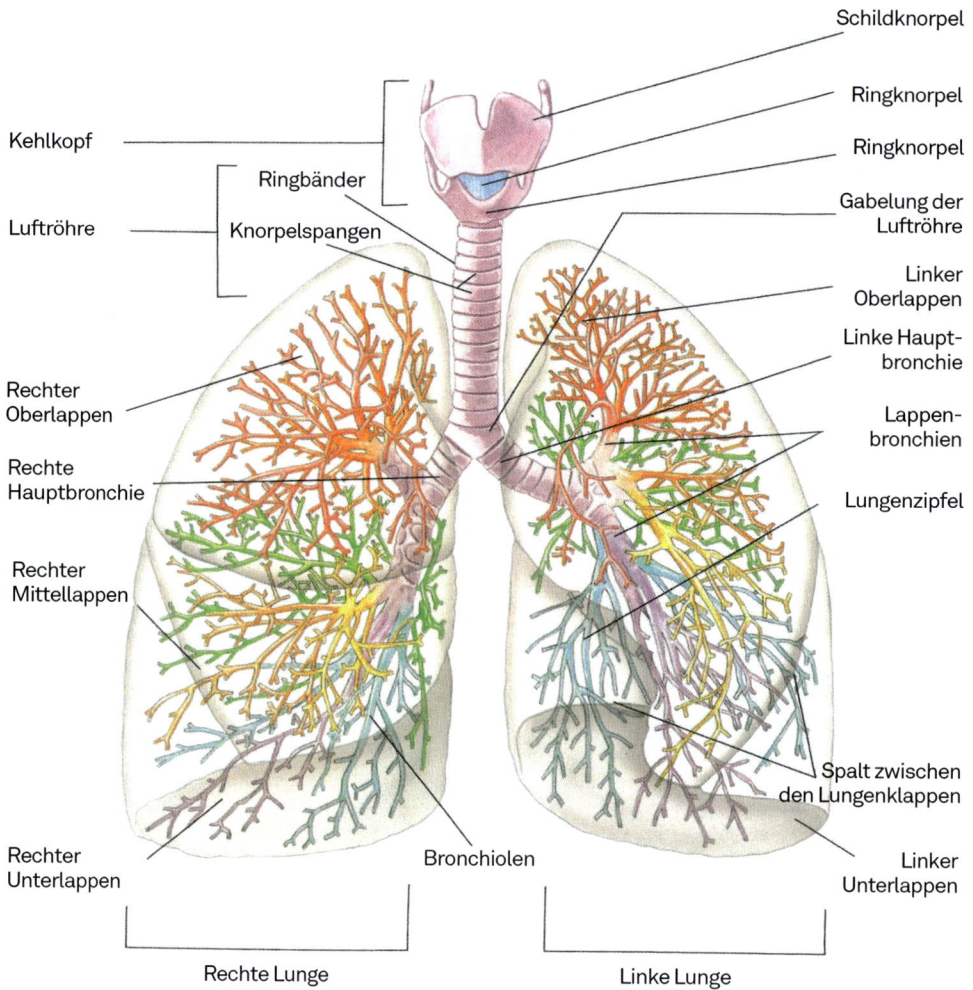

Schildknorpel

Ringknorpel

Ringknorpel

Gabelung der Luftröhre

Linker Oberlappen

Linke Hauptbronchie

Lappenbronchien

Lungenzipfel

Spalt zwischen den Lungenklappen

Linker Unterlappen

Kehlkopf

Ringbänder

Knorpelspangen

Luftröhre

Rechter Oberlappen

Rechte Hauptbronchie

Rechter Mittellappen

Rechter Unterlappen

Bronchiolen

Rechte Lunge

Linke Lunge

Abb. 3 Die unteren Atemwege

sich wieder. In der rechten Lunge verzweigt sich der Hauptbronchus in drei Äste entsprechend den drei Lungenlappen. In der linken Lunge teilt er sich in zwei Äste für die zwei Lungenlappen. Diese **Lappenbronchien** verzweigen sich immer weiter wie ein Geäst eines Baumes (Bronchialbaum) in **Segmentbronchien**. Diese durchziehen einzelne Segmente eines Lungenlappens. Sie teilen sich weiter insgesamt 24 Mal in immer kleinere Äste (s. Abb. 3). Alle Bronchial-

äste sind in der Weise angeordnet, dass möglichst günstige Strömungsbedingungen für die Luft bestehen.

Die **Bronchiolen** als zweitkleinste Einheit haben nur einen Durchmesser von weniger als 1 mm. Sie verzweigen sich noch einmal in mikroskopisch feine Ästchen (bronchioli respiratori) und gehen in die **Lungenbläschen** (Alveolen) über. Je kleiner die Bronchien werden, desto einfacher und dünnwandiger wird ihr Aufbau. Bis etwa zur

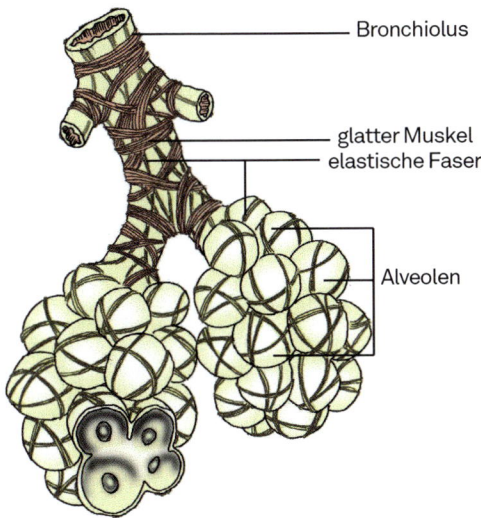

- Bronchiolus
- glatter Muskel
- elastische Faser
- Alveolen

Abb. 4 Bronchiolus und Alveolen

7. Teilung sind die Bronchien durch Knorpel verstärkt. Dadurch können sie auch bei Druckveränderungen offen gehalten werden. Anschließend bestehen sie nur noch aus einem Schlauch, der von Bronchialmuskulatur (s. Abb. 4) umgeben ist. Diese glatten Muskelfasern sind in der Lage, den Durchmesser der Bronchien zu verändern. Sie regulieren damit den Strömungswiderstand.

Umwelteinflüsse wie Staub, Rauch, kalte Luft, Gase und Medikamente wie Betablocker können verursachen, dass die Bronchialmuskeln sich zusammenziehen. Die Bronchien werden verengt und die Atmung wird erschwert.

Die Weite der Bronchien wird durch das vegetative Nervensystem kontrolliert. Bei der Einatmung kommt es, beeinflusst durch den Sympathikus, zu einem Nachgeben in der glatten Muskulatur und damit zu einer Erweiterung der Bronchien. In einer späten Phase der Ausatmung kommt es durch den Einfluss des Parasympathikus zu einer Kontraktion und Verengung der Bronchien. Dieser Prozess wird durch Druckschwankungen im Brustraum auf gleiche Weise beeinflusst. Durch den Unterdruck in den Lungen während der Einatmung erweitern sich die Bronchien, durch den Überdruck in der Ausatmung verengen sie sich (atemsynchrone Bronchialkaliberschwankungen). Somit unterstützt die Bronchialweite zu einem gewissen Grad die Lungenbelüftung. Die Bronchialmuskeln verhindern aber auch, dass die Bronchien sich zu sehr erweitern, was die Belüftung der Lungenbläschen verringern würde.

Bei Angst, Aufregung und Stress bewirkt der Sympathikus eine Erweiterung der Bronchien. Dies führt zu einer tieferen Atmung und stellt mehr Sauerstoff für die bevorstehende Muskeltätigkeit zur Verfügung.
In Ruhe und vor allem in der Nacht, wenn weniger Sauerstoff gebraucht wird, werden die Bronchien enger gestellt. Dies schützt zugleich den Körper vor dem Eindringen von Schadstoffen. Allerdings führt es bei Asthmatikern oft zu Anfällen.

Auch die Bronchien sind innen mit einer Schleimhaut und einem Flimmerepithel ausgekleidet. Das Flimmerepithel ist mit Flimmerhärchen besetzt, die kontinuierlich in Bewegung sind. Sie befördern den Bronchialschleim mit daran heftenden Staubpartikeln und Bakterien nach außen. Normalerweise produzieren die Schleimhäute soviel Bronchialschleim, wie die Flimmerhärchen bei normaler Bewegungsfrequenz abtransportieren können.

Es gibt mehrere Faktoren, die zu einer Verengung der Bronchien von innen und zu verschiedenen Erkrankungen führen können:
- Rauchen verringert und verlangsamt die Bewegungsfrequenz der Flimmerhärchen.

Dadurch entsteht eine Schleimansammlung in den Bronchien. Dieser überschüssige Schleim muss abgehustet werden, damit die Atemwege wieder frei werden – **Raucherhusten**.

- Infekte führen zu einer Entzündung der Bronchialschleimhaut und vermehrter Schleimproduktion. Dies wird akute **Bronchitis** genannt. Deutlichstes Anzeichen ist ein hartnäckiger Husten mit Auswurf. Die Bronchitis tritt gewöhnlich als Komplikation einer Erkältung oder Grippe auf. Dauert sie länger als zwei bis drei Wochen, kann sie in einen chronischen Prozess übergehen. Von **chronischer Bronchitis** wird gesprochen, wenn ein Mensch in zwei aufeinander folgenden Jahren länger als drei Monate hustet. Kommt noch eine Verengung (Obstruktion) der Atemwege hinzu, wird sie **chronisch obstruktive Bronchitis** genannt.
- Dringen Bakterien oder sonstige Schadstoffe durch den Schleim bis zur Schleimhaut vor, reagiert diese mit stärkerer Durchblutung, um vermehrt Abwehrstoffe herbeizubringen. Dadurch schwillt sie an. Auch Allergien können dies verursachen.

Durch die Verengung in den Bronchien gerät die durchströmende Luft in Schwingungen, was als giemendes bzw. brummendes Geräusch zu hören ist.
Chronische Störungen aufgrund von Verengungen der Bronchien werden **chronisch obstruktive Lungenerkrankungen** oder **COPD** (chronic obstructive pulmonary diseases, s. auch Theorie 3.16) genannt. Sie sind die häufigsten Lungenerkrankungen und beinhalten chronisch obstruktive Bronchitis und Lungenemphysem. Diese Erkrankungen erschweren die Atmung, vor allem die Ausatmung, und verschlechtern die Sauerstoffversorgung der Lungen. Sie gehen mit Husten, Auswurf und Atemnot bei Belastung einher.

Asthma bronchiale (s. auch Theorie 3.15) wird von der COPD unterschieden, obwohl Ähnlichkeiten bestehen. Es tritt auch eine Verengung der Atemwege auf, die von entzündlichen Veränderungen begleitet wird. Asthma ist aber auf die Atemwege begrenzt und betrifft nicht die Lungenbläschen. Es basiert auf einer Überempfindlichkeit der Bronchien, d.h. die Ursachen sind anders. Außerdem tritt es anfallsartig auf und hat außer bei sehr schweren Fällen beschwerdefreie Zwischenzeiten.
Beim Asthma reagieren die Schleimhaut und Muskulatur der kleineren Atemwege (Bronchien und Bronchiolen) krankhaft auf verschiedene Reize, wie Infekte der Atemwege, Allergene, körperliche Anstrengung und Stress. Die Schleimhaut schwillt an, ihre Zellen bilden zähen Schleim und die Muskulatur zieht sich krampfartig zusammen. Es kommt zum Asthmaanfall mit erschwerter Atmung, pfeifenden und brummenden Atemgeräuschen, Husten und Engegefühl in der Brust bis hin zur Atemnot.

Um die feinen Bronchialästchen liegen wie Trauben dicht gepackt die **Lungenbläschen** (Alveolen) (s. Abb. 4). Sie sind das eigentlich atmende Lungengewebe. Hier findet der Gasaustausch (s. 4.) statt. Sie können ihren Durchmesser von ungefähr 0,2 mm bei der Ausatmung auf maximal 0,4 mm bei der Einatmung, d.h. ungefähr um das Doppelte erweitern. Die Gesamtzahl der Lungenbläschen wird auf ungefähr 300 Millionen mit einer Oberfläche von ungefähr 80–120 m^2 (Ausatmung – Einatmung) geschätzt. Dies entspricht etwa der Größe eines Tennisplatzes oder mehr als 50 Mal der Körperoberfläche eines erwachsenen Menschen.
Die Wand der Lungenbläschen ist ungefähr 0,001 mm dick. Sie besteht aus einer einzigen plattförmigen Deckzellenschicht (Epithel), die von elastischen Fasern umgeben

ist (s. Abb. 4). In diesem Alveolarepithel wird eine Substanz gebildet, die **Surfactant** genannt wird. Der Surfactant kleidet die Innenfläche der Lungenbläschen aus (s. Abb. 5) und:

- ermöglicht, dass die Lungenbläschen sich mit der Luftströmung gleichmäßig erweitern und verengen und damit ihre Oberfläche vergrößern und verkleinern
- verhindert, dass sie in sich zusammenfallen oder platzen
- schützt die Lungenbläschen vor dem Austrocknen

Ist die Bildung oder Wirksamkeit des Surfactant gestört, so können durch das Zusammenfallen von Lungenbläschen größere luftleere Lungengebiete (Atelektasen) entstehen. Diese Lungengebiete können nicht mehr am Gasaustausch teilnehmen. Die Austauschfläche ist verkleinert.

Von einem **Lungenemphysem** (Blählunge) wird gesprochen, wenn die Lungenbläschen ihre Elastizität verloren haben und irreversibel überdehnt sind. Zugleich sind die Bindegewebsfasern, welche die Bronchiolen umgeben zerstört und ihr Zug vermindert. Das Luftrohr kollabiert. Luft kann in die Lungenbläschen hinein, aber nur schwer hinaus. Meist sind nur Teile der Lungen betroffen.

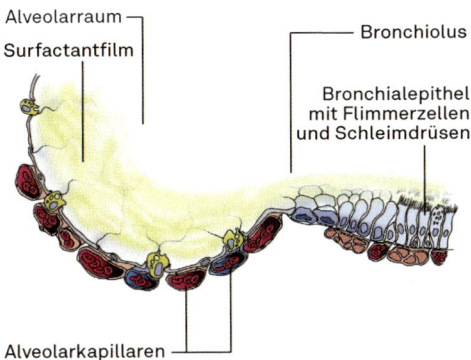

Abb. 5 Surfactant in der Alveole und dem Bronchiolus

Durch die Zerstörung der Lungenbläschenwände sind die Gasaustauschfläche und der Gasaustausch vermindert. Kurzatmigkeit, Atemnot, Husten, keuchende Atmung und schließlich eintretende Herzschwäche sind die Folge. Ein Lungenemphysem wird oft durch eine chronisch obstruktive Bronchitis oder ein lange bestehendes Asthma verursacht.

Die **Lungen** sind ein weiches, schwammiges und dehnungsfähiges Gewebe. Durch die Lungenwurzeln treten die Bronchien, die begleitenden Blut- und Lymphgefäße und Nerven in die Lungen ein. Es gibt eine linke und rechte Lunge, die auch Lungenflügel genannt werden. Diese sind vom Brustkorb umgeben. In der Mitte werden sie durch das Mediastinum (Mittelfellraum, der Herz, Thymus, Speiseröhre, große Blutgefäße, Lymphknoten und Nerven enthält) getrennt. Da das Herz leicht nach links versetzt ist, ist der linke Lungenflügel etwas kleiner. Die Lungenspitzen reichen bis zu den Schlüsselbeinen über die ersten Rippen hinaus. Die Lungenbasis sitzt unten auf dem Zwerchfell auf und passt sich seiner Form an (s. Abb. 6).

Durch tiefe Einschnitte sind die Lungenflügel nochmals in Lungenlappen unterteilt, rechts in drei und links in zwei. Die Unterlappen liegen vor allem der hinteren Brustwand an, die Ober- und der rechte Mittellappen eher der vorderen (s. Abb. 7). Entsprechend den Segmentbronchien werden die Lungenflügel rechts in 10 und links in 9 Segmente unterteilt.

Bei Tumoren muss das jeweils betroffene Segment eines Lungenflügels entfernt werden. Selbst nach der Entfernung eines ganzen Lungenflügels ist normales Atmen in Ruhe und unter leichter Belastung möglich. Anstrengendere Tätigkeiten oder Sport können aber nicht mehr durchgeführt werden.

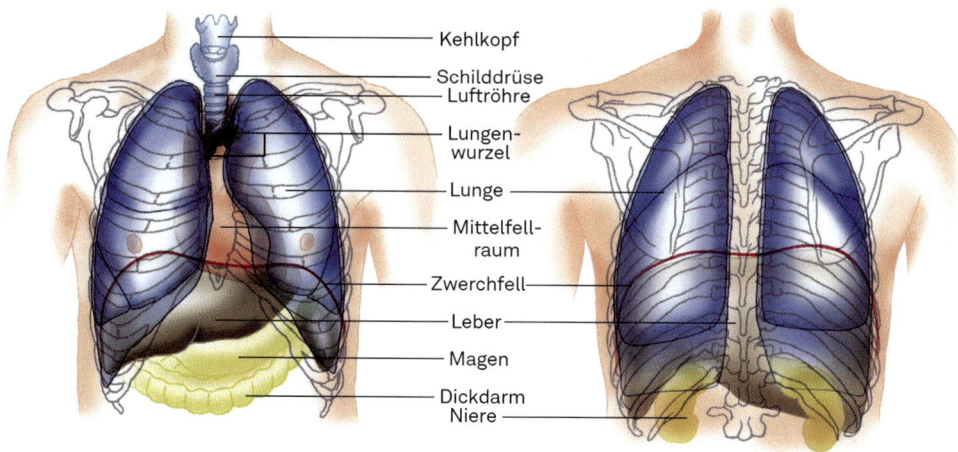

Abb. 6 Lage der Lungen: Vorder- und Rückansicht

Der Arzt kann die Verschiebbarkeit der Lungenuntergrenzen bei der Ein- und Ausatmung durch Abklopfen feststellen. Außerdem sind eine Lungenentzündung oder Ansammlung von Flüssigkeit im Pleuraraum durch Abklopfen und Abhören feststellbar.

Eine **Lungenentzündung** ist eine meist durch Infektionen hervorgerufene akute oder chronische Entzündung des Lungengewebes. Es gibt verschiedene Arten, die vor allem durch Bakterien, Viren, Pilze und toxische Einwirkungen hervorgerufen werden und auch in Folge von anderen Lungen-, Bronchial- oder Infektionskrankheiten entstehen können. Die Lungenentzündung geht in der Regel mit Atemnot, Fieber und Husten einher. Besonders betroffen sind vor allem ältere, geschwächte und chronisch kranke Menschen. Lungenentzündung ist die weltweit häufigste zum Tode führende Infektionskrankheit.

Die Lungen bzw. das gesamte Lungengewebe besitzen eine Eigenelastizität. Über die

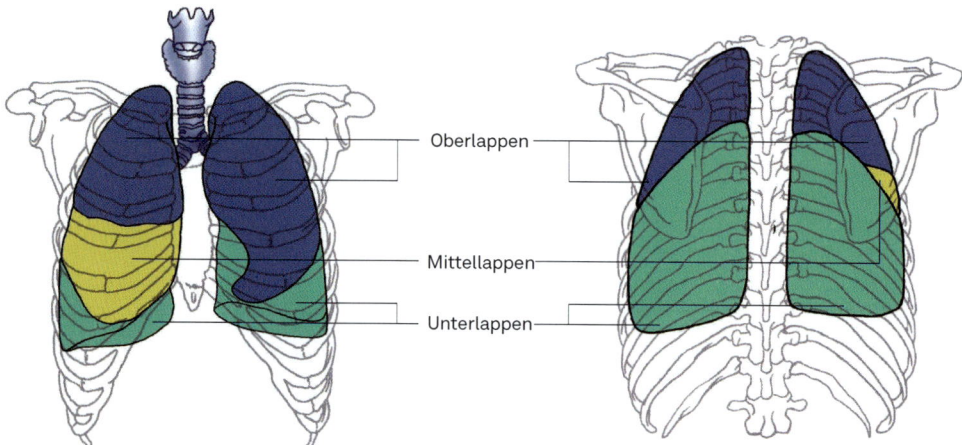

Abb. 7 Lage der Lungenlappen: Vorder- und Rückansicht

Verbindung mit dem Brustfell sind die Lungen im Brustkorb „aufgespannt". Die Dehnung ihrer elastischen Fasern und die Lungenbläschen mit ihrer Oberflächenspannung bilden Retraktionskräfte wie eine gespannte Feder. Ohne die Verbindung mit dem Brustfell und die Stabilität des Brustkorbes würden die Lungen wie ein Luftballon, aus dem die Luft herausgelassen wurde, zusammenfallen. Die Retraktionskräfte unterstützen einerseits die Ausatmung (s. 2.3), erschweren aber andererseits die Einatmung (s. 2.2).

Die Erweiterung der Lungen bei der Einatmung in Ruhe und bei Belastung geschieht dreidimensional. Dadurch bleiben die Winkel der Bronchialäste und damit die günstigen Strömungsverhältnisse für die Luft erhalten.

1.2 Brustfell

Das Brustfell besteht aus zwei Anteilen, dem Lungen- und dem Rippenfell. Beide Lungenflügel sind von einer dünnen Hülle, dem **Lungenfell** überzogen. An den Lungenwurzeln geht das Lungenfell direkt in das **Rippenfell** über. Das Rippenfell kleidet von innen den Brustkorb aus, liegt von oben am Zwerchfell an und umschließt das Mediastinum. Zwischen beiden Fellen befindet sich der **Pleuraspalt**. Dieser ist mit einer serösen Flüssigkeit gefüllt. Sie sorgt dafür, dass beide Felle aneinander haften. Dadurch entsteht ein Unterdruck. Gleichzeitig sind die beiden Felle ohne zu reiben gegeneinander verschiebbar. Das gewährleistet, dass die Lungen entfaltet bleiben und den komplizierten und vielfältigen Formveränderungen des Brustkorbes und des Zwerchfells bzw. des gesamten Brustraumes ohne Zerrungen folgen können.

Durch eine Stichverletzung von außen oder durch Platzen von Lungenbläschen und Reißen des Lungenfells von innen kann Luft in den Pleuraspalt dringen. In dem Moment kollabiert die Lunge aufgrund ihrer Eigenelastizität und kann nicht mehr zum Gasaustausch beitragen. Es entsteht ein äußerer bzw. innerer **Pneumothorax.** Solange dieser besteht, ist eine eigenaktive Belüftung der Lunge nicht möglich.

1.3 Brustkorb

Der knöcherne Brustkorb besteht aus **zwölf Brustwirbeln** und ihren **Bandscheiben**, **zwölf Rippenpaaren** sowie dem **Brustbein**. Die ersten zehn Rippen ziehen bogenförmig von der Wirbelsäule nach vorne zum Rippenknorpel, über den sie mit dem Brustbein verbunden sind. Sie befinden sich in der Ausatmung in einer Schräglage von hinten oben nach vorne unten. Die erste und zwölfte Rippe sind hinten durch je ein Gelenk mit einem Brustwirbelkörper verbunden. Die anderen zehn Rippen sind durch jeweils zwei Gelenke mit den benachbarten oberen und unteren Wirbelkörpern verbunden. Vorne ist der Rippenknorpel der ersten sieben Rippen direkt an das Brustbein angefügt. Die achte bis zehnte Rippe sind dagegen am Rippenknorpel der siebten Rippe angehängt. Sie bilden den unteren Rippenbogen und werden als unechte Rippen bezeichnet. Die elfte und zwölfte Rippe enden frei, sie werden auch „fliegend" genannt (s. Abb. 8).

Für die Atmung ist die Beweglichkeit des Brustkorbes sehr wichtig. Sie ermöglicht die Erweiterung und Verengung des Brustraumes. Die Form der Rippen und die Bewegungsmöglichkeit durch den Aufbau ihrer gelenkigen Verbindungen mit der Brustwirbelsäule bewirken zwei unterschiedliche Bewegungsrichtungen der Rippen bei der Einatmung:

1. bei den unteren Rippen ein Anheben der seitlichen Anteile („Eimerhenkel-Bewegung" genannt) und damit eine Erweiterung des Brustraumes zur Seite

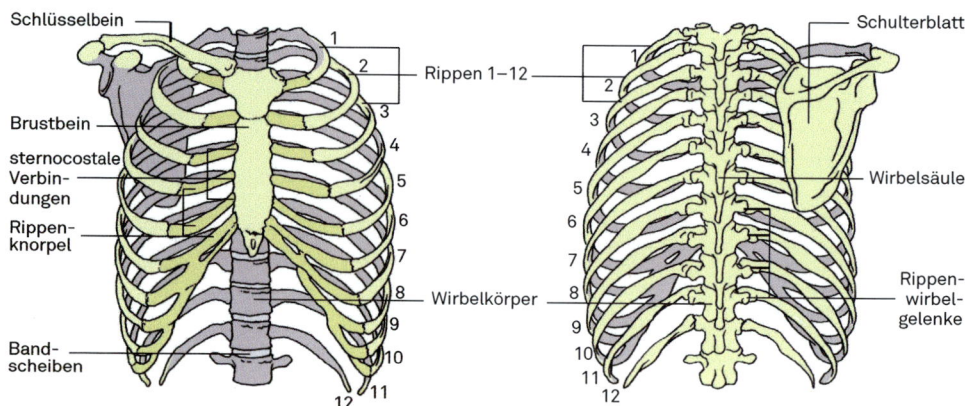

Abb. 8 Brustkorb: Vorder- und Rückansicht

2. bei den oberen Rippen ein Anheben der vorderen Anteile („Pumpenschwengel-Bewegung" genannt) sowie des Brustbeins nach vorne und oben und damit eine Erweiterung des Brustraumes nach vorne und oben

Entsprechend werden der untere und der obere Brustkorb unterschieden. Der untere Teil ist der beweglichere und hat etwa doppelt so große Bewegungsausschläge wie der obere. Schon während der Ruheatmung ist eine deutliche Bewegung in diesem Bereich sichtbar, während der obere nur leicht bewegt wird.
Die Größenveränderungen des Brustkorbes werden durch ein Zusammen- und Wechselspiel von aktiven und passiven Kräften bewirkt. Aktiv wird der Brustkorb durch das Zwerchfell sowie die Einatem(hilfs)muskeln (s. 1.4 und 2.2) erweitert. Passiv unterstützt die Eigenelastizität des Brustkorbes, die aus seiner Form resultiert, die Erweiterung. Bei der Einatmung tritt eine Entspannung des Brustkorbes ein und bei der Ausatmung nimmt die Brustkorbspannung zu. Die Brustkorbelastizität unterstützt damit die Einatmung und vermindert den Ausatmungseffekt

der Lungenretraktionskräfte. Die Verengung des Brustkorbes geschieht passiv durch die Retraktionskraft der Lungen, das Lösen der Einatemmuskulatur und die Schwerkraft im Sitzen und Stehen sowie aktiv durch die Ausatemhilfsmuskulatur.

Angeborene oder erworbene Fehlhaltungen und Einschränkungen der Beweglichkeit der Brustwirbelsäule (z. B. Skoliosen oder Morbus Bechterew), der Rippenwirbelgelenke und der Rippen wirken sich untereinander und im Gesamten auf den Brustkorb aus. In diesen Fällen sowie bei angeborenen Fehlbildungen des Brustkorbes (z. B. Trichterbrust) ist die Brustraumerweiterung und damit das Lungenvolumen eingeschränkt bzw. die zu leistende Atemarbeit erhöht (s. 3.1).
Auf der einen Seite beeinflusst die Haltung der Wirbelsäule und die Form des Brustkorbes die Atmung. Auf der anderen Seite beeinflusst die Atmung die Form des Brustkorbes. Deshalb sind bestimmte Atemfehlformen bzw. Atemerkrankungen an der Form des Brustkorbes zu erkennen. Asthmatiker haben zum Beispiel einen vergrößerten Brustkorb, der wie aufgebläht wirkt.

1.4 Atemmuskulatur

Die Atemmuskulatur wird in Einatemmuskulatur und Einatemhilfsmuskulatur unterteilt. Zudem gibt es eine Ausatemhilfsmuskulatur. Alle drei Muskulaturen wirken in komplexer Weise zusammen. Ihre Aufgabe ist die Erweiterung und Verengung des Brustraumes entsprechend den Erfordernissen. Alle Atemmuskeln können willentlich beeinflusst und eingesetzt werden, werden aber meistens unwillkürlich innerviert. Sie sind die einzigen lebenswichtigen Skelettmuskeln und die am häufigsten eingesetzten Muskeln. Die Atemmuskulatur ist eine genauso lebenswichtige Pumpe wie die Herzmuskulatur und wird auch „Vitalpumpe" genannt (Macklem 1980). Sie ist für den Lungenfacharzt wie auch Atemtherapeuten/-pädagogen von ebenso zentraler Bedeutung wie die Herzmuskelpumpe für den Facharzt für Herzerkrankungen.

Die Atemmuskulatur kann wie andere Muskeln ermüden, wenn ihr Energieverbrauch höher ist als die ihr zugeführte Energie. Es gibt dafür verschiedene Ursachen wie:

- erhöhte Atemarbeit wegen erhöhter elastischer Widerstände (s. 3.1)
- erhöhte Atemarbeit aufgrund eines erhöhten Strömungswiderstands in den Bronchien (s. 3.2)
- ungenügende Effizienz aufgrund ungünstiger Spannungsverhältnisse in der Muskulatur selbst
- Zurückbildung durch Inaktivität
- neuromuskuläre Erkrankungen mit Herabsetzung der Atemmuskelkraft
- erhöhter Sauerstoffbedarf im gesamten Organismus usw.

Es gilt, das Ungleichgewicht von Energiezufuhr und Verbrauch z. B. durch Sauerstoffzufuhr, Ruhe, Training der Atemmuskulatur usw. zu beheben.

Die Muskeln und ihre Funktionen werden einzeln beschrieben. Erst im nächsten Kapitel (Atemmechanik) wird die Zusammenarbeit der Atemmuskeln miteinander und mit dem gesamten Organismus erläutert. Es herrschen in der Literatur verschiedene Ansichten, die Atemmuskulatur und die Atemmechanik betreffend. Ich folge hier

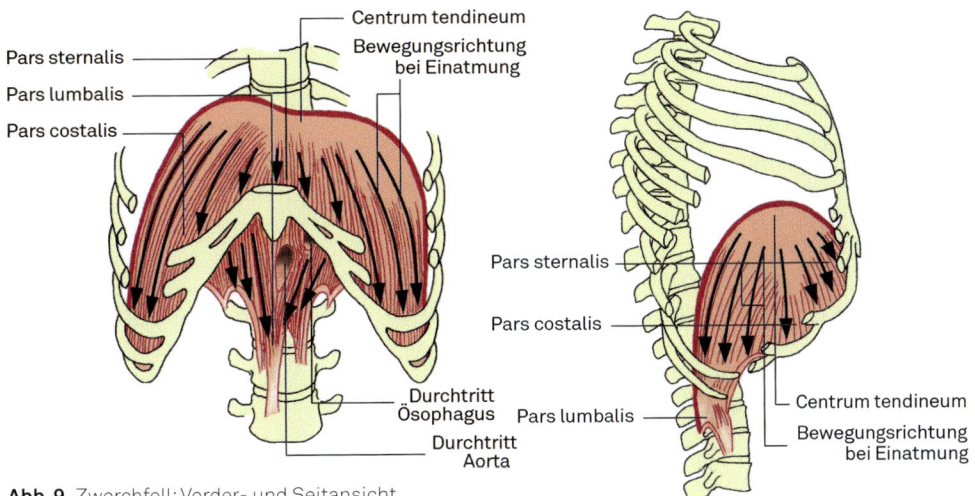

Abb. 9 Zwerchfell: Vorder- und Seitansicht

denjenigen, die sich vor allem mit meinen Beobachtungen aus der Praxis decken.

Einatemmuskulatur

Sie besteht aus dem Zwerchfell, den äußeren Zwischenrippenmuskeln und dem brustbeinnahen Teil der inneren Zwischenrippenmuskeln.

Der wichtigste Einatemmuskel ist das **Zwerchfell** (Diaphragma). Es hat eine breite, kuppelartige Form und liegt zwischen Bauchhöhle und Brusthöhle. Das Zwerchfell bildet ein Dach für die Leber, den Magen, die Milz und die Nieren sowie den Boden für das Herz und die Lungen (s. Abb. 6).

Das Zwerchfell besteht aus drei muskulären Anteilen (pars lumbalis, costalis und sternalis). Es ist mit seinen Ursprüngen von innen an der Lendenwirbelsäule, den untersten sechs Rippen und der Brustbeinspitze angewachsen (s. Abb. 9). Die Muskelfasern verlaufen annähernd senkrecht und werden oben durch eine Sehnenplatte (Centrum tendineum) verbunden. Im Zwerchfell befinden sich Öffnungen, durch welche die untere Hohlvene, die große Körperschlagader, die Speiseröhre, Nervenfasern und Lymphgefäße durchtreten.

Das Zwerchfell wird durch den Nervus phrenicus innerviert. In der Einatmung zieht sich das Zwerchfell zusammen und seine Kuppel senkt sich nach unten in den Bauchraum (s. Abb. 10). Dadurch wird der Brustraum nach unten hin erweitert. Ab einem gewissen Punkt verändert das Zwerchfell seine Zugrichtung und bewirkt zusätzlich eine seitliche Hebung der Rippen. Diese seitliche Bewegung wird über den Rippenknorpel und das Brustbein zum oberen Brustkorb hin übertragen. Es kommt zu einer Hebung der oberen Rippen und des Brustbeins nach vorne und oben und letztlich zu einer dreidimensionalen Erweiterung des gesamten Brustraumes (s. auch 2.2).

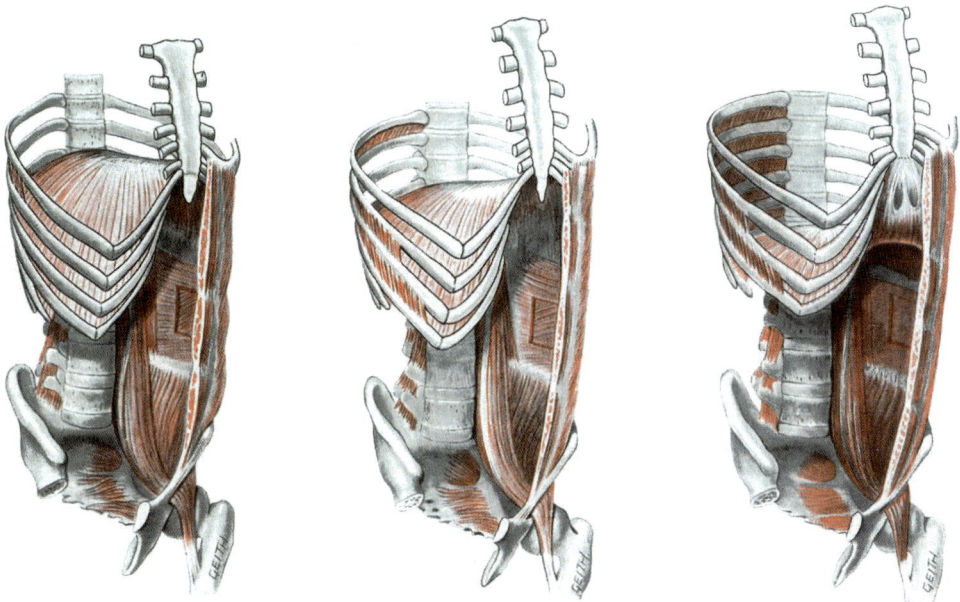

Abb. 10 Lage des Zwerchfells in Atemruhelage, bei Ruheatmung und bei tiefster Einatmung

In der Atemruhelage, d.h. in der Atemruhe nach der Ausatmung, liegt die Zwerchfellkuppel ungefähr in Höhe der 5. Rippe. Bei der Ruheatmung senkt sich das Zwerchfell ungefähr bis zur nächsten Rippe und bei tiefer und tiefster Einatmung um zwei bis drei Rippen, d.h. etwa um 2–10 cm (s. Abb. 10).

Wie jeder andere Skelettmuskel auch, kann das Zwerchfell willentlich angespannt und gelöst werden. Mit Atem-, Laut- und Sprechübungen kann an seiner Spannkraft und Lösungsfähigkeit gearbeitet werden. Die meisten Menschen können das Zwerchfell aber im Vergleich zu anderen Muskeln weniger gut wahrnehmen. Es ist nicht sichtbar und nicht tastbar und daher schwer zugänglich. Außerdem wird angenommen, dass das Zwerchfell kein nennenswertes Muskelgefühl besitzt. Es besitzt weniger Mechanorezeptoren, die über seine Bewegung informieren, als andere Muskeln (Schultz-Coulon 2000).

Das Zwerchfell kann auch indirekt durch andere Muskeln und Strukturen beeinflusst werden. Seine Einatembewegung nach unten in den Bauch kann z.B. durch ein Anspannen der Bauchmuskulatur und Einziehen des Bauches eingeschränkt werden. Sie kann aber auch durch ein Nachgeben in der Bauch- und Rumpfmuskulatur bewusst zugelassen werden.

Die Art und Weise, wie das Zwerchfell genutzt wird, beeinflusst seine Fähigkeit sich zu spannen und zu lösen. Ein wenig aktives Zwerchfell bildet sich zurück und ein überspanntes verkürzt sich. In beiden Fällen lässt es sich schwer spannen und lösen. Vor allem bei vertiefter Atmung wird folglich das Atmen als mühsam und anstrengend erlebt.

Die Zwerchfellbewegung unterstützt und erleichtert auch andere Körpervorgänge. Durch seine Auf- und Abbewegung werden das darüberliegende Herz und die darunterliegen-den Bauchorgane „massiert" und die Verdauung gefördert. Die Zwerchfellbewegung bewirkt auch eine Erleichterung des Lymph- und des Blut-Kreislaufs. Das Herz ruht mit einem großen Teil seiner rechten Herzkammer und mit einem Teil seiner linken Herzkammer auf dem Zwerchfell. Die rechte Herzhälfte, insbesondere der ihr vorgeschaltete venöse Abschnitt des großen Kreislaufs, macht alle Zwerchfellbewegungen mit. Durch die Zwerchfellabflachung beim Einatmen bewegt sich auch das Herz weiter nach unten und wird größer und länger, so dass es mehr Blut aus den Venen aufnehmen kann. Zusätzlich fördert der erhöhte Druck im Bauchraum den venösen Rückfluss zum Herzen. Diese „doppelt wirksame Saug-Druckpumpe" (Middendorf 1987) unterstützt die Herz-Keislauffunktion. Ähnlich ist die Wirkung auf den Lymphfluss.

Bei einem sogenannten **Zwerchfellbruch** (Zwerchfellhernie) ist die Stelle, an der die Speiseröhre durch das Zwerchfell tritt, erweitert. Die Speiseröhrenmündung, bei schweren Fällen sogar Teile des Magens, schieben sich vom Bauchraum durch das Zwerchfell nach oben in die Brusthöhle. Chronischer Druck im Bauchraum, Übergewicht, Bindegewebsschwäche und Überlastungen können die Ursache sein. Der Zwerchfellbruch tritt vermehrt bei älteren Menschen auf. Viele Betroffene sind beschwerdefrei. Die Atmung ist primär nicht eingeschränkt. Aufgrund des nicht mehr optimal funktionierenden Verschlussmechanismus zwischen Speiseröhre und Magen können aber Sodbrennen, Schluckbeschwerden und Aufstoßen von Luft und Nahrung auftreten.

Die plausibelste Erklärung für die Entstehung des **Seitenstechens** ist der Sauerstoffmangel des Zwerchfells. Seitenstechen tritt auf:

• bei wenig trainierten Menschen mit zu hoher Trainingsintensität

• bei mangelnder Ausatmung. Das Zwerchfell wird nur beim Ausatmen durchblutet. Je kürzer die Ausatmungsphasen, desto weniger Blut und damit Sauerstoff gelangen ins Zwerchfell. Dies geschieht oft beim schnellen Laufen.

• wenn kurz vor dem Training gegessen wird. Die Verdauungstätigkeit benötigt viel Sauerstoff, der dem Zwerchfell nun nicht zur Verfügung steht.

Zu den Einatemmuskeln zählen auch die **äußeren Zwischenrippenmuskeln**, die diagonal von hinten nach vorne zur nächst tieferen Rippe verlaufen (s. Abb. 11). Sie heben die Rippen an und erweitern damit den unteren Brustkorb zur Seite und den oberen Brustkorbanteil nach vorne (vgl. die Rippenbewegung unter 1.3). Außerdem wird ein **Anteil der inneren Zwischenrippenmuskeln** (Pars intercartilaginei) zu den Einatemmuskeln gezählt. Diese Muskeln verlaufen im knorpeligen Bereich der Rippen nahe dem Brustbein direkt senkrecht von der oberen zur nächst tieferen Rippe (s. Abb. 11). Sie heben die Rippen und das Brustbein an und

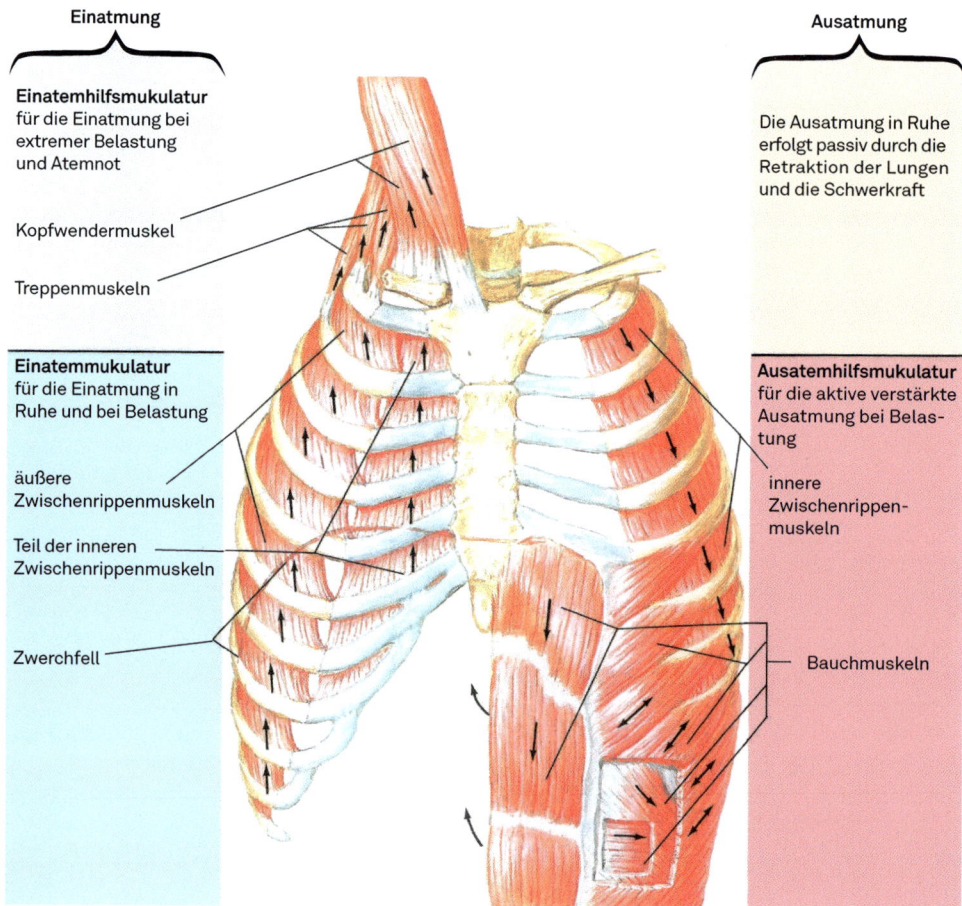

Einatmung

Einatemhilfsmukulatur für die Einatmung bei extremer Belastung und Atemnot

Kopfwendermuskel

Treppenmuskeln

Einatemmukulatur für die Einatmung in Ruhe und bei Belastung

äußere Zwischenrippenmuskeln

Teil der inneren Zwischenrippenmuskeln

Zwerchfell

Ausatmung

Die Ausatmung in Ruhe erfolgt passiv durch die Retraktion der Lungen und die Schwerkraft

Ausatemhilfsmukulatur für die aktive verstärkte Ausatmung bei Belastung

innere Zwischenrippenmuskeln

Bauchmuskeln

Abb. 11 Die wichtigste Atemmuskulatur
Die Pfeile zeigen die Bewegungsrichtung der Muskeln bei Aktivität an

erweitern damit den Brustkorb nach vorne. Die Zwischenrippenmuskeln werden durch die Nn. intercostales innerviert.

Manche Lehrmeinungen sagen, dass die zuvor beschriebenen Zwischenrippenmuskeln bei der Einatmung immer aktiv sind, andere, dass sie erst bei verstärkter Einatmung aktiv werden. Ich schließe mich der ersten Meinung an (s. 2.2).

Einatemhilfsmuskulatur

Bei der Einatmung unter extremer Belastung, insbesondere bei Atemnot, ergänzen Rumpfmuskeln als Einatemhilfsmuskeln die reguläre Atemmuskulatur. Ihr Beitrag zur Atmung beträgt nur ungefähr ein Fünftel im Vergleich zum Anteil der Zwischenrippenmuskeln, welche einen Anteil von ungefähr einem Drittel an der Gesamtatmung haben. Die Einatemhilfsmuskeln setzen entweder am Schultergürtel, an der Wirbelsäule oder am Kopf an. Sie sind in der Lage, die Rippen und das Brustbein zu heben und damit den Brustkorb nach vorne in der Tiefe zu erweitern:

- der **Kopfwendermuskel**, der vom Schädel hinter dem Ohr seitlich nach vorne zum Brustbein und zum Schlüsselbein verläuft (s. Abb. 11)
- die **Treppenmuskeln**, die links und rechts seitlich von der Halswirbelsäule zur ersten und zweiten Rippe verlaufen (s. Abb. 11)
- der **große Brustmuskel**, der am Oberarm nahe der Schulter ansetzt und zum Schlüsselbein und Brustbein führt
- der **kleine Brustmuskel**, der am Rabenschnabelfortsatz (Knochenfortsatz des Schulterblatts seitlich innen vom Schultergelenk) ansetzt und zur 3. bis 5. Rippe in Nähe des Brustbeins führt
- der **hintere**, **obere Säge(zahn)muskel**, der von der unteren Hals- und oberen Brustwirbelsäule diagonal nach unten zu den hinteren oberen Rippen verläuft

- der **vordere Säge(zahn)muskel**, der an der Innenkante des Schulterblatts ansetzt und unter dem Schulterblatt um den Brustkorb herum verläuft und vorne an der 1. bis 9. Rippe ansetzt
- die **Rippenhebermuskeln**, die von den Querfortsätzen der Brustwirbelsäule Segmente überspringend auf die Rippen übergreifen
- der **lange Rückenstrecker**, welcher die bewegliche Stabilität der Achse für die Drehbewegung der Rippen ermöglicht

Aus der Anzahl dieser Muskeln wird ersichtlich wie komplex dieser Vorgang ist und wie viele Muskelgruppen am Atemvorgang beteiligt sein können. Voraussetzung für den Einsatz aller Einatemhilfsmuskeln ist, dass ihr Ansatz, Schultergürtel, Wirbelsäule oder Kopf, fixiert wird. Typisch hierfür ist die Haltung eines Menschen in Atemnot, der sich mit den Armen auf einen festen Gegenstand aufstützt und den Kopf zurück beugt.

Bei **Atemnot**, selbst in schwerer Form, ist eine bestimmte Haltung, der **Kutschersitz**, besonders hilfreich. Die Unterarme werden auf den Oberschenkeln abgestützt und der Oberkörper weit nach vorne gebeugt (s. Übungen S. 77).
Der Kutschersitz ist für jeden Menschen eine angenehme Ruhehaltung im Alltag. Er entlastet den Rücken und erleichtert bzw. vertieft die Atmung.
Die Aktivität der Einatemhilfsmuskeln bei Ruheatmung oder nur leichter Belastung spricht für einen abnormen, gestörten Atemtyp. Es entsteht Kurzatmigkeit, die zusätzlich Angst auslösen kann. In diesem Fall ist es sinnvoll, die Aktivität der Einatemhilfsmuskeln abzubauen und die eigentliche Atemmuskulatur zu aktivieren. Dadurch kann auch die Angst vermindert werden.

Ausatemhilfsmuskulatur

Die Ausatmung in Ruhe erfolgt passiv (s. 2.3). Bei aktiver, verstärkter Ausatmung unter Belastung unterstützen folgende Muskeln den Ausatemvorgang:

- die **inneren Zwischenrippenmuskeln** (s. Abb. 11)
- die **Bauchmuskeln** (s. Abb. 11)
- der **hintere untere Säge(zahn)muskel**, der von der unteren Brustwirbelsäule und der Lendenwirbelsäule zu den unteren Rippen verläuft
- der **quadratische Lendenmuskel**, der vom Beckenkamm bis zur 12. Rippe zieht

Sie alle ziehen die Rippen nach unten und die Bauchmuskeln drücken zusätzlich die Baucheingeweide und damit das Zwerchfell nach oben.

Ausgehend von den einzelnen Atemphasen beschreibt die Atemmechanik, wie sich die Atemmuskeltätigkeit auf die Erweiterung und Verengung des Brustraumes und die Lungenbelüftung auswirkt, aber auch wie der gesamte Organismus beeinflusst wird.

2.1 Atemzyklus

Die Ruheatmung besteht im Normalfall aus drei verschiedenen Phasen: der **Einatmung**, **Ausatmung** und **Atemruhe**. Ein- und Ausatmung sind ungefähr gleich lang, nur die Atemruhe ist etwas kürzer. In Anteilen ausgedrückt etwa 3:3:2. Bei körperlicher aber auch psychischer Belastung wird die Atemruhe je nach Intensität kürzer oder verschwindet ganz. Beim Sprechen, Singen und Blasinstrument-Spielen fällt durch die verlängerte Ausatmung die Atemruhe weg und die Einatmung wird reflektorisch (s. S. 228f), d.h. sie geschieht sehr schnell.

In der Praxis sind die Atemphasen individuell sehr unterschiedlich und von vielfältigen Faktoren abhängig. In vielen Atemlehren wird vom Atemrhythmus gesprochen, mit dem als zentrales Thema gearbeitet wird. Mehr dazu können Sie im Theorieteil unter 2.12 lesen.

2.2 Einatmung

Da die Lungen sich selbst nicht aktiv ausdehnen können, folgen sie der Erweiterung des Brustraumes durch die Einatemmuskulatur. Dabei entsteht ein Unterdruck in den Lungen und Luft wird über die Atemwege bis in die Lungenbläschen eingesaugt. Die Einatmung in Ruhe unterscheidet sich von der Einatmung bei Belastung. Bei der Einatmung in Ruhe vollzieht sich der untere oder „Rippen-Zwerchfell-Mechanismus" genannte Atemmechanismus. Er erweitert sich bei Belastung um den oberen, als „Brustbein-Rippen-Mechanismus" be-

zeichneten Atemmechanismus (Middendorf, Schmitt, Wolf). Welche Atemmuskeln und wie sie eingesetzt werden, beeinflusst das Maß der Brustraumerweiterung und Lungenbelüftung und damit das Atemvolumen.

Einatmung in Ruhe

Bei der natürlichen Ruheatmung vollzieht sich der **Rippen-Zwerchfell-Mechanismus** (costo-diaphragmale Atemmechanismus). Der Hauptatemmuskel, das Zwerchfell, zieht sich zusammen und senkt sich in den Bauchraum (s. Abb. 10). Gleichzeitig spannen sich die äußeren Zwischenrippenmuskeln an, weiten und heben den unteren Brustkorb. Das Zwerchfell presst die Eingeweide des Bauchraumes mit seiner Abwärtsbewegung nach unten. Die gesamten Körperwände des Bauchraumes, vor allem die Bauchmuskeln, geben nach und geben den Eingeweiden Raum.

Bei seiner Bewegung nach unten entfernt sich das Zwerchfell von der hinteren und seitlichen Brustkorbwand und zieht die Lungenbasis mit. Dies ermöglicht besonders den unteren Lungenbereichen eine gute Entfaltungsmöglichkeit und Belüftung. Die äußeren Zwischenrippenmuskeln unterstützen diesen Vorgang durch das Weiten und Heben der unteren Rippen. Diese Bewegung im unteren Brustkorb überträgt sich über den Rippenknorpel und das Brustbein zum oberen Brustkorb hin. Die Bauchmuskeln helfen durch ihre Verbindung mit den unteren Rippen die Rippen-Auswärts- und Aufwärtsbewegung zu regulieren. Es kommt zu einer leichten Hebung der oberen Rippen und des Brustbeins nach vorne und letztlich zu einer dreidimensionalen Erweiterung des gesamten Brustraumes. Damit wirkt sich diese costo-diaphragmale Atmung auch auf die Belüftung der gesamten Lungen aus.

Diese Atemweise wird im allgemeinen Sprachgebrauch vereinfacht **Zwerchfellatmung** genannt oder auch **Bauchatmung**, da die (Atem-)Bewegung am deutlichsten in den Bauch geht (s. Abb. 12) (Bauchatmung hat nichts mit Luft zu tun – Luft kommt immer nur bis in die Lungen). Genau betrachtet, ist diese Atemweise eine Kombination von Bauch- und **Flankenatmung**, die sich auch auf den oberen Brustraum auswirkt. Sie ist demnach eine **Teilatmung**, die maximal zwei Drittel des Einatemvolumens ermöglicht. Bei der Ruheatmung wird allerdings nur ein kleiner Teil davon genutzt. Er beträgt ungefähr 0,5 l Volumen Luft pro Atemzug und wird Atemzugvolumen genannt (s. 6.5).

Wenn die Zwerchfellatmung optimal funktioniert, dann wird die Atembewegung im Bauch am deutlichsten am **„Atempulspunkt"** (Terminus in der Middendorf-Arbeit) spürbar. Dieser Punkt liegt etwa zwei Finger breit unterhalb des Nabels (s. Abb. 12), ungefähr in der Mitte zwischen Zwerchfell und Beckenboden. Auch bei einer Vollatmung (s. S. 228 und Abb. 12), werden der Einatemimpuls und die Atembewegung hier als erstes und am deutlichsten wahrzunehmen sein. In östlichen Disziplinen wird diese Stelle „Hara" oder „Dan Tian" genannt und bezeichnet ein wichtiges Energiezentrum.

Der **Beckenboden** wird auch kleines Zwerchfell (Diaphragma pelvis) genannt. Er ist eine Muskelplatte, die zwischen Steißbein, den Sitzknochen und dem Schambein aufgespannt ist und das Becken nach unten abschließt. Ein wohlgespannter Beckenboden schwingt immer mit der Zwerchfellbewegung mit. In der Einatmung gibt er nach unten nach und bei der Ausatmung in Ruhe schwingt er zurück. Bei der verstärkten Ausatmung unter Belastung spannt er sich an. Ilse Middendorf sieht den Beckenboden

deshalb als: „Ursprung der vitalen Kraft im Atem. Antrieb. Impuls. Kraft für Wort und Ton" (Middendorf 1987, S. 68). Dies kann geübt werden (s. Übungen 3.8).

Ist die Bauchmuskulatur zu gespannt und unnachgiebig, was oft in Verbindung mit einer stark gespannten Rückenmuskulatur vorkommt, kann die Zwerchfellbewegung nur eingeschränkt stattfinden. Dies wird durch den verstärkten Einsatz der Zwischenrippenmuskeln oder der Atemhilfsmuskeln kompensiert und führt zur sogenannten Brustatmung. Bei manchen Menschen liegt sogar eine **paradoxe Zwerchfellatmung** vor (s. 6.3). Anstatt einer Auswärtsbewegung, kommt es beim Einatmen zu einer Einwärtsbewegung des Bauches (s. Abb. 12) und der Flanken.

Exkurs: Bauchatmung/Brustatmung

Die hier beschriebenen Atemabläufe sind die Idealform. In der Praxis existieren aber sehr viele Variationen. Es gibt kleinere Abweichungen vom Ideal und auch größere. Relativ viele Menschen atmen bei der Ruheatmung nicht primär in den Bauch, sondern in die Brust. Entsprechend wird zwischen der Bauch- und Brustatmung unterschieden.

Die Bauchatmung (Zwerchfellatmung) wurde zuvor ausführlich beschrieben. Sie ist nicht nur eine funktionelle und ökonomische Atemweise, sondern wirkt auch unterstützend auf die Tätigkeit der Bauchorgane sowie den Herz- und Lymph-Kreislauf (s 1.4).

Bei der **Brustatmung** wird zum Großteil mit Hilfe der Zwischenrippenmuskulatur geatmet. Sie weiten die unteren Rippen und heben die oberen Rippen und das Brustbein. Es wird der Brustraum hauptsächlich zur Seite und nach vorne sowie oben erweitert (siehe rechte Seite Brustbein-Rippen-Mechanismus und Abb. 12). In manchen Fällen wird auch die Atemhilfsmuskulatur

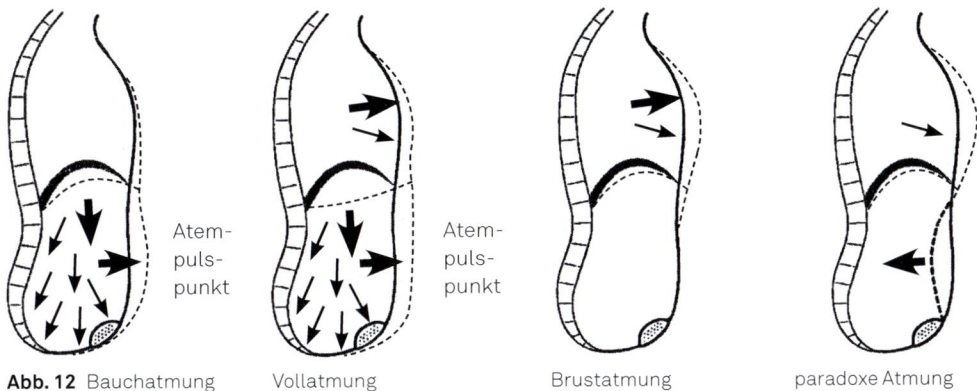

Abb. 12 Bauchatmung   Vollatmung   Brustatmung   paradoxe Atmung

zum Anheben der oberen Rippen und des Brustbeins eingesetzt. Das Zwerchfell arbeitet nur eingeschränkt. Hauptsächlich die mittleren und oberen Lungenbereiche werden belüftet. Brustatmung ist eine Form der **Teilatmung** und nutzt höchstens ein Drittel des Atemvolumens.

In Ruheatmung wirkt sich reine Brustatmung nicht besonders negativ auf die Effektivität der Atmung aus, da das erzielte Atemzugvolumen (s. 6.5) ausreichend ist. Wenn sie sich aber bei Belastung nicht durch verstärkte Zwerchfellatmung zur Vollatmung erweitern kann, führt sie zunächst zu einer Steigerung der Atemfrequenz und dann zu Atemnot.

Brustatmung geht meiner Erfahrung nach oft mit einem geringen oder negativen Körperbezug zum Bauch, Becken und Boden einher. Meistens ist das Zwerchfell in seiner Beweglichkeit eingeschränkt. Es hat sich unter Umständen im Laufe der Zeit zurückgebildet oder durch erhöhte Spannung verkürzt. Dadurch kann es sich nicht mehr in normaler Weise spannen und lösen. Oft wird in diesen Fällen die Arbeit an der Zwerchfellatmung (Bauchatmung) als anstrengend erlebt. Das Zwerchfell ist nicht (mehr) gewohnt adäquate Atemarbeit zu verrichten. Auch die umgebenden bzw. damit zusammenhängenden Strukturen müssen ihr Zusammenspiel wieder erlernen. Erst danach wird die Bauchatmung wieder als leicht und mühelos erlebt (s. 1.4).

Bei Frauen in der Schwangerschaft ist die Brustatmung bis zu einem gewissen Grad „normal", da das Kind die Zwerchfellatmung behindert.

Einatmung bei Belastung

Je nach dem Grad der Belastung kommt es zu einer entsprechenden Vertiefung der Atmung. Der **Rippen-Zwerchfell-Mechanismus** wird verstärkt **und** ab einem bestimmten Moment in einem fließenden Übergang um den **Brustbein-Rippen-Mechanismus** (sterno-costalen Atemmechanismus) erweitert.

Die Zwerchfellbewegung beginnt wie bei der Einatmung in Ruhe und setzt sich nun weiter nach unten fort (s. Abb. 13). Infolge des Druckanstiegs im Bauchraum (wohlgespannte Bauchmuskeln vorausgesetzt) und der Zugspannung mediastinaler Bindegewebszüge, kann sich das Zwerchfell ab einem gewissen Moment nicht weiter absenken. Es verändert dadurch seine Zugrichtung und bewirkt eine Hebung der unteren Rippen (Rutte, Sturm 2004 und Schultz-Coulon 2000). Die unteren Lungenabschnitte werden optimal belüftet.

Diese Aktivität des Zwerchfells geschieht im Zusammenspiel mit einer verstärkten Aktivität der äußeren Zwischenrippenmuskeln und dem Einsatz des brustbeinnahen Teils der inneren Zwischenrippenmuskeln. Sie weiten die unteren Rippen und heben nun auch die oberen Rippen und das Brustbein nach vorne und oben an (siehe Eimerhenkel- und Pumpenschwengel-Bewegung S. 217f). Die mittleren und oberen Lungenbereiche werden erweitert. Bei hoher und extremer Belastung (z.B. Sport) wird zusätzlich die Einatemhilfsmuskulatur eingesetzt, welche die oberen Rippen und das Brustbein zusätzlich anheben. Die Atembewegung vom unteren Brustkorb wird im Verlaufe der Atemvertiefung kontinuierlich zum oberen Brustkorb hin übertragen. Das Zwerchfell behält dabei seinen Zug nach unten und zur Seite.

Bei der Einatmung bei Belastung beginnt die Atembewegung unten im Bauch (Bauchatmung) und setzt sich über die Flanken (Flankenatmung) nach oben im gesamten Brustkorb (Brustatmung) fort. Es findet wie bei der Einatmung in Ruhe eine dreidimensionale Brustraum- und Lungenerweiterung statt, nur in viel größerem Umfang. Das inspiratorische Reservevolumen wird zusätzlich genutzt (s. 6.5). Dieser kombinierte Atemmechanismus wird **Vollatmung** genannt.

In der Praxis geschieht aber oft Folgendes: Viele Menschen holen Luft, wenn sie bewusst tief atmen wollen. Das Wort „holen" beschreibt, was in dem Moment geschieht. Der Atem wird geholt, d.h. Luft wird aktiv über die Nase eingezogen. Es wird meist durch ein leises Geräusch hörbar. Die Atmung wird willentlich beeinflusst. Dazu wird meist verstärkt die Zwischenrippen- und die Einatemhilfsmuskulatur benutzt. Gleichzeitig wird der Bauch angespannt oder sogar eingezogen, was die Arbeit des Zwerchfells erschwert. Die Folge ist, dass es zur Brustatmung und nur zu einer Teilatmung kommt. Es geschieht nicht die erwünschte Vertiefung, sondern eine Einschränkung der Atmung.

Wer tief einatmen will, sollte vor allem das Zwerchfell und die Zwischenrippenmuskeln arbeiten lassen. Einatmung ist zwar aktiv in dem Sinne, dass sich die Einatemmuskulatur aktiv anspannt und arbeitet. Sie kann aber am besten unterstützt werden, indem sie zugelassen und ihr Raum gegeben wird (s. Theorie 2.9 und 2.12).

Reflektorische Einatmung

Durch das Verlängern der Ausatmung wie es beim Sprechen, Singen oder Blasinstrument-Spielen geschieht, entsteht in der Folge ein reflektorischer Einatem. Die Einatmung geschieht sehr schnell. Sie kann sich innerhalb von nur 0,2 Sekunden vollziehen. Dennoch stellt der reflektorische Einatem genug Luft (Atemvolumen) zur Verfügung. Voraussetzung dafür ist, dass die Atemmechanik sehr gut funktioniert – vor allem das Spannen und Lösen im Körper.

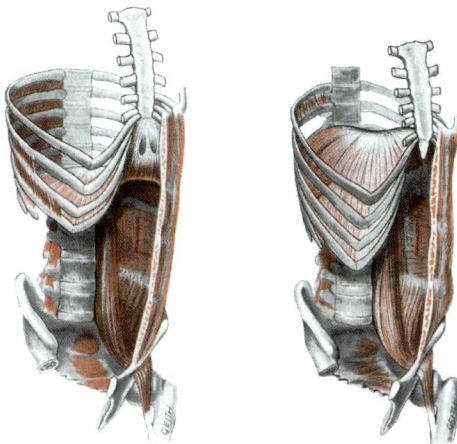

Abb. 13 Lage des Zwerchfells und Stellung der Rippen bei Vollatmung und nach Ausatmung

Bei der Ausatmung bzw. Stimmgebung wird eine Spannung (sowohl muskulär als auch in Form der „Zwerchfellstütze") gehalten. Durch das „Abspannen" (Lösen der Spannung) am Ende des Ausatems „fällt" der neue Einatem plötzlich herein. Der reflektorische Einatem kommt tief hinunter ins Becken. Er kann gezielt geübt werden (s. verschiedene Übungen im Übungsteil).

Zwerchfellstütze bedeutet, dass sich das Zwerchfell nach dem aktiven Zusammenziehen in der Einatmung nicht wie bei einer normalen Ausatmung wieder entspannt. Es lässt erst langsam und kontrolliert seine Anspannung und damit seine einatmende Aktivität gehen. Es wirkt als Gegenspieler zur Ausatmung und verlängert sie dadurch.

2.3 Ausatmung

Wie bei der Einatmung ist auch bei der Ausatmung der Vorgang in Ruhe und bei Belastung unterschiedlich. Bei verstärkter Ausatmung werden die Ausatemhilfsmuskeln zusätzlich aktiv.

Ausatmung in Ruhe

Sie geschieht passiv durch das Lösen der Kontraktion der Atemmuskulatur, durch die Retraktionskraft der Lungen, sowie im Stehen und Sitzen durch die Schwerkraft, d.h. die Rippen sinken durch ihr eigenes Gewicht. Das Zurückschwingen der im Einatem gedehnten Körperwände, vor allem der Bauchmuskeln und des Beckenbodens, unterstützt zusätzlich. Dadurch entsteht in den Lungen ein Überdruck und die Luft strömt über die Atemwege nach außen.

Ausatmung bei Belastung

Bei Belastung wird aktiv, verstärkt und/oder beschleunigt ausgeatmet. Es werden zusätzlich die Ausatemhilfsmuskeln eingesetzt. Sie ziehen die Rippen nach unten und die Bauchmuskeln drücken zusätzlich die Baucheingeweide und damit das Zwerchfell nach oben. Der Druck in den Lungen steigt stärker an. Die Atemwege werden verengt und die Ausatmung forciert. Das Lungenvolumen wird stärker und schneller verkleinert. Das exspiratorische Reservevolumen wird genutzt (s. 6.5). Verstärkte Ausatmung tritt z.B. bei körperlicher Belastung, beim Sprechen, Lachen, Niesen und Husten auf.

Ein **optimaler Ausatem in Ruhe** sollte kontinuierlich gehen gelassen werden. Er sollte am Ende einfach „verfließen", d.h. es sollte nicht nachgepresst werden. Auch ein Nach-unten-Pressen ist unvorteilhaft. Diese Ausatmung in Ruhe erfolgt in der Regel tonlos durch die Nase. Davon unterscheidet sich die tönende oder tonlose Ausatmung durch den Mund. Bei einigen Übungen in diesem Buch wird angegeben, stimmlos über den Mund auszuatmen. In diesen Fällen dient es dazu, die Ausatemkraft zu unterstützen bzw. nicht zu bremsen und die Ausatmung bewusst zu begleiten.

Ausatmung über den Mund ist auch **bei Belastung** sinnvoll. Sie unterstützt die kraftvolle Aktion (s. 2.3). Es wird überall im Sport z.B. beim Schlag des Tennisspielers oder des Karatekämpfers angewandt. Ausatmung über den Mund hilft aber auch im Alltag beim Aufheben eines schweren Gegenstandes. Eine **Pressatmung** sollte dagegen unbedingt vermieden werden. In diesem Fall wird die Stimmritze verschlossen und ein innerlicher Druck aufgebaut. Die Bronchien können kollabieren. Außerdem wird der venöse Rückfluss des Blutes zum Herzen stark behindert. Dies führt zu schwerwiegenden negativen Folgeerscheinungen.

Eine **Behinderung der Ausatmung** kann sowohl durch eine Verengung der Bronchien als auch durch weitere Faktoren verursacht werden:

- einen verspannten Schultergürtel, der den Brustkorb nicht absinken lässt
- eine erhöhte Gesamtmuskelspannung, die auch das Zwerchfell sich nicht entspannen lässt
- mangelnde Retraktionskraft des Lungengewebes
- mangelnde Brustkorbelastizität
- mangelnde Bauchmuskelspannung
- psychische Faktoren (Angst, Stress, zurückgehaltene Gefühle usw., die sich wiederum auf den Körper auswirken)

Wird die **Ausatmung** mit Hilfe der Ausatemhilfsmuskulatur **stark forciert**, dann steigt, wie zuvor erwähnt, der Druck in den Lungen und verengt die Atemwege. Die großen Bronchien können dem Druck aufgrund der Knorpelanteile standhalten. Die kleineren können jedoch, wenn sie schon geschädigt oder nicht stabil sind, kollabieren. Sie versperren damit den Weg für die Luft aus den Lungenbläschen hinaus. Obwohl ausgeatmet werden will, ist es nicht möglich.
Ausatmung über den Mund in Form der **„Lippenbremse"** ist besonders **bei Atemnot** sehr hilfreich. Es wird gegen die nicht ganz vollständig geschlossenen Lippen solange wie möglich ausgeatmet. Der Widerstand bewirkt, dass der Atemstrom abgebremst wird und die Atemwege weit bleiben. Ein gleichmäßiger Ausatemfluss ist gewährleistet und der Einatemimpuls wird gefördert.

2.4 Atemruhe

In der Atemruhe verweilen die Atemmuskeln in ihrer Grundspannung und können regenerieren. Alle anderen am Atemprozess beteiligten Strukturen ruhen in einer untereinander ausgeglichenen Spannung. Der Druck in den Lungen entspricht dem atmosphärischen Druck. Es strömt keine Luft. Die Atmung befindet sich in der sogenannten Atemruhelage (s. 6.5).

2.5 Natürliche Formen der Vollatmung

In Zusammenhang mit der Atemmechanik sind zwei natürliche Formen der Vollatmung erwähnenswert, die bei nahezu jedem Menschen noch sehr ursprünglich und organisch funktionieren (vgl. Derbolowsky 1996).

Aufatmen

Im Alltag geschieht Aufatmen immer wieder von selbst. Ein tiefer Atemzug, der lösend und befreiend wirkt, durchströmt den ganzen Körper. Wann immer Sie es wahrnehmen, genießen Sie es – es ist ein wahres Geschenk.

Gähnen

Auch das Gähnen ist eine natürliche Form der Vollatmung. Es tritt meist unwillkürlich und spontan auf. Es kann aber auch willentlich sowohl hervorgerufen als auch unterdrückt werden. Aus nicht geklärten Gründen wirkt es ansteckend. Selbst jetzt, wenn Sie darüber lesen und daran denken, kann es sein, dass Sie gähnen müssen. Genießen Sie es, denn es ist eine der besten Atemübungen.
Zunächst öffnet und rundet sich der Mund und die Nasenflügel weiten sich. Dann wird der Mund ganz weit aufgerissen, wobei sich der Unterkiefer nach vorne schiebt und der Rachen gedehnt wird. Die Bewegung setzt sich über den Kehlkopf fort und das Zwerchfell wird stark aktiviert. Es geschieht ein tiefer Atemzug, welcher den ganzen Rumpf weitet, Brustkorb und Schultern anhebt. Der Mund wird maximal geöffnet und die Flüssigkeitsproduktion in Augen und Nase angeregt. Wenn es zugelassen wird, dann entstehen sowohl beim Einatmen als auch beim Ausatmen urige Laute. Sie sind aufgrund der sich öffnenden Resonanzräume deutlich hörbar. Daher ist das Gähnen eine wunderbare Vorbereitung für das Sprechen oder Singen.

Leider gilt das Gähnen in Gesellschaft als unhöflich. Es wird als Desinteresse und Müdigkeit gewertet und meist unterdrückt. Dabei würde es gerade Spannungen lösen, neue Energie liefern, den ganzen Körper auflockern, die Seele ermuntern und den Geist erfrischen. So ermutige ich Sie, wann immer der Gähnimpuls auftaucht und die Umstände es erlauben, herzhaft zu gähnen. Sie können auch eine Gesellschaft verlassen und eine „Gähnpause" einlegen. Ihr ganzer Organismus wird es Ihnen danken, denn nun können Sie erfrischt und mit voller Aufmerksamkeit wieder am Geschehen teilnehmen.

Manche Menschen können tatsächlich nicht mehr oder in manchen Situationen nicht gähnen. Der Gähnimpuls kommt, aber das Gähnen bleibt stecken. Dies hat meistens mit Kontrolle und Verspannung von Muskulatur zu tun. Sie können es wieder erlernen, indem sie den Gähnvorgang wie oben beschrieben willkürlich nachvollziehen. Am leichtesten gelingt es in Verbindung mit einem spontanen Räkeln und Dehnen (s. Übungen 1.5). Nutzen Sie das Gähnen im Alltag zum eigenen Wohl und zum Wohle des Atems.

2.6 Atemfrequenz

Die Häufigkeit von Atemzügen verändert sich im Laufe des Lebens. Neugeborene atmen bis zu 45 Mal pro Minute, Erwachsene nur noch 10–20 Mal pro Minute. Die Atemfrequenz hängt von der Aktivität ab und beträgt beim Erwachsenen in der Ruhe im Schnitt 14 und bei Belastung 30 Atemzüge pro Minute. Sie kann bei tiefer Entspannung auf 6–10 Atemzüge pro Minute sinken (s. Abb. 14).

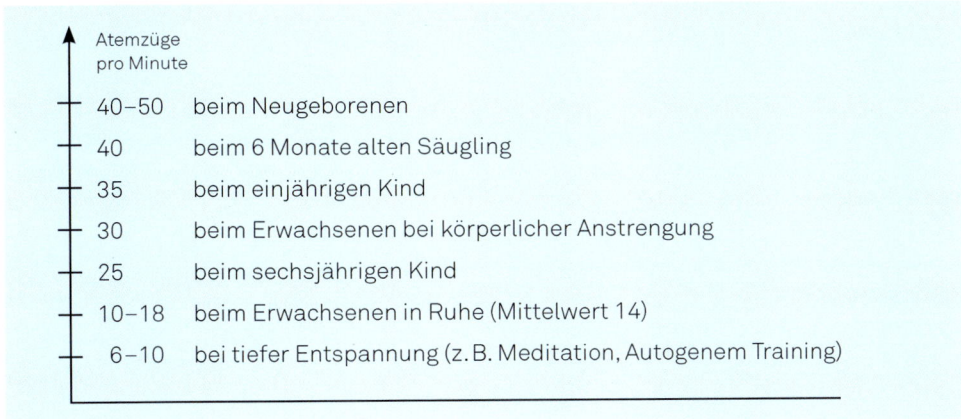

Atemzüge pro Minute

40–50	beim Neugeborenen
40	beim 6 Monate alten Säugling
35	beim einjährigen Kind
30	beim Erwachsenen bei körperlicher Anstrengung
25	beim sechsjährigen Kind
10–18	beim Erwachsenen in Ruhe (Mittelwert 14)
6–10	bei tiefer Entspannung (z. B. Meditation, Autogenem Training)

Abb. 14 Atemfrequenz in Abhängigkeit vom Alter und von der Aktivität

Die Atemmuskulatur leistet bei ihrer Tätigkeit Arbeit. Wie viel Atemarbeit anfällt, wird im Wesentlichen durch die elastischen Widerstände und den Atemwegswiderstand bestimmt (Rutte, Sturm 2003). Beide Faktoren können im Rahmen einer Lungenfunktionsuntersuchung gemessen werden. Sie stellen wichtige Anhaltspunkte in der Beurteilung der Lungenfunktion dar (s. 6.5).

3.1 Elastische Widerstände (Compliance)

Die elastischen Widerstände ergeben sich aus der Elastizität des Brustkorbes, des Lungengewebes, mediastinaler Strukturen, der Baucheingeweide, der Rumpfmuskulatur, der Bauchdecke und der Haut. Die Atemmuskulatur muss diese elastischen Widerstände überwinden, um eine Erweiterung des Brustraums zu erzielen. Jede ökonomische Atmung bewegt sich daher im Bereich der Atemruhelage. Mit zunehmender Atemtiefe erhöht sich die zu leistende Arbeit. Die Atemarbeit erhöht sich auch, je größer die Widerstände selbst sind, z.B. durch eine Fehlhaltung in der Brustwirbelsäule mit Einschränkung der Beweglichkeit von Rippengelenken (s. 1.3).

Exkurs: Haltung, Muskelspannung und Atemarbeit

Haltung entsteht aus einem dynamischen Wechselspiel zwischen Skelett und Muskeln und in Auseinandersetzung mit der Schwerkraft, im Liegen anders als im Sitzen und Stehen. Im Sitzen und Stehen besteht die Aufgabe darin, die drei zentralen Bereiche des Körpergewichtes – Becken, Brustkorb und Schädel – übereinander in einer senkrechten Linie auszurichten (s. Theorie 2.6). Dadurch wird die Wirbelsäule in ihrer S-Form mühelos aufgerichtet.

In dieser Haltung sind die Gelenke frei und gewährleisten vor allem im Bereich der Brustwirbelsäule eine freie Beweglichkeit der Rippen und optimale Erweiterungsmöglichkeiten für den Brustraum. Auch das Zwerchfell hat seine ideale Lage und kann frei arbeiten. Dies trifft auch für die anderen Atem- und Atemhilfsmuskeln zu, welche an der Wirbelsäule ansetzen und zugleich Haltungsmuskeln sind (Rabine 1984 nach Fischer, Kemmann-Huber 1999).

Diese gute Haltung müssen die zuständigen Muskeln nur in einem dynamischen Gleichgewicht halten. Dafür reicht eine wohldosierte Grundspannung in den Muskeln. Aus dieser „Wohlspannung" (Eutonus, s. Theorie 2.5) heraus können sich die Muskeln je nach Anforderung anspannen und lösen. Die Muskeln sind jederzeit in der Lage der Atembewegung in alle Richtungen, selbst in den Rücken, Raum zu geben. Unter diesen Bedingungen verläuft Atemarbeit effektiv und ökonomisch. So atmet es sich mühelos und leicht.

Je schlechter die Haltung ist, desto mehr sind die Muskeln mit Halten bzw. Ausgleichen beschäftigt. Sie können sich nicht mehr in vollem Umfang lösen und der Atembewegung Raum geben. Die Atemarbeit erhöht sich, Atmen wird anstrengend und funktioniert nur noch eingeschränkt. Bei vielen Menschen funktioniert deshalb die Atmung im Liegen besser als im Sitzen und Stehen. Im Liegen sind ihre Muskeln weniger mit Haltungsarbeit beschäftigt und können der Atembewegung mehr nachgeben. So können sie leichter atmen.

Auch Haltungsschwächen oder -schäden wie Veränderungen der Wirbelsäule können die Atemarbeit erhöhen und die Atmung erheblich einschränken. Z.B. kann eine starke Brustkyphose (Vorbeugung der Brustwirbelsäule) eine Einschränkung der Zwerchfellbewegung verursachen. Dies wird durch den Einsatz der oberen Einatemhilfsmuskeln

(Treppen- und Kopfwendermuskeln) ausgeglichen, führt aber zu einer eingeschränkten Teil-Brustatmung (Fischer, Kemmann-Huber 1999).

3.2 Atemwegswiderstand (Resistance)

Der Atemwegswiderstand ist vom Querschnitt und der Länge der Atemwege sowie von turbulenten Strömungen in der Luft abhängig. Wird die Atemfrequenz erhöht, dann erhöht sich auch der Atemwegswiderstand, weil mehr Luft in der gleichen Zeit strömt. Am effektivsten und ökonomischsten ist in der Ruheatmung eine Atemfrequenz von 14 Atemzügen pro Minute (s. Abb. 14). Mehr Atemarbeit, um die Luft in die Lungenbläschen zu befördern, muss auch bei einer Verengung der Atemwege geleistet werden.

Bei ihrer Arbeit verbrauchen Atemmuskeln Sauerstoff. Bei der Ruheatmung sind es etwa 2 % und bei extremer, körperlicher Belastung ungefähr 20 % der zur Verfügung stehenden Menge. Wenn die Atemmuskulatur gegen erhöhte Widerstände arbeiten muss, z. B. in sehr schweren Fällen von Atemwegsverengung, dann steigt der Bedarf an Sauerstoff bis auf 40 %. Da die Gesamtsauerstoffmenge nicht weiter gesteigert werden kann, führt dies bei geringster Belastung zu Atemnot.

Übergewicht wirkt sich negativer auf die Atmung aus als gedacht wird (Cegla 1992). Normalerweise hält das Becken die Baucheingeweide, ohne dass zusätzlich etwas getan werden muss. Bei Übergewicht quillt aber der Bauch über das Becken hinaus. Sein Gewicht zieht die Rippen nach unten in die Ausatemstellung. Das exspiratorische Reservevolumen (s. 6.5) sinkt. Die Bronchien werden enger und kleine Bronchiolen können sich sogar verschließen. Der Atemwegswiderstand steigt. Zusammen mit einer obstruktiven Atemwegserkrankung (s. 1.1) wirkt sich dies noch schwerwiegender aus. Außerdem sind die elastischen Widerstände vor allem des Brustkorbs erhöht. Bei der Einatmung müssen nun die Rippen den gesamten Bauch anheben. Alle Faktoren bewirken, dass zusätzliche Atemarbeit geleistet werden muss. Dies steigert den Sauerstoffverbrauch bei gleichzeitig verminderter Fähigkeit, Sauerstoff aufzunehmen. Im Liegen ist es nicht leichter, da der Bauch das Zwerchfell nach oben drückt und die Atmung erschwert. Bei der Einatmung muss nun das ganze Gewicht nach unten und vorne geschoben werden. Die behinderte Zwerchfellatmung wird meistens durch Brustatmung kompensiert. Es entsteht eine flache und schnelle Atmung, d. h. der Versuch, durch gesteigerte Atemfrequenz auch bei vermindertem Atemvolumen ein normales Atemminutenvolumen (s. 6.6) aufzubringen. Letztendlich wird der gesamte Organismus enorm belastet.

Es gibt Menschen, die gerne sehr **enge Kleidung** tragen, damit aber die Atmung behindern und die Atemarbeit vergrößern. Oft wollen sie unbedingt schlank erscheinen und ziehen zusätzlich den Bauch ein. Dies ist gar nicht so selten und bei Frauen häufiger der Fall als bei Männern.

Gasaustausch findet sowohl in den Lungen (äußere Atmung) als auch in den Zellen (innere Atmung) statt. Dazu müssen Sauerstoff und Kohlendioxid im Körper von einem Ort zum anderen transportiert werden (s. Abb. 15).

4.1 Gasaustausch in den Lungen
Belüftung

Während der Einatmung entsteht aufgrund der Brustraum- und Lungenerweiterung ein Unterdruck in den Lungen. Frische sauerstoffreiche Luft wird durch die Atemwege bis in die Lungenbläschen gesaugt und vermischt sich mit der in den Lungen verbliebenen Restluft. Die Konzentration an Sauerstoff in den Lungenbläschen erhöht sich. Dieser Vorgang wird Belüftung oder auch **(alveoläre) Ventilation** genannt. Im Sitzen und Stehen wird die Lungenbasis stärker belüftet als die Lungenspitzen.

Nur zwei Drittel der eingeatmeten Luft gelangt bis in die Lungenbläschen. Ein Drittel verbleibt in den Atemwegen. Da in den Atemwegen kein Gasaustausch stattfindet, werden sie als anatomischer Totraum bezeichnet und es wird von **Totraum-Ventilation** gesprochen.

Dieser Totraum kann bei verschiedenen Lungenerkrankungen noch zunehmen. Lungenbläschen, die geschädigt sind und nicht belüftet werden können oder bestimmte Lungenbereiche, die nicht durchblutet sind, können am Gasaustausch nicht teilnehmen. Diese Bereiche werden **funktioneller Totraum** genannt.

Eine optimale Belüftung der Lungenbläschen kommt nur bei normaler Atemtiefe und Atemfrequenz (s. 1.9) zustande. Wenn flach und rasch geatmet wird, dann wird fast nur der vorgelagerte Totraum belüftet. Die Luft wird nur im Totraum hin- und hergescho-

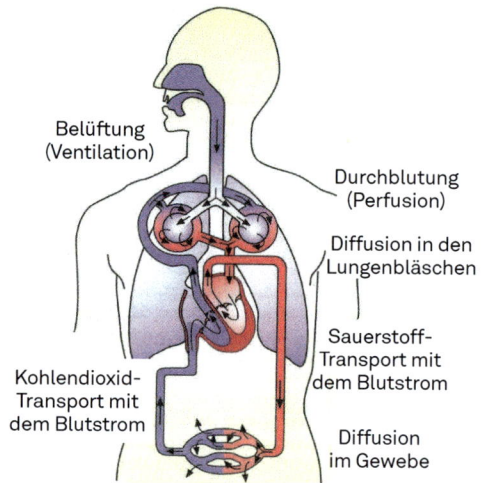

Abb. 15 Übersicht über den Transportweg des Sauerstoffs und des Kohlendioxids

ben und die Lungenbläschen bekommen kaum Frischluft. Nach einer gewissen Zeit entsteht akute Atemnot. Da der Totraum in seiner absoluten Größe feststeht, **führt jede Vertiefung und Verlangsamung der Atmung zu einer Steigerung der Belüftung der Lungenbläschen und Effektivierung des Gasaustausches**.

Menschen, die sehr flach und schnell atmen, machen unwillkürlich (manchmal auch willkürlich) immer wieder tiefe Atemzüge. In diesen Momenten des Durchatmens kompensiert der Körper das entstandene Defizit. Auf Dauer ist dies aber nicht ökonomisch und sinnvoll.

Durchblutung

Die Blutgefäße des Lungenkreislaufs treten durch die Lungenwurzel in die Lungen ein. Sie ziehen entlang der Bronchien und sorgen für die Durchblutung der Lungen, auch **Perfusion** genannt. Kleinste Blutgefäße (Kapillaren) umspinnen netzförmig angeordnet die Lungenbläschen (Kapillargeflecht) (s. Abb. 16). Sie schaffen eine

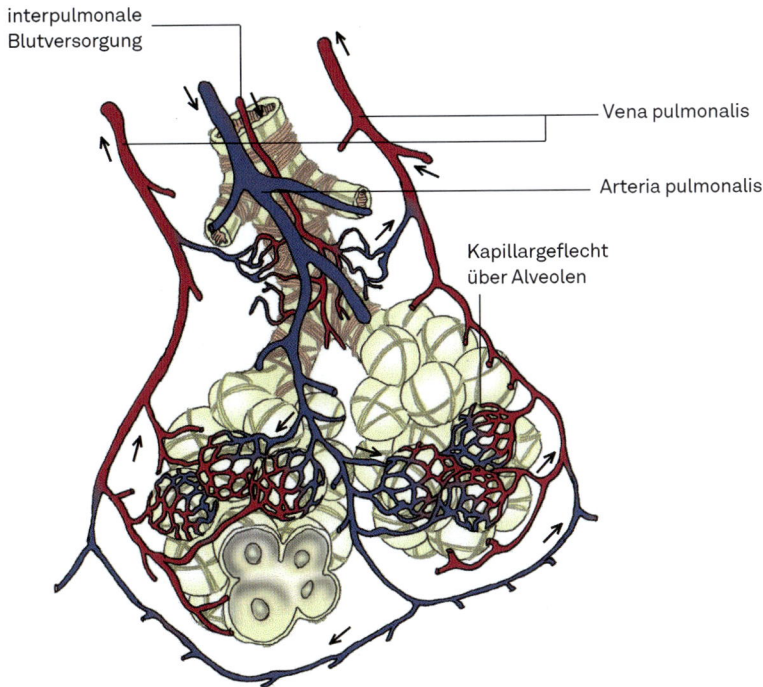

Abb. 16 Durchblutung des Lungengewebes

große Austauschfläche. Beeinflusst durch die Schwerkraft wird die Lungenbasis stärker durchblutet als die Lungenspitzen. Bei Belastung wird die Durchblutung der Lungen gesteigert, damit mehr Sauerstoff aufgenommen werden kann.

Diffusion

Die von der rechten Herzkammer kommenden Lungenarterien transportieren kohlendioxidreiches, sauerstoffarmes (sogenanntes blaues) Blut zu den Kapillaren (s. Abb. 16 und 17). Innerhalb einer sehr kurzen Kontaktzeit (0,3–0,7 Sekunden) wird durch die Blut-Luft-Schranke (bestehend aus Alveolarepithel, Basalmembranen und Kapillarendothel s. Abb. 17) aus den Lungenbläschen Sauerstoff aufgenommen und in umgekehrter Richtung Kohlendioxid abgegeben. Dieser Vorgang wird als **Gasaus-**

tausch bezeichnet. Die ableitenden Kapillaren transportieren das sauerstoffreiche, kohlendioxidarme (sogenannte rote) Blut in die Lungenvenen und durch die Lungen bis in den linken Vorhof des Herzens. Die Ausatemluft befördert das Kohlendioxid über die Atemwege nach außen.

Der Gasaustausch findet durch **Diffusion** statt. Gase bewegen sich immer vom Ort der höheren Konzentration zum Ort der niedrigeren Konzentration. Der Gasaustausch geschieht am effektivsten, wenn:

* die Kontaktzeit lang ist (langsame Atmung/geringe Atemfrequenz)
* das Konzentrationsgefälle groß ist (tiefe Einatmung/gute Belüftung der Lungenbläschen)
* die zu überwindende Strecke kurz ist (keine Schwellungen der Gefäßwände, Schleimhaut usw.)

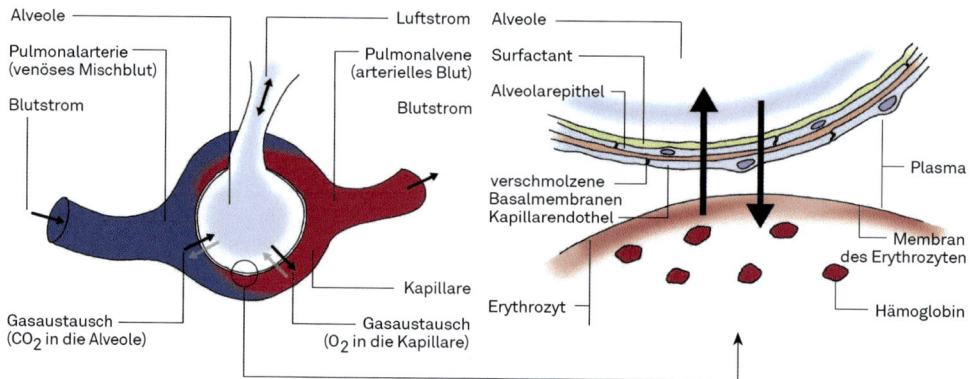

Abb. 17 Gasaustausch zwischen Alveolarluft und Kapillarblut

- die Austauschfläche groß ist (gesunde, aktive Lungen und Blutgefäße)

Die Effektivität des Gasaustausches in den Lungen kann unter folgenden Umständen beeinträchtigt sein:
- Bei hoher Atemfrequenz (hechelnder, schneller Atmung) ist die Diffusionszeit verkürzt.
- Bei oberflächlicher, schneller Atmung wird hauptsächlich der Totraum belüftet und wenig bis kein Sauerstoff gelangt bis in die Lungenbläschen. Das Konzentrationsgefälle ist entsprechend geringer und die Diffusion geht langsamer vonstatten.
- Bei einer Lungenentzündung (s. S. 216) ist durch die Schwellung der Schleimhaut und bei einem Lungenödem durch Flüssigkeitsansammlung in den Lungenbläschen die Diffusionsstrecke verlängert.
- Bei vielen Lungenkrankheiten, z. B. bei einem Lungenemphysem (s. S. 215), bei Atelektasen (s. S. 215) oder bei einer Lungenteilentfernung ist die Diffusionsfläche bzw. Austauschfläche verkleinert.

In allen Fällen kann weniger Sauerstoff ins Blut aufgenommen werden. Entsprechend dem Grad der Erscheinung empfindet der Betroffene Atemnot und eine Einschränkungen der Leistungsfähigkeit.

Sowohl in den Lungenbläschen als auch in den Bronchien verbleibt bei der Ausatmung Restluft (s. 6.5). Dadurch bleiben die Konzentrationen an Sauerstoff und Kohlendioxid (s. Abb. 18) im Innenraum der Lungenbläschen weitgehend konstant. Gasaustausch kann relativ unabhängig von der Einatem-, Ausatem- oder Ruhephase stattfinden. Je größer das Volumen an Restluft (funktionelle Residualkapazität) ist, desto effektiver kann der Gasaustausch auch während der Ausatmung und der Atemruhe stattfinden. **Demnach ist eine verstärkte Ausatmung für den Gasaustausch nicht förderlich.**
Beim Vergleich der Zusammensetzung von Ein- und Ausatemluft (s. Abb. 18) wird erkennbar, dass nur ein Fünftel des zur Verfügung stehenden Sauerstoffs beim Gasaustausch verbraucht wird. Dennoch ist eine große Menge an Sauerstoff in der Einatemluft sinnvoll. Es entsteht ein höheres Konzentrationsgefälle und damit effektivere Diffusion.

4.2 Sauerstofftransport
Nach Aufnahme des Sauerstoffs ins Blut wird dieser zu 97 % an das Hämoglobin in

	Einatemluft	Ausatemluft	Alveolarluft
Stickstoff	78 %	78 %	
Sauerstoff (O_2)	21 %	17 %	14 %
Kohlendioxid (CO_2)	0,03 %	4 %	5,6 %
Edelgase	1 %	1 %	

Abb. 18 Zusammensetzung der Atemluft

den roten Blutkörperchen (Erythrozyten) gebunden (s. Abb. 17). Danach wird er mit dem Blut über die Lungenvenen in den Vorhof des linken Herzens transportiert. Von dort gelangt er in die linke Herzkammer und weiter über die Arterien des Körperkreislaufes zu den Organen und Zellen (s. Abb. 15). Nur 3 %, d.h. ein sehr geringer Teil des Sauerstoffs, ist im Blutplasma gelöst. Dieser Teil wird als Sauerstoff-Partialdruck in der arteriellen Blutgasanalyse angezeigt.

Ist zu wenig Hämoglobin im Blut, etwa bei Blutarmut (Anämie), kann nur wenig Sauerstoff transportiert werden. Es treten Leistungsschwäche, Müdigkeit und Kurzatmigkeit auf. Aber auch die Körpertemperatur, der pH-Wert und die Kohlendioxid-Konzentration beeinflussen die Bindungsfähigkeit an das Hämoglobin, die Sauerstofftransportkapazität und letztlich die Abgabe an das Gewebe.

4.3 Gasaustausch in den Zellen

Die Abgabe des Sauerstoffs an das Gewebe erfolgt durch Diffusion aufgrund des Konzentrationsunterschiedes zwischen sauerstoffreichem Blut und sauerstoffarmem Gewebe (s. Abb. 15). Die Effektivität des Gasaustausches in den Zellen (innere Atmung) hängt von der Durchblutung der Region ab, die bei Aktivität gesteigert wird. Sie wird, wie auch beim Gasaustausch in den Lungen, durch die Parameter Diffusions-

fläche, Diffusionsstrecke, Kontaktzeit und Konzentrationsgefälle bestimmt. Im Gewebe wird der Sauerstoff bei der Energiegewinnung verbraucht. Es entsteht Säure in Form von Kohlendioxid (Zellstoffwechsel). Das Kohlendioxid diffundiert ins Blut.

Die Menge an Sauerstoff, die von Organen aus dem Blut aufgenommen wird (Sauerstoffausschöpfung genannt), liegt im Körperdurchschnitt bei etwa 25 %.
Nicht alle Gewebe nehmen gleich viel Sauerstoff auf bzw. verbrauchen gleich viel Sauerstoff. Die Sauerstoffaufnahme ist davon abhängig, ob die Organe ruhen oder aktiv sind. Die zur Verfügung stehende Sauerstoffmenge muss zwischen allen verteilt werden. Benötigt ein Organ(-system) mehr Sauerstoff, bleibt weniger für die anderen.
Die Nieren nehmen ungefähr 7 % Sauerstoff auf, das Herz ungefähr 60–70 % und die Atemmuskulatur in Ruhe ungefähr 2 %, bei körperlicher Belastung im Extremfall bis zu 20 % und bei schweren Fällen von Atemwegsverengung (Obstruktion) bis zu 40 %. Wird soviel Sauerstoff für die Atemarbeit verbraucht, ist offensichtlich, dass wenig für Aktivität übrig bleibt. Bei kleinster Belastung entsteht schon Atemnot.
Die Sauerstoffaufnahme der Skelettmuskeln beträgt in Ruhe etwa 25 % und steigt unter maximaler Belastung bei Untrainierten auf ungefähr 50 % und bei Trainierten auf ungefähr 75 %. Dies bedeutet, dass durch

Ausdauertraining die Muskeln leistungsfähiger werden. Maximale Leistungsfähigkeit basiert auf einem optimalen Funktionszustand des Atmungssystems und ist begrenzt durch die Höhe des Herzminutenvolumens und die Möglichkeit der Sauerstoffausschöpfung.

Die Beinmuskulatur benötigt besonders viel Sauerstoff für ihre Aktivität. Deshalb werden Atemeinschränkungen beim Treppensteigen schnell ersichtlich (s. Abb. 19).

4.4 Kohlendioxidtransport

Der Kohlendioxidtransport ist komplexer als der Sauerstofftransport und soll hier nur vereinfacht dargestellt werden. 80 % des Kohlendioxids diffundiert aus den Zellen in die roten Blutkörperchen (Erythrozyten) im Blut. Es verbindet sich dort mit Wasser zu Bikarbonat. Ein kleinerer Teil davon verbleibt in den roten Blutkörperchen. Der größere Teil lagert sich an das Hämoglobin im Blut. 10 % des restlichen Kohlendioxids wird direkt an das Hämoglobin angelagert. Weitere 10 % sind physikalisch im Blutplasma gelöst.

Das umgewandelte und angelagerte Kohlendioxid wird über die Venen zuerst in den rechten Vorhof des Herzens transportiert. Von dort gelangt es in die rechte Herzkammer und über den Lungenkreislauf zu den Lungen und Lungenbläschen (s. Abb. 15). In den Lungen wird das Kohlendioxid zum Teil wieder aus den Verbindungen gelöst. Im Gasaustausch wird es an die Lungenbläschen abgegeben und danach abgeatmet. Der andere Teil verbleibt im Blut. Eine gewisse Kohlendioxid-Konzentration im Blut ist notwendig, um den Blut-pH-Wert aufrechtzuerhalten und die Atmung zu steuern. Über die Steuerung der Ausatmung von Kohlendioxid wird der Säure-Basen-Haushalt des Körpers geregelt.

Die Regulationsmechanismen der Atmung sind vielgestaltig, da sich die Atmung in Tiefe, Frequenz und Rhythmus ständig an die Bedürfnisse des Organismus anpassen muss (z. B. Mehrbelüftung bei Arbeit, Änderung des Atemrhythmus beim Sprechen, Schlucken, Husten, Niesen usw.). Entsprechend komplex und sensibel ist dieser Vorgang.

Die Atmung wird durch das **Atemzentrum** im Stammhirn (medulla oblongata) gesteuert (s. Abb. S. 29). Es sitzt am Übergang zwischen Rückenmark und Gehirn. Im Stammhirn werden Vorgänge geregelt, die lebensnotwendig sind. Das Atemzentrum sorgt für einen Grundrhythmus der Atmung. Es leitet über die motorischen Nerven (N. phrenicus, Nn. intercostales und diverse Spinalnerven) Impulse an die Atemmuskeln weiter und steuert durch deren Aktivität die Lungenbelüftung. Gleichzeitig erhält es von verschiedenen Orten über sensible Nerven Informationen über den Atembedarf und reguliert, d. h. hemmt oder aktiviert, die Atmung.

Es wird zwischen der chemischen, der reflektorischen und der zentralen Steuerung der Atmung unterschieden. Aber auch weitere Einflüsse, die willentliche und die psychische Beeinflussung spielen eine Rolle.

5.1 Chemische Steuerung

Die chemische Steuerung steht im Dienst der Anpassung der Atmung an die Stoffwechselleistungen des Organismus. Die Blutgase, d. h. Sauerstoff und Kohlendioxid und der Blut-pH-Wert müssen in einem Normbereich gehalten werden. Chemorezeptoren messen sowohl die Kohlendioxid- und Sauerstoff-Konzentration sowie den pH-Wert im arteriellen Blut, als auch die Kohlendioxid-Konzentration und den pH-Wert im Liquor des Rückenmarks. Vor allem

eine Erhöhung der Kohlendioxid-Konzentration, aber auch ein Absinken des pH-Wertes oder des Sauerstoffs im Blut wird als Atmungsantrieb an das Atemzentrum weitergegeben, d. h. die Atmung wird in Frequenz und Tiefe gesteigert.

5.2 Reflektorische Steuerung

Die reflektorische Steuerung der Atmung geschieht aufgrund der Reizung von Rezeptoren, welche die Informationen über sensorische (afferente, vegetative) Nerven an das Atemzentrum leiten. Dazu gehören Rezeptoren:

- im Bereich der Luftröhre, die das Husten auslösen
- in der Nasenschleimhaut, die das Niesen auslösen
- in der Bronchialwand, welche die Dehnung der Bronchien registrieren und durch eine Hemmung die Einatmungsphase begrenzen und somit eine Überdehnung der Lungenbläschen verhindern
- in den Zwischenrippenmuskeln, welche auf die Dehnung der Muskelspindeln reagieren und der Feinsteuerung der Atmung dienen
- die beim Lauschen zu einer Atmungshemmung führen

5.3 Zentrale Steuerung

Bei körperlicher Arbeit wird die Atmung vor allem zu Beginn nicht allein über die blutchemischen Parameter geregelt, da sich in ihnen die Auswirkung der Aktivität erst langsam zeigt. Mechanorezeptoren in den Muskeln und Gelenken bewirken deshalb durch eine sogenannte zentrale Mitinnervation eine direkte Aktivierung der Atmung. Auch bei Dehnungen der Muskulatur werden die Mechanorezeptoren und damit die Einatmung aktiviert. Diesen Mechanismus nutzen wir in den Bewegungsübungen, um den Einatem zu fördern (s. Theorie 2.7/8).

5.4 Weitere Steuerungseinflüsse

Atmung und Kreislauffunktionen sind eng aufeinander abgestimmt und beeinflussen sich wechselseitig. So beeinflussen Kreislaufrezeptoren, insbesondere Pressorezeptoren, die Atmung. Es gibt weitere unspezifische Atmungsantriebe, wie Schmerzreize und Wärmereize an der Haut, welche die Atmung anregen, sowie Kältereize, welche die Atmung hemmen. Eine erhöhte Körpertemperatur steigert die Atmung, während eine starke Unterkühlung sie hemmt. Außerdem beeinflussen bestimmte Hormone die Atmungsregulation. Z.B. steigert die Ausschüttung von Adrenalin aufgrund körperlicher Arbeit oder psychischer Erregung die Atmung.

5.5 Willentliche Steuerung

Jederzeit kann die automatisch geregelte Atmung durch willentliche Steuerung (über die Hirnrinde – kortikale Steuerung) unterbrochen oder verändert werden. Die Ein-, Ausatmung und Atempausen können in einem bestimmten Rahmen willentlich beeinflusst werden. Normalerweise ist dies beim Sport, beim Sprechen, Singen oder Blasinstrumente-Spielen sinnvoll. Aber auch Erregung und Ängste können durch bewusst langsames Atmen in den Bauch reduziert werden. Atemschulen, die mit Atemtechniken arbeiten, nützen die willentliche Atemführung, um festgefahrene, einschränkende Atemmuster zu lösen. In diesem Sinn kann willentliche Atemsteuerung hilfreich sein.

Ansonsten ist eine willentliche Beeinflussung der Atmung im Alltag nicht sinnvoll. Das Atemgeschehen ist zu komplex und von zu vielen Faktoren abhängig, die willentlich nicht gesteuert werden können. Die Atmung sollte autonom fließen und möglichst frei, flexibel und ökonomisch auf alle inneren und äußeren Einflüsse reagieren können.

_____

In meiner Praxis habe ich auch mit Menschen zu tun, die in anderen Atem- und Bewegungsmethoden mit willentlicher Atemsteuerung gearbeitet haben. Immer wieder treffe ich dabei auf gelernte Atemmuster, die völlig unfunktionell sind. Sie können in einem gewissen Übungszusammenhang sinnvoll sein, aber als generalisiertes Atemmuster sind sie unzweckmäßig und manchmal sogar schädlich. Meist ist es den Betroffenen nicht bewusst bzw. sind sie überzeugt, dass dies die richtige Art zu atmen ist. Aufklärung über die normale Atmung und das Üben an einer freien, zugelassenen Atmung können in diesem Fall helfen.

5.6 Psychische Beeinflussung

Jeder Mensch kennt Situationen, in denen z.B. vor Schreck der Atem stockt, aus Erleichterung aufgeatmet wird, das Zwerchfell beim Lachen hüpft. Diese Redewendungen drücken aus, dass Gefühle wie Angst, Erleichterung, Freude usw. die Atmung direkt beeinflussen – sie bremsen, unterdrücken und steigern können. Dies geschieht durch das limbische System (Gehirnbereich, der für die Gefühlsverarbeitung zuständig ist, s. Theorie 1.7 und 2.13).

5.7 Krankhafte Atemmuster

Verschiedene Erkrankungen können das Atemzentrum in seiner Funktion beeinträchtigen und bestimmte krankhafte Atemmuster verursachen, wie die periodische Atmung (Cheyne-Stokes-Atmung), die Kussmaul-Atmung, die Biot-Atmung und die Schnapp-Atmung. Bei all diesen Atemmustern sind die Atemfrequenz, der Atemrhythmus und/oder die Atemtiefe abnormal verändert.

Die Atmung kann aus verschiedenen Gründen beeinträchtigt sein. Die nachfolgende Selbstdiagnose gibt Hinweise, ob und in welchem Maß eine Einschränkung vorliegt. Sie kann aufgrund der Lebensweise und im Alter durch normale Veränderungsprozesse entstehen. Es treten aber immer wieder auch Atemfehlformen auf, die das Atemgeschehen stören. Letztlich gibt es eine Reihe verschiedener Atemerkrankungen, die kurz aufgezählt werden. Eine genaue Diagnose ist durch den Lungenfunktionstest möglich.

6.1 Selbstdiagnose

Anhand folgender international üblicher Einteilung (Sadoul nach Cegla 1992) können Sie bei sich den Grad von Atemeinschränkungen bzw. Atemnot erkennen. Die Ursachen können vielseitig sein und von einer ungesunden Lebensweise bis zu einer Atemerkrankung reichen. Sollten Sie Anzeichen von Atemnot bei sich erkennen, ist eine fachärztliche Untersuchung mit Lungenfunktionstest ratsam.

6.2 Atemeinschränkungen

Aus verschiedenen Gründen können Einschränkungen auftreten. Zwei wesentliche Ursachen sind die Lebensweise und normale Veränderungsprozesse im Alter.

... durch die Lebensweise

Atemeinschränkungen können auftreten, ohne dass eine Atemerkrankung vorliegt. Es sind dies Behinderungen der Einatmung, der Ausatmung und der Atempause, die aufgrund der Lebensweise des Menschen entstehen.

Meist beginnt dies schon bei kleinen Kindern, die in ihrer freien Bewegung und in ihrem freien Gefühlsausdruck eingeschränkt werden. Später lernen sie in der Schule ruhig, anstatt in einer guten Haltung zu sitzen. Sie dürfen sich nicht bewegen, wenn es nötig wäre. Der Leistungsdruck kommt hinzu. Diese Themen ziehen sich bei den meisten Menschen durch das gesamte Leben. Einseitige Bewegungsabläufe, schlechte Körperhaltung, zu wenig

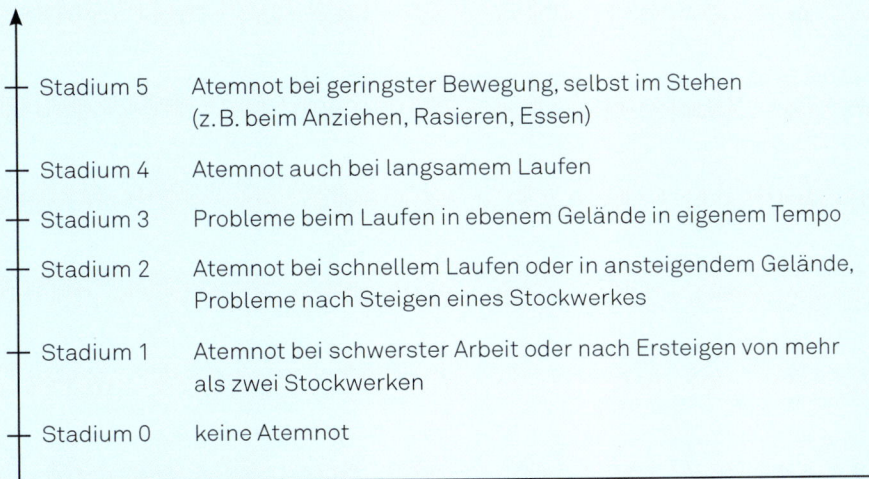

Stadium 5	Atemnot bei geringster Bewegung, selbst im Stehen (z. B. beim Anziehen, Rasieren, Essen)
Stadium 4	Atemnot auch bei langsamem Laufen
Stadium 3	Probleme beim Laufen in ebenem Gelände in eigenem Tempo
Stadium 2	Atemnot bei schnellem Laufen oder in ansteigendem Gelände, Probleme nach Steigen eines Stockwerkes
Stadium 1	Atemnot bei schwerster Arbeit oder nach Ersteigen von mehr als zwei Stockwerken
Stadium 0	keine Atemnot

Abb. 19 Atemnots-Einteilung

Bewegung, Übergewicht, Verletzungen und Krankheiten, Leistungsdruck, unbewältigte Konflikte, zurückgehaltene Gefühle, Ängste, Stress usw. wirken sich negativ auf das Atemgeschehen aus (s. Theorie 1.7 und 2.13). Vielen Menschen fällt dies erst auf, wenn sie Einschränkungen in Ihrer Leistungsfähigkeit feststellen. Sie bemerken, dass sie z.B. die Treppen nicht mehr so rasch steigen können wie früher oder beim Wandern nicht mehr Schritt halten können. Da sie (noch) nicht an einer Atemerkrankung leiden, werden Sie auch nicht medizinisch behandelt. Besonders für diese Menschen sind die Atem- und Bewegungsübungen im Buch geeignet.

... im Alter

Normale, altersbedingte Veränderungen bewirken eine deutliche Leistungsminderung der Lungenfunktion. Diese geht mit einer nachlassenden körperlichen Belastbarkeit einher, die aber nicht krankhaft ist. Die eingeschränkte Lungenfunktion kann aber bei Erkrankungen schneller zu Komplikationen führen.

Bei älteren Menschen sind wesentliche Veränderungen in den Lungen zu beobachten. Der Gehalt an elastischen Fasern in den Lungen nimmt ab. Deshalb können sie sich nur noch eingeschränkt ausdehnen und entsprechend weniger Luft aufnehmen. Die Lungenbläschen vergrößern sich um das Mehrfache ihrer ursprünglichen Größe (Altersemphysem). Sie verlieren an Oberfläche, welche für den Gasaustausch notwendig ist. Die Zahl an kleinen Blutgefäßen in den Lungen verringert sich und reduziert die Gasaustauschfläche zusätzlich. Die Fähigkeit des Körpers, Sauerstoff in die Lungen aufzunehmen und diesen an den Blutkreislauf abzugeben, ist eingeschränkt.

Aber auch außerhalb der Lungen gelegene Ursachen können sich einschränkend auf die Atemfunktion auswirken. Die Beweglichkeit der Gelenke und die Elastizität des Brustkorbs nehmen ab. Vermehrt auftretende Fehlhaltungen schränken die Beweglichkeit weiter ein. Reaktionsvermögen, Kraft und Elastizität der Muskulatur schwinden. Insgesamt erhöhen sich alle elastischen Widerstände (s. 3.1). Die Atemmuskulatur muss mehr Atemarbeit bei weniger zur Verfügung stehender Energie leisten. Die allgemeine Leistungsfähigkeit lässt nach.

Trotzdem oder gerade deshalb sind Bewegungs- und Atemübungen das beste Mittel diesen Prozess aufzuhalten oder zu verlangsamen (s. Theorie 3.3).

6.3 Atemfehlformen

Atemfehlformen beinhalten den unökonomischen Gebrauch von Atemmuskeln sowie Störungen des Atemrhythmus und der Atemtiefe (vgl. Fischer, Kemman-Huber 1999).

Mundatmung

Bei der Mundatmung wird selbst in Ruhe nicht durch die Nase, sondern den Mund geatmet (s. 1.1). Eine schiefe Nasenscheidewand, Polypen oder chronische Entzündungen wie Schnupfen oder Allergien können die Ursache sein. Menschen, die ständig über den Mund atmen, nutzen nicht die wichtigen Funktionen der Nase beim Atemvorgang – Anfeuchten, Vorreinigen, Erwärmen und Riechen der Atemluft. Sie sind besonders anfällig für Erkrankungen des Atmungssystems.

Reine Mundatmung führt in der Regel zur Brustatmung, weil das Zwerchfell nicht „zum Zug kommt". Da die Atemluft über den Mund einen geringeren Widerstand zu überwinden hat als über die Nase, muss weniger Atemarbeit (s. 3.) geleistet werden. Es kommt zu einem Verlust an Grundspannung im ganzen Organismus. Das Zwerchfell wird weniger gefordert und ist weniger aktiv.

Die Übungen auf Seite 86 und 173 können Abhilfe schaffen, indem sie die Nase öffnen und die Nasenatmung anregen. Zusätzlich ist es hilfreich das Zwerchfell zu aktivieren.

Paradoxe Zwerchfellatmung

Die paradoxe Zwerchfellatmung tritt in Kombination mit einem verstärkten Einsatz der Atemhilfsmuskulatur auf. Bei der Einatmung zieht der Bauch nach innen, anstatt dass er nach außen nachgibt (s. Abb. S. 227). Die unteren Rippenbögen werden mit nach innen gezogen. Das Zwerchfell kann sich nur sehr eingeschränkt absenken. Die Lungenbasis kann sich kaum entfalten. Die gesamte Lungenbelüftung ist eingeschränkt. Diese Form der Atmung ist sehr ineffektiv, da sie trotz erhöhter Atemarbeit wenig Atmungseffekt bringt.

Laut Fachliteratur tritt die paradoxe Zwerchfellatmung nur bei extremer Einatmung und bei Patienten mit COPD, vor allem Lungenemphysem auf (s. S. 215 und Theorie 3.16). Nach meiner Beobachtung führen Schönheitsideale wie schlanker, fester Bauch, enge Kleidung und Fitnesstraining mit Überbetonung des Bauchmuskeltrainings nicht selten zum gleichen Phänomen mit geringerer Ausprägung.

Oft steht auch ein erlebtes und nicht aufgelöstes Trauma dahinter. In einer Schrecksituation spannen automatisch alle Muskeln an und die ganze Energie steigt nach oben in den Kopf. Vor allem die Bauchmuskeln und die Bauchorgane werden nach innen und oben gezogen. Zuerst wird sehr kurz und schnell eingeatmet und dann der Atem festgehalten. Dies ist ein instinktiver Reflex, um in einer Bedrohung nicht gehört und bemerkt zu werden. Es ist die einzige Situation, in der diese Form von Atmung „natürlich" ist. Die hohe Energetisierung und Spannung kann erfolgreich durch eine adäquate Reaktion umgesetzt und aufgelöst werden. Geschieht dies nicht, bleiben diese Menschen zumindest auf vegetativer Ebene im Schreck erstarrt und ihr Zwerchfell bleibt blockiert. Lesen Sie mehr dazu im Theorieteil unter 3.10 Trauma.

Hochatmung

Fälschlicherweise wird vielfach die Brustatmung als Hochatmung bezeichnet. Hochatmung setzt dann ein, wenn die normale Einatmung zu gering ist. Es ist eine Notatmung bei extremer körperlicher Belastung. Eingesetzt werden Atemhilfsmuskeln und Muskeln, die vom Kopf, der Halswirbelsäule und den Schultern auf den Brustkorb wirken, aber eigentlich gar keine Atemmuskeln sind. Dabei wird der Kopf fixiert oder leicht zurückgebeugt und die Schultern werden angehoben. Sie geht fast immer mit einer paradoxen Zwerchfellatmung einher. Hochatmung ist eine eher extreme Fehlform und tritt selten auf. Es ist hilfreich, die fälschlicherweise eingesetzten Muskeln zu deaktivieren und die Atemmuskeln zu aktivieren.

Hyperventilation

Hyperventilation bezeichnet eine übertriebene Atemtätigkeit, meist in Form einer ausschließlichen Brustatmung, bei der sehr flach, schnell und unruhig geatmet wird. Dadurch wird vermehrt Kohlendioxid abgeatmet und Sauerstoff im Blut angereichert. Es kommt zu einer Untersäuerung (Alkalose) des Blutes. Bei starker Hyperventilation kann der Kohlendioxidanteil im Blut in weniger als 30 Sekunden um 50 % abnehmen. Innerhalb einer Minute treten Symptome auf. Zunächst spürt der Betroffene nur ein Kribbeln in den Händen und um den Mund. Bei anhaltender Hyperventilation sinken die Kalzium-Ionen so weit ab, dass es zu Muskelkrämpfen und der typischen Pfötchenstellung der Hände kommt. Schwindel, Benommenheit und Angst treten auf, bis der Betroffene schließlich in Ohnmacht fällt. Durch Aussetzen der Atmung normalisiert sich das Sauerstoff- und Kohlendioxid-Verhältnis wieder und der Anfall ist vorüber.

Die Hyperventilation ist in 95 % der Fälle psychisch bedingt. Sie wird durch Angst, Aufregung, Stress, berufliche Überforderung oder Beziehungskonflikte mit Ärger und Wut ausgelöst. Die einfachste Hilfe ist zunächst Beruhigung des Betroffenen, richtige, langsame Atmung und gleichzeitige Bewegung. Es nützt auch, in einen Plastikbeutel, eine Papiertüte, ein Taschentuch oder die hohle Handinnenfläche vor dem Mund zu atmen. Wenn das ausgeatmete Kohlendioxid wieder eingeatmet wird, dann steigt der Kohlendioxidgehalt im Blut rasch wieder an. Psychotherapie kann für die Behebung der Ursachen hilfreich sein.

6.4 Atemerkrankungen

Zu den häufigsten Atemerkrankungen zählen die **chronische Bronchitis** (s. S. 214), die **COPD (chronisch obstruktive Lungenerkrankung** mit **chronisch obstruktiver Bronchitis**, s. S. 214 und Theorie 3.16) und **Lungenemphysem** (s. S. 215 und Theorie 3.16), das **Asthma bronchiale** (s. S. 214 und Theorie 3.15), das **Schnarchen** und die **Schlafapnoe** (s. S. 210), die **Lungenentzündung** (s. S. 216), die **Lungenfibrose**, die **Mukoviszidose**, der **Lungenkrebs** und die **Lungenembolie**.

Alle Atemerkrankungen müssen von einem Facharzt betreut und behandelt werden. Oft wird zusätzlich physiotherapeutische Atemtherapie angewandt.

In manchen Fällen kann in Absprache und in Zusammenarbeit mit dem behandelnden Arzt Atem und Bewegung, wie sie in diesem Buch vorgestellt wird, zusätzlich unterstützend angewandt werden.

6.5 Lungenfunktionstest mit Lungenvolumina und -kapazitäten

Bei vielen Lungen- und Herzerkrankungen, aber auch vor einer Narkose oder vor Beginn einer Sportart wie Tauchen ist es sehr wichtig, die ein- und ausatembaren Lungenvolumina, Lungenkapazitäten und die Fluss-Volumen-Verhältnisse zu kennen. Der Lungenfunktionstest erfolgt mit einem Spirometer. Der Patient bläst die Ausatemluft über einen Schlauch in das Gerät. Zur Erfassung der verschiedenen Messgrößen erhält der Patient genaue Anweisungen bezüglich der Ein- und Ausatmung. Gemessen werden verschiedene Lungenvolumina und -kapazitäten (Summe von zwei oder drei Volumina). Die Ergebnisse werden auf einem Spirogramm grafisch dargestellt. Sie sind abhängig von Geschlecht, Alter, Größe, Gewicht, Körperhaltung und körperlichem Training. Die nachstehenden Angaben entsprechen einem ungefähr 30 Jahre alten, 180 cm großen Mann (s. Abb. 20). Die Werte bei Frauen sind ungefähr 20 % niedriger.

- Das **Atemzugvolumen** bezeichnet die Luftmenge, die pro Atemzug ein- bzw. ausgeatmet wird. Es beträgt in der Ruheatmung ungefähr 0,5 l.
- Durch verstärkte Ausatmung können über die normale Ausatmung hinaus ungefähr weitere 1,5 l Luft ausgeatmet werden. Dies wird **exspiratorisches Reservevolumen** genannt.
- Selbst nach maximaler Ausatmung verbleibt immer ein Rest, das **Residualvolumen**, von ungefähr 1,5 l in den Lungen. Diese Luft entweicht erst im Moment des Todes.
- Die **funktionelle Residualkapazität** ist jene Restluft, die nach normaler Ausatmung noch in den Lungen verbleibt, ungefähr 3 l. Sie setzt sich aus exspiratorischem Reservevolumen und Residualvolumen zusammen.

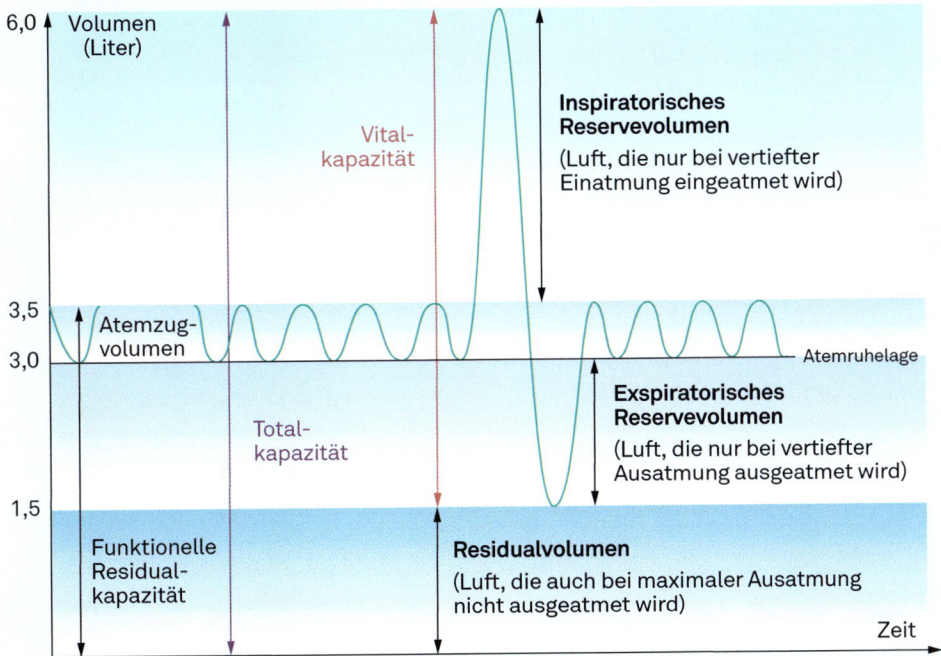

Abb. 20 Lungenvolumina und -kapazitäten

Je größer die funktionelle Residualkapazität ist, desto konstanter bleiben die Konzentrationen an Sauerstoff- und Kohlendioxid in den Lungenbläschen und desto effektiver kann Gasaustausch während der Ausatmung und Atemruhe stattfinden.

- Die **Atemruhelage** gibt das Lungenvolumen nach der Ausatmung in Atemruhe an und entspricht damit der funktionellen Residualkapazität, ungefähr 3 l.
- Durch verstärkte Einatmung kann bis zu 2,5 l Luft mehr aufgenommen werden als bei der Ruheatmung. Dies wird **inspiratorisches Reservevolumen** genannt.
- Die **Vitalkapazität** bezeichnet das Volumen, das nach stärkster Ausatmung maximal eingeatmet werden kann, ungefähr 4,5 l. Sie besteht aus der Summe von exspiratorischem Reservevolumen, Atemzugvolumen und inspiratorischem Reservevolumen.

Die Vitalkapazität steigt zwar durch körperliches Training, sie ist aber keine vitale Größe. Sie ist nicht relevant für die Leistungsfähigkeit eines Menschen. Selbst bei extremen Anforderungen an die Atmung wird die mögliche Atemtiefe niemals voll ausgenutzt. Die Vitalkapazität wird gemessen, um Einschränkungen der Atmung festzustellen. Ist sie um mehr als 25 % erniedrigt, liegt eine Erkrankung vor.

- **Totalkapazität** ist das Volumen an Luft, das nach maximaler Einatmung in den Lungen enthalten ist, ungefähr 6 l. Sie ist die Summe aus Vitalkapazität und Residualvolumen und hängt von der Stärke der Einatemmuskulatur ab.

Bei der Messung der sogenannten **Einse-kundenkapazität** wird der Patient aufgefordert maximal einzuatmen und so kraftvoll wie möglich auszuatmen. Dabei wird das in der ersten Sekunde mit forcierter Ausatmung ausgeatmete Volumen ermittelt. Es werden die Strömungsverhältnisse in den Atemwegen ersichtlich, die z. B. bei Asthma eingeschränkt sind. Die Ausatemstromstärke wird während der Ausatmung in einer Fluss-Volumen-Kurve aufgezeichnet, anhand derer z. B. obstruktive oder restriktive Ventilationsstörungen erkannt werden.

In der Lungenfunktionsprüfung können auch die Compliance und Resistance (s. 3.1/2) gemessen werden.

6.6 Atemminutenvolumen und der Zusammenhang Atmung und Herz-Kreislauf

Wird die Atemfrequenz (s. 2.6) pro Minute mit dem Atemzugvolumen (0,5 l) multipliziert, ergibt sich das Atemminutenvolumen.

Für die Ruheatmung des Erwachsenen beträgt es 14 Atemzüge x 0,5 l Atemzugvolumen = 7 l/min. Bei körperlicher Arbeit steigen mit erhöhtem Sauerstoffbedarf sowohl das Atemzugvolumen als auch die Atemfrequenz. Bei Höchstleistung werden Werte um 50 l/min und mehr erreicht. Gleichzeitig steigt der Herzschlag, die Herzfrequenz und das Herzminutenvolumen, da der Sauerstoff schneller transportiert werden muss (s. Abb. 21).

Es wird deutlich, wie unmittelbar Atmung und Herz-Kreislauf miteinander verbunden sind. Ein harmonisches Verhältnis von Atem- und Herzrhythmus ist 1:4 – bei einem Atemzug erfolgen vier Herzschläge. In diesem Maß arbeiten Herz und Lungen optimal zusammen.

Je flacher die Atmung, desto schneller ist sie und desto höher ist in der Regel auch die Herzfrequenz. Je tiefer und langsamer geatmet wird, desto langsamer ist der Herzschlag.

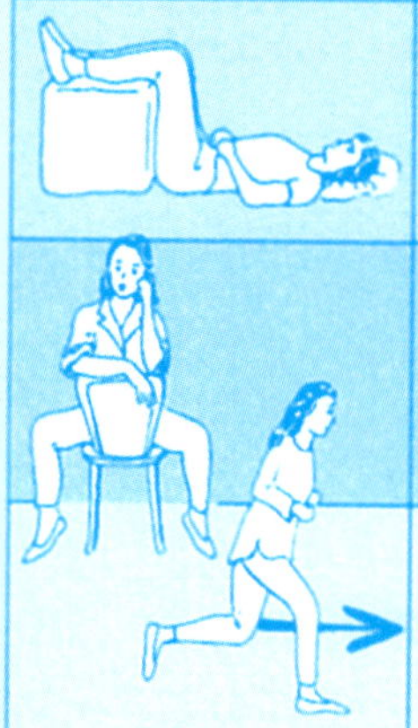

	Atem-zug-volumen	Atem-frequenz	Atem-minuten-volumen	Herz-schlag-volumen	Herz-frequenz	Herz-minuten-volumen
	350 ml	12/min	4,2 l	60 ml	48/min	2,9 l
	500 ml	14/min	7 l	80 ml	56/min	4,5 l
	2000 ml	25/min	50 l	100 ml	140/min	14 l

Abb. 21 Anpassung von Atmung und Herztätigkeit an unterschiedlichen Sauerstoffbedarf

Ich möchte noch einmal kurz wichtige Aspekte der Atmung zusammenfassen und beschreiben, was Sie beachten können, manchmal vielleicht lassen sollten oder ohne großen Aufwand selbst tun können, um Ihre Atemorgane gesund und Ihre Atmung mühelos zu erhalten.

- Die Nase ist das Eintrittstor für den Atem und sorgt dafür, dass die Atemluft gereinigt, befeuchtet, angewärmt und getestet wird. Je freier sie ist, desto müheloser kann der Atem ein- und ausströmen. Achten Sie auf Ihre Nase und pflegen Sie ihre Durchlässigkeit durch die Übungen auf Seite 86 und 173, besonders wenn ein Schnupfen im Anflug oder Ihre Nase chronisch verstopft ist.
- Freie elastische Atemwege sind eine wichtige Voraussetzung für eine gute Belüftung der Lungen, einen effektiven Gasaustausch und einen geringen Aufwand an Atemarbeit. Belasten Sie Ihre Atemwege nicht unnötig durch Rauchen, Umweltgifte und Staub. Entzündungen als Folge verengen die Atemwege, behindern die Belüftung der Lungen und erhöhen die Atemarbeit.
- Freie Beweglichkeit der Rippen zusammen mit einem frei schwingenden Zwerchfell sorgen für eine optimale Brustraumerweiterung, und damit Ausdehnung und Belüftung der Lungen. Unterstützen sie dies durch gute Körperhaltung und viel Bewegung. Auch durch Lachen, Weinen, generell durch den Ausdruck Ihrer Gefühle, erhalten Sie Ihr Zwerchfell schwingungsfähig. Nicht zuletzt ist das Singen ein optimales Training für das Zwerchfell, selbst wenn es nur das spontane Singen eines Hits unter der Dusche ist. Es beschwingt und hebt die Stimmung.
- In Ruhe ist die kombinierte Bauch- und Flankenatmung die funktionellste und ökonomischste Form der Atmung. Sie vertieft sich bei Belastung und wird durch die Brustatmung zur Vollatmung erweitert. Dafür muss die gesamte Rumpfmuskulatur, vor allem die Bauchmuskulatur nachgeben. Wohlgespannte Muskulatur ist die optimale Voraussetzung dafür. Bewegen Sie sich immer wieder während der Arbeit, zwischendurch oder zumindest danach, um langes Sitzen oder Stehen und einseitige Bewegungsabläufe auszugleichen. Das Spannen und Lösen der Muskulatur und vor allem der Wechsel muss bei den heutigen einseitigen Belastungen immer wieder trainiert werden. Nur dann können Verspannungen nicht chronisch werden und zu Haltungsbeschwerden oder Schmerzen sowie zu Behinderungen der Atmung führen.
- Langsame und tiefe Einatmung gewährleistet eine optimale Belüftung der Lungenbläschen und schafft ideale Voraussetzungen für den Gasaustausch (Konzentrationsgefälle und Diffusionszeit). Atmen Sie nicht willentlich, sondern lassen Sie das Atmen geschehen und hinunter in den Bauch kommen. Nur so kommen Sie zu einer wirklichen Vertiefung der Atmung.
- Vollatmung geschieht von alleine beim spontanen Aufatmen und beim Gähnen. Genießen Sie es. Geschieht das Gähnen nicht von alleine, üben Sie es (s. 2.5). Es erfrischt Körper, Seele und Geist.
- Atmen bedeutet Arbeit für die Atemmuskulatur und verbraucht Energie. Verursachen Sie nicht unnötige Atemarbeit und vermehrten Energieverbrauch durch Übergewicht, einengende Kleidung, Bauch flach halten und einziehen, schlechte Körperhaltung usw. Atmen geht dann leichter vonstatten und sie sind leistungsfähiger.

- Ein gestresstes und überbelastetes Nervensystem führt zu einer Verengung der Bronchien, zu einer Anspannung der Muskulatur und zu einer flachen, schnellen und eingeschränkten Atmung. Gönnen Sie sich Pausen und entspannen Sie sich bewusst durch Übungen. Nur so kann sich Ihr Atem wieder beruhigen, der Ausatem vertiefen, eine Atemruhe einkehren und ein kräftiger neuer Einatem entstehen (s. Theorie 2.12).
- Ein gesundes und gut funktionierendes Atmungssystem ist Voraussetzung für Leistungsfähigkeit. Betreiben Sie regelmäßig Bewegung oder Ausdauertraining. Die Atmung wird damit kontinuierlich trainiert.
- Atemeinschränkungen können auch entstehen, weil ungelöste Konflikte belasten. Sie verursachen Spannungen, die Ihnen im wahrsten Sinne die Luft nehmen. Verdrängen Sie die Konflikte nicht, sondern suchen Sie nach Lösungen. Manchmal hilft ein Gespräch mit einem/r guten Freund/in und manchmal braucht es fachliche Hilfe in Form von Supervision, Mediation oder Psychotherapie. Sind die Konflikte gelöst, dann können Sie auf- und wieder frei durchatmen.

Mit den einfachen und wirkungsvollen Atem- und Bewegungsübungen im zweiten Teil dieses Buches unterstützen und pflegen Sie Ihre Atmung. Sie können dabei erleben, wie sich Ihr ganzheitliches Wohlbefinden verbessert. Sie werden sich körperlich wohler fühlen und wahrnehmen, wie sich Ihre Stimmung hebt und sich Ihr Geist beruhigt und klärt. Dies ist möglich, weil Atmen nicht nur ein körperlicher Vorgang, sondern ein ganzheitliches Geschehen ist. Nutzen Sie diese wunderbare Möglichkeit!

Literatur

Alexander G (1984) Eutonie – Ein Weg der körperlichen Selbsterfahrung. Kösel, München

Bengel J (2001 Erw. Neuaufl.) Was erhält Menschen gesund? Antonovskys Modell der Salutogenese – Diskussionsstand und Stellenwert. Eine Expertise im Auftrag der BZgA. Bundeszentrale für gesundheitliche Aufklärung, Köln (Forschung und Praxis der Gesundheitsförderung, Band 6)

Bersin D (1994) Bewusste Bewegungen als wirksame Einheit: „Um zu tun, was man will, muss man fühlen und wissen, was man tut." In: Milz H (Hrsg) Mit Kopf, Hand, Fuß, Bauch und Herz. Piper, München

Bloch S, Orthous P und Santibañez HG (1987) Effector patterns of basic emotions: a psychophysiological method for training actors. J Social Biol Struct 10: 1–19

Cegla UH (1992) Atem-Techniken. Physiotherapeutische, psychologische und apparative Hilfen zur Erleichterung von Atemnot. Trias – Thieme Hippokrates Enke, Stuttgart

Coelho P (2005) Du hast mehr Zeit als du denkst. Freizeit-Kolumne im Freizeit Kurier. Wien

Crespo X, Curell N und Curell J (1991) Die faszinierende Welt der Anatomie. Bassermann'sche Verlagsbuchhandlung, Niederhausen

Damasio AR (1995) Descartes' Irrtum. Fühlen, Denken und das menschliche Gehirn. List, München

Derbolowsky U & R (1996) Atem ist Leben. Ein Übungsbuch. Junfermann, Paderborn

Fischer K, Kemmann-Huber E (1999) Der bewusste zugelassene Atem. Theorie und Praxis der Atemlehre. Urban & Fischer, München Jena

Heidegger D. (2016) Weltweite Blutdruck-Studie: Bluthochdruck-Prävalenz in Österreich im Trend, aber optimierbar. www.i-med.ac.at

Hemsy de Gainza V (2003) Annäherung an die Eutonie. Gespräche mit Gerda Alexander. Deutscher Berufsverband der Pädagogen/Therapeuten für Eutonie Gerda Alexander (DEBEGA) (Hrsg). www.eutonie.de

Höller-Zangenfeind M (1994) Atem – Tonus – Ton. Ein körperlicher Weg der Tonentfaltung. Logos Interdisziplinär, 1, 22–27

Höller-Zangenfeind M (2004) Stimme von Fuß bis Kopf. Ein Lehr- und Übungsbuch für Atmung und Stimme nach der Methode Atem – Tonus – Ton. StudienVerlag, Innsbruck

Levine P (1998) Trauma-Heilung. Das Erwachen des Tigers. Unsere Fähigkeit, traumatische Erfahrungen zu transformieren. Synthesis, Essen

Lodes H (1990) Atme richtig. Der Schlüssel zu Gesundheit und Ausgeglichenheit. 4. Aufl. Ehrenwirt, München

Lowen A (1993) In: Petzold HG (Hrsg) Die neuen Körpertherapien. 2. Aufl. Deutscher Taschenbuch Verlag, München

Mehling WE (1999) Atemtherapie. Der gegenwärtige Stand der Atemtherapie in Deutschland, ihre Stellung zur Medizin und ihre Anwendung bei Rückenschmerzen. Shaker, Aachen

Menche N (Hrsg) (2007) Biologie, Anatomie, Physiologie. Kompaktes Lehrbuch für Pflegeberufe. 6. Aufl. Elsevier GmbH, Urban & Fischer, München Jena

Middendorf I (1987) Der Erfahrbare Atem. Eine Atemlehre. 4. Aufl. Junfermann, Paderborn

Netter FH (1997) Atlas der Anatomie des Menschen. Thieme, Stuttgart New York

Ogden P and Minton K (2000) Sensorimotor Psychotherapl: One method for processing traumatic memory. Traumatology, Vol VI(3)

Petzold HG (2002) Der „informierte Leib" – „embodied and embedded" als Grundlagen der Integrativen Leibtherapie. Eine Internetzeitschrift für „Integrative Therapie". FPI-Publikationen. Petzold + Sieper, Düsseldorf/Hückeswangen

Psychonomics AG & Acxiom (Hrsg) (2005) Studie „Health Care Monitoring". Psychonomics AG, Köln. www.psychonomics.de

Rabine E (1984) Zusammenhänge zwischen Körperhaltung, Atmung und Stimme. In: Rohmert W (Hrsg) Grundzüge des funktionalen Stimmtrainings. Dokumentation Arbeitswissenschaft, Bd 12. Dr. O. Schmidt KG, Köln, S 57–131

Rutte R, Sturm S (2003) Atemtherapie. Sehen, Verstehen, Üben, Anwenden. Springer, Berlin Heidelberg New York

Schmitt JL (1987) Atemheilkunst. 7. Aufl. Humata, Bern

Schultz-Coulon (2000) Sprache, Stimme, Gehör. 24, 1–17, Thieme, Stuttgart New York

Schumacher B. (2015) COPD und Asthma noch lange nicht unter Kontrolle. www.ärztezeitung.de

Selvers C (1988) Über das Atmen. In: Zeitler P (Hrsg), Uni-Druck, München

Servan-Schreiber D (2004) Die neue Medizin der Gefühle. Stress, Angst, Depression: Gesund werden ohne Medikamente. Antje Kunstmann GmbH, München

Suzuki S (2016) Zen-Geist – Anfänger-Geist: Unterweisungen in Zen-Meditation. Theseus in J Kamphausen (Hrsg)

Thews G, Mutschler E und Vaupel P (1999) Anatomie, Physiologie, Pathophysiologie des Menschen. Wissenschaftliche Verlagsgesellschaft mbH, Stuttgart

Tölle R (1994) Psychiatrie. 10. Aufl. Springer, Berlin Heidelberg New York

Uexküll v T (Hrsg) (1997) Subjektive Anatomie: Theorie und Praxis körperbezogener Psychotherapie. Schattauer, Stuttgart New York

Weltgesundheitsorganisation – WHO (1986) Ottawa Charta. www.euro.who.int

Wolf K (1994) Integrale Atemschulung. 6. Aufl. Humata, Bern

Quellenangaben

Abb. 1	Rutte & Sturm 2003, S 7
Abb. 2	Menche 2007, S 269
Abb. 3	Crespo und Curell 1991, S 76
Abb. 4	Rutte & Sturm 2003, S 9
Abb. 5	Rutte & Sturm 2003, S 9
Abb. 6	Rutte & Sturm 2003, S 3
Abb. 7	Rutte & Sturm 2003, S 4
Abb. 8	Rutte & Sturm 2003, S 2
Abb. 9	Rutte & Sturm 2003, S 5
Abb. 10	Schmitt 1987, S 90–91
Abb. 11	Netter 1997, Tafel 183
Abb. 13	Schmitt 1987, S 91
Abb. 14	Lodes 1990, S 30
Abb. 15	Thews, Mutschler und Vaupel 1999, S 265
Abb. 16	Rutte & Sturm 2003, S 9
Abb. 17	Rutte & Sturm 2003, S 13
Abb. 20	Menche 2003, S 296
Abb. 21	Menche 2003, S 298

Der Autor

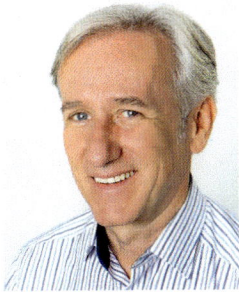

Norbert Faller ist selbstständiger Seminar- und Ausbildungsleiter im Bereich der Gesundheitsförderung und Persönlichkeitsentwicklung durch Atem und Bewegung.

In der Kindheit und Jugend von Norbert Faller stand Bewegung in Form von sportlichen Aktivitäten im Vordergrund. Nach Abschluss seines Diplom-Pädagogik-Studiums an der Universität in Berlin veränderte sich sein Interesse hin zur kreativen, pädagogischen und therapeutischen Arbeit mit Bewegung. Die Beschäftigung mit dem Atem, der Körperpsychotherapie und letztlich der Trauma-Arbeit kamen erweiternd hinzu.

Seine umfangreichen und breit gefächerten Kenntnisse erwarb sich Norbert Faller durch die Ausbildung zum Atempädagogen am Middendorf Institut in Berlin, sein Tanzstudium in Berlin sowie an der Naropa University in Boulder/USA, seine Unterweisung in Meditation ebenda und die Ausbildungen zum HAKOMI®-Therapeut (Körperpsychotherapeut), zum zert. Somatic Experiencing® Practitioner (Traumatherapeut) und die Weiterbildung in Somatic Ego-State Therapie in Österreich und Deutschland.

Er erlangte zusätzlich die Heilerlaubnis auf dem Gebiet der Psychotherapie in Deutschland (HPG) und das europäische Zertifikat für Psychotherapie (ECP) und vertieft seine Kenntnisse weiter kontinuierlich durch berufliche Fortbildungen.

Vor Beginn der selbstständigen Tätigkeit im Jahre 1992 arbeitete Norbert Faller eineinhalb Jahre als Bewegungs- und Körperpsychotherapeut in einer psychosomatischen Klinik in Süddeutschland. Nach fünf Jahren Praxistätigkeit in Konstanz/Deutschland übersiedelte er 1997 nach Österreich und arbeitet seither in freier Praxis in Wien.

Seit 1999 bildet Norbert Faller in Österreich AtempädagogInnen aus – zuerst als Ausbildungsleiter der Arbeits- und Forschungsgemeinschaft für Atempflege (AFA® e. V.) und seit 2010 in Kooperation mit der fh gesundheit Tirol. Seither schließen die AbsolventInnen des Lehrgangs mit der Berufsbezeichnung akademische/r Atempädagogln ab. Bis Ende 2017 hat er insgesamt neun Lehrgänge geleitet.

Neben der Ausbildungstätigkeit gibt Norbert Faller Einzelstunden, leitet Seminare und Fortbildungen in Österreich, Deutschland und der Schweiz und arbeitet regelmäßig als Assistent in Somatic Experiencing Trainings, als Dozent an verschiedenen Institutionen und als Trainer in Firmen.

Im Laufe der langjährigen Anwendung sowie beeinflusst durch die vielfältigen Aus- und Weiterbildungen hat Norbert Faller die Atemlehre von Ilse Middendorf kontinuierlich weiterentwickelt. Er nennt nun seine Arbeit „Ganzheitliches Atemerleben®" und hat diese Bezeichnung im April 2017 als europäische Marke eintragen lassen.

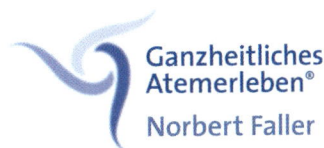

Ganzheitliches Atemerleben®
Norbert Faller

Kontakt und weitere Informationen
Trazerberggasse 6/2B/1
1130 Wien
Telefon: +43 699 12381056
E-Mail: info@norbert-faller.com
Website: www.norbert-faller.com
Facebook: .../ganzheitlichesatemerleben

Kontaktadressen

Bei folgenden Berufsverbänden in Deutschland und der Schweiz und bei Norbert Faller in Österreich und erhalten Sie Adressen von qualifiziert ausgebildeten AtempädagogInnen und -therapeutInnen sowie Details zu den Ausbildungsmöglichkeiten und weitere Informationen.

Schweiz
SBAM, Schweizer Berufsverband für Atemtherapie und Atempädagogik Middendorf

Geschäftsstelle:
Monbijoustraße 35, Postfach 6432
3001 Bern
Telefon: +41 31 3805453
E-Mail: sekretariat@sbam.ch
Website: www.sbam.ch

Deutschland
ATEM – Der Berufsverband e. V.

Geschäftsstelle:
Möckernstraße 67
10965 Berlin
Telefon: +49 30 81821350
E-Mail: info@bvatem.de
Website: www.bvatem.de

Österreich
Norbert Faller

Trazerberggasse 6/2B/1
1130 Wien
Telefon: +43 699 12381056
E-Mail: info@norbert-faller.com
Website: www.norbert-faller.com

Sachverzeichnis

Achtsamkeit **10** f, 19, 79 f, 201

Alkalose 243

Alltagsbewusstsein 10

Alter 38, **42**, 60, 68, 216, 221, 231, 241, **242**, 244

Alveolarepithel 215, 235 f

Alveolarluft 236 f

Alveolen 212 ff, 235

Anfängergeist **11**

Angst 1, 8 f, 14 f, 27, 31, 35, 37, 44, 48, 50, 52, 54, 56, **62**, 64, 66, 70, 100, 202, 213, 223, 230, 240, 242, 244

Anregende Übungen 74, **88**–99

Anspannung 8, 31, 64, 70, 189, 229, 248

Antrieb 23, 30, 64, 93, 100, 107, 109, 111, 115, 117, 120, 127, 226

Antriebshemmung 64

Antriebslosigkeit 64

Anwesenheit 20, 78

Archetypen 8

Asthma **66**, 214 f, 218, **244**, 246

Asthmaanfall 8, **66**, 213 f

Atelektasen 215

Atem 1–4, 5–28, 30–36, 38 f, 41, 42, 46, 48, 52, 54, 56, 58–63, 67–72, 74 f, 78–205, 207, 226, 228, 231, 240, 243 f, 247 f

Atem, freier, zugelassener und bewusster 8 f, **13**–16, 19, 22 f, 28, 34, 41, 52, 75, 78, 80, 82 f, 86, 91, 97 f, 100, 103–109, 115, 128, 130 f, 133–136, 138–142, 144–157, 159–175, 180, 182 f, 192–194, 197 f, 203 ff, 240, 248

Atem, unwillkürlicher, autonomer, unbewusster 8, **13**, 21, 94, 234, 240

Atem, willkürlicher, willentlicher, bewusster **13** f, 28, 136, 219, 228, **240**

Atemarbeit 207, 218 f, 227, **232 f**, 242 f, 247

Atembewegung 7, 10 f, 13 f, 19–21, **22**–25, 41, 45, 46 f, 51, 55, 61, 65, 67, 69, 72 f, 78–83, 85–87, 89–91, 93–109, 111 f, 114 f, 117–123, 127, 129 ff, 133–137, 140, 143–181, 183, 185, 190–201, 203, 205, 220, 226, 228, 232

Atemeinschränkungen 2, 8, 207, 228, **238**, **241–248**

Atemerkrankungen 1, 4, 13, 218, 241 f, **244**

Atemfehlformen 211, 218, 241 ff

Atemfrequenz 211, **231**, 233–236, 240, 246

Atemkraft 11, 20, **24**, 58

Atemlehren 1, 3, 225, 251

Atemmechanik 42, 66, 68, 207, 219, **225–231**

Atemmeditation 6

Atemminutenvolumen 233, **246**

Atemmuskelkraft 66, 68, 219

Atemmuskeln/-muskulatur 18, 25, 162, 208, **218 f**, 222 f, 225, 229 f, 232 f, 237, 239, 242 f, 247

Atemmuster 7 f, 13, 19, 240

Atemmuster, krankhaft 13, **240**

Atemnot 8, **66**, 68, 211, 214 ff, 222 f, 227, 230, 233 f, 236 f, 241

Atemphasen **25**, 27, 80, **225**

Atempulspunkt **23**, 115, 117, 136, 178, **226** f

Atemraum 10 f, 20, **23 ff**, 50, 66, 178, 190

Atemraum, mittlerer **23 f**, 41, 46, 64, **73**, 86, **162–177**

Atemraum, oberer **23 f**, 41, 64, **72**, 86, 122, **136–161**

Atemraum, unterer **23 f**, 41, 64, **72**, 75, 86, **100–122**

Atemräume, alle **73**, 121, 130, **178**–186

Atemrhythmus 10 f, 20–22, **25**, **27 f**, 52, 75, 80, 83, 99, 105, 127, 225, 239 f, 242

Atemruhe/Atempause 20, 25–**27**, 62, 79 f, 82, 87, 106, 146–151, 153–161, 175–177, 185 f, 189 ff, 200, 210, 220, **225**, **230**, 236, 240 f, 245, 248

Atemruhelage 220 f, 230, 232, 245

Atemschule 1, 240

Atemschwingung 81, 83, 85, 89 ff, 95–108, 111 f, 118, 120, 125, 127, 133 ff, 146, 148–153, 155, 157, 174, 179 ff, 183, 185, 191–195, 197, 203, 205

Atemsteuerung/-regulation 13, 207, 239 ff

Atemsteuerung, chemische 239

Atemsteuerung, krankhafte 240

Atemsteuerung, psychische 240

Atemsteuerung, reflektorische 239

Atemsteuerung, willentliche 13, 240

Atemsteuerung, zentrale 239

Atemstillstand 210

Atemstörung 210

Atemtechniken 13, 52, 240

Atemtiefe 16, 48, 232 f, 240, 242, 245

Atemtipps **247 f**

Atemwege 15, 24 f, 68, **208–212**, 214, 225, 229 f, 233–235, 246 f

Atemwegsinfekte 66, 68, 210

Atemwegsverengung (s. auch Obstruktion) 68, 213, **214**, 217, 233

Atemwegswiderstand 211, 232, **233**

Atemzentrum 21, **239 f**

Atemzüge 6, 94, 156, 210, 231, 233 f, 246

Atemzugvolumen 226 f, **244–246**

Atman 5

Atmung 1 f, **5**, 7, 9, 18 f, 23, 28, 38, 42, 52, 54, 62, 66, 68, **122**, **207**–209, 211, 213–215, 217 f, 220 f, 223, 225, 227 f, 230, 232–241, 243–248

Atmung bei Belastung 19, 26, 66, 68, 136, 210 f, 214 f, 217, 222 f, **225–229**, 233, 235, 237, 243, 247

Atmung in Ruhe/Ruheatmung 25–27, 210 f,
215, 217 f, 220–223, **225–229**, 213, 233, 242,
244–247
Atmung, äußere **208, 234**
Atmung, innere **234, 237**
Atmungsantrieb 239 f
Atmungshemmung 239
Atmungsorgane 42, 207–224
Atmungssystem 2, 202, **208–224**, 238
Aufatmen **230**, 247
Aufrichtung 17, 90 f, 93, 99 f, 107, 111, 118–121,
123–135, 158, 165, 169
Ausatem/-atmung 6, 13, 18, 20, 22–26, 27, 52,
62, 68, 79 f, 82, 87, 91, 93, 96, 99 f, 103 f, 106 f,
109, 113 ff, 118 ff, 122, 128, 130–133, 136 f,
144–151, 155, 157–162, 168, 170, 172–176,
180, 182, 186, 190, 197, 211, 213 f, 216 ff,
220–223, 225 f, 228, **229** f, 236, 238, 241,
244–246, 248
Ausatemhilfsmuskulatur 211, 218, 223, 230
Ausatemkraft **24**, 52, 229
Ausatemluft 235 ff, 244
Ausatemrichtungen **25**
Ausatem, aufsteigender **24**, 91, 93, 99 f, 107,
109, 111, 115, 119–121
Ausatem, absteigender 18, **24**, 62, 122, 136,
146–151, 153, 155, 159 ff
Ausatem, horizontaler 18, **24**, 162, 168, 175 ff
Ausatmung/-atem bei Belastung 26, 222 ff,
226, **229**
Ausatmung/-atem in Ruhe 25, 222 f, 225, **229**
Ausdruck 7, 23, 26, 41, 83, 133, 247
Ausgangshaltungen 2, 71, 76, 79–84, 86 f,
89–99, 101–114, 116, 118–121, 123–126,
128–135, 137–161, 163–177, 179–182,
184 ff, 189–201, 203–205
Außenraum **23**, 82, 162, 185

Bandscheiben 58, 94, 122, 125, 127 f, 135, **217** f
Bauch-/Beckenorgane/Eingeweide 23, 100,
106, 108, 115, 162, 220, 224 ff, 229, 232 f, 243
Bauchatmung 62, 66, 68, **226** ff
Bauchmuskeln 16, 114, 222, **224** f, 227, 229, 243
Becken 12, 18, 22 ff, 39 f, 43, 45 f, 51, 53, 55,
57, 59, 61, 63, 65, 67, 69, 72, 74, 76, 83, 85,
87, 89 ff, 93, 95, 97–109, 111–115, 117–121,
123 f, **126 ff**, 130, 132, 134, 159 f, 170, 180 f,
190, 193, 194–197, 200 f, 226 f, 229, 232 f
Beckenboden 50, 71, 93, 100, 107 f, 111 f,
226, 229
Beckenschiefstand 58
Bedürfnisse 19, 28, 30 f, 33, 35, 41, 50, 129, **239**
Begegnung 6, 34, 41, 136
Belüftung der Lungen **211**, 213, 217, **225, 234** f,
239, 243, 247
Berührungen **19**, 41
Bestimmtheit 93, 95, 121, 167, 171, 179

Bewegung 1–4, 6 f, 9, 10–35, 38 f, 41, 42 f, 46,
49, 52, 54, 56 ff, 60, 62, 64–69, 71 f, 74 f, 78,
80, 82, 90, 93–98, 103, 105 f, 108 f, 113 ff,
118 f, 122, 124, 130–134, 136, 139, 143 f,
147, 153, 158, 161 f, 164, 166 f, 169 ff, 173 ff,
179–183, 188, 191, 195, 197 ff, 205, 213,
217–220, 225 f, 228, 230, 241, 244, 247 f,
251
Bewegungsabläufe 2, 19 f, 22, 26, **80–85**, 89–99,
101–109, 113 f, 118–121, 124 ff, 128–135,
137–171, 173 ff, 177, 179–**182**, 184 ff, **189**,
191, 200, 203 ff, 241, 247
Bewegungsabläufe, fließende **20** f, 105
Bewegungsabläufe, gehaltene dehnende **20** f,
140, 156
Bewegungsabläufe, rhythmisch dehnende **20**, 75,
114, 147, 168
Bewegungsabläufe, schnelle rhythmische **20**, 89,
94, 139
Bewegungslust 88, 90
Bewegungsmangel 15, 58, 74
Bewegungspausen **44**, 114
Bewusstheit 4, 10, 12, 14, **32** f, 79, 87, 190, 203 f
Bewusstsein 10, 27, 122
Biot-Atmung 240
Blasinstrument-Spielen 13, 225, 228, 240
Blutarmut 237
Blutdruck 32, 48, 54, **61 f**, 136, 147
Blutdruck, niedriger **61 f**, 88
Blutgasanalyse 237
Bluthochdruck 36, **60**, 210
Blutkreislauf 50, 220, 242
Blut-Luft-Schranke 235
Blut-pH-Wert 237 ff
Bodenkontakt 12, 33, 62, 74, 85, 90 f, 101, 103 f,
120, 203 f
Bodenübungen 64, 71, **73**, **188**–201
Bottom-up-Processing 32
Bronchialäste 212, 214, 217
Bronchialbaum 212
Bronchialkaliberschwankungen 213
Bronchialmuskulatur 66, 68, 213 f
Bronchialschleim 68, 213 f
Bronchialschleimhaut 66, 68, 213 f
Bronchien 68, 208, 211–214, 219, 229 f, 233 f,
236, 239, 248
Bronchiolen **212**, 214 f, 233
Bronchitis 214, **244**
Bronchitis, chronisch obstruktive **68**, 214 f,
233, **244**
Bronchitis, chronische 68, 214, **244**
Brustatmung 8, 136, **226** ff, 233, 242 f
Brustbein 23 f, 81, 121, 124 ff, 128, 134, **136**,
148, 150, 156, 158, 161 f, 164, 177, 184,
186, 199, **217**–220, 222 f, 225–228
Brustbein-Rippen-Mechanismus 225 f, **227**
Brustfell **217**

Brustkorb 16 ff, 22 ff, 68, 79, 87, 97 f, 122, 134 f,
    141–147, 149 f, 158–161, 164, 174, 180 f,
    183, 190, 192, **208**, 215, **217** ff, 222 f, 225,
    228, 230, 232 f, 242 f
Brustmuskel, großer **223**
Brustmuskel, kleiner **223**
Burnout 1, 54

Centrum tendineum 219 f
Chemorezeptoren 239
Cheyne-Stokes-Atmung 240
Compliance (s. auch Widerstand elast.) **232**, 246
COPD **68**, 214, **243** f
Costo-diaphragmaler Atemmechanismus 225

Dan Tian 117, 126
Deckzellenschicht 214
Dehnen 20, **21** f, 38–42, 44 ff, 47, 49, 51, 53, 55,
    57, 59, 61, 63, 65, 67, 69, 72 ff, 78, **83**, 86, 96,
    122, 126 ff, **130**, 133, **137**, 140, **146–149**, 151,
    153, 159, 166, **168**, 173, 175, 189, 192 f, **196**,
    198, 200, 231
Dehnungsreflex **21**
Denken 9 f, 25, **30** ff, 75, 133, 142, 200, 204, 230
Denkhemmung 64
Depression 1, 14, 16, 35, 54, 56, 62, **64**, 70
Der Erfahrbare Atem 3, 13
Diagnose/Untersuchung 36, 58, 210, **241**
Diaphragma (s. auch Zwerchfell) 219
Diaphragma pelvis (s. auch Beckenboden) 226
Diffusion 234 ff
Diffusionsfläche 237
Diffusionsstrecke 236 f
Diffusionszeit 236, 247
Direktheit 34, 41, 115, 118, 127, 129 f, 179
Dissoziation 56
Durchblutung der Lungen 66, 234 f, 237
Durchlässigkeit 7, 16, 19 f, 23, 46, **88**, 108 f, 115,
    119 f, 122, 134 f, 140, 146, 198 ff
Dynamik 23, 100, 107, 113 ff, 119
Dyspnoe siehe Atemnot

Eimerhenkel-Bewegung 217, 228
Einatem/-atmung 20–27, 66, 68, 80, 82 f, 86 f, 91,
    93, 96, 99, 103–107, 109 ff, 113–117, 120 f,
    127 f,0 130–133, 137, 144–149, 151, 158–160,
    162, 164 f, 168, 170 f, 173–177, 180, 182,
    185 f, 190, 193 f, 197 f, 210, 213 f, 217–223,
    225–229, 233–236, 239, 241, 243, 245, 247 f
Einatemhilfsmuskulatur 218, **223**, 228
Einatemluft 210, **236 f**
Einatemmuskulatur 26, **218 f**, 225, 228, 245
Einatmung bei Belastung 225, **227** f
Einatmung in Ruhe/Ruheatmung 217, 222, **225**,
    227 f
Einatmung, reflektorisch 20, 25, 46, 93, 109 ff,
    116 f, 120, 164, 171, 225, **228** f

Einleitende Übungen 74, **78–87**
Einschränkungen der Atmung 2, 8, 207, 228,
    238, **241–248**
Einsekundenkapazität 246
Emotionale Intelligenz 30
Entspannung 13, 27, **44 f**, **48**, 52, 54, 56, 188,
    204, 209, 218, 231
Entwicklung 1, **10**, 12 f, 31–34, 36, 41, 50,
    70, 74
Entzündung **66**, 68, 210, 214, 216, 242, 247
Epithel 214
Erfahrung 52, 62, **188**, 227
Erkältungskrankheiten 210
Erleichterung 9, 33, 86, 123, 125, 127 f, 173, 205,
    220, 240
Erschöpfungssyndrom 54
Erythrozyten 236 ff
Eutonus (s. auch Wohlspannung) 17, 21, 23, 46,
    232
Evolution 28, 30 f
Exazerbation 68

Fehlbelastung 58, 70
Fehlformen der Atmung 211, 218, 241 ff
Fehlhaltungen 16, **18**, **58**, 218, 232, 242
Flankenatmung **226**, 228, 247
Flexibilität 16, 41, 64, 84, 96, 125, 127 f, 130 f,
    135, 180, 192, 195, 197
Flimmerhärchen 210, 213
Flucht- und Kampfreflex 29
Fluss-Volumen-Kurve 246
Frische 83, 146
Fröhlichkeit 119, 142 ff, 157, 165, 170 ff, 183, 205
Fuß 38–40, 43, 45–48, 53, 55, 57, 59 ff, 63, 65, 67,
    72, **84 f**, 92 ff, **101–105**, **109**, 134, 168 f, 184 f,
    192 f, **194 f**, 201–205

Gähnen 21, 38, 44, 83, 152 f, 162, **230** f, 247
Ganzheit/-lichkeit (s. auch Körper-Seele-Geist)
    10, 24, 28, 30, **35**, 137, 153, **202**
Gasaustausch 3, 68, 136, 207 f, 214, 217,
    234–238, 242, 247
Gasaustauschfläche 235 f, 242
Gas-Konzentrationsgefälle 235 ff
Geborgenheit 41, 200 f
Geburt 8, 41, 50, 52
Geburtsvorbereitung **52**
Gefühle **7** f, 15 f, 18, 27, **30** ff, 64, 79, 162, 185,
    230, 140, 242, 247
Gehirn 7, 28, 29 f, 122, 157, 210, 239
Gehirnforschung 7
Gelassenheit 27, 34, 48, 62, 87, 91, 102, 104, 108,
    113, 141, 145, 147, 151 f, 154, 156, 158, 161 f,
    189, 191, 193 f
Gelenke 11, 16, 20, **21**, 56, 58, 70, 84 f, 92, 97,
    99 f, 104 f, 111, 142 f, 151, 159, 182, 202,
    217, 232, 242

Gesang/Singen 7, 13, 25 f, 46, 93, 107, 115, 117,
   120, 211, 225, 228, 230, 240, 247
Gesundheit 13, 25, 33, **36** ff, 42 f, 48, 50, 122
Gesundheitsförderung 1, **36** f
Gesundheitssystem 37
Gesundheitstypen **37**
Gesundheitsvorsorge (Prävention) **36** f
Getragen-Sein 64, 201
Gleichgewicht 9, 12 f, 17, 19, 24 f, 27, **32**, 41, 48, 54,
   122, **132**, 157, 162, 168, 175 f, 205, 210, 232
Grundspannung **14** ff, 19, 100, 210, 230, 232, 242

Haltung 7, 10 f, 15–19, 24, 37, 43, 46, 50, 58, 76,
   80, 84, 99 ff, 107, 117, 122, 125, 127 f, 138,
   146, 149 f, 171, 174, 179, 182, 184 f, **188**, 218,
   223, **232**, 241
Haltungsschwächen 15 f, **18**, 232
Hämoglobin 236 ff
Hara 117, 226
Harninkontinenz 100, 107
Hauptbronchien **211** f
Herz 6, 18, 23, 32, 41, 53, 55, 57, 61, 73, **136**, **157**,
   215, 219 ff, 237, 246
Herzerkrankungen 219, 244
Herzfrequenz 7, 48, 54, 211, 246
Herzinfarkt 37, 60
Herzkreislauf 23, 28, 54, 226, **246**
Herzminutenvolumen 238, 246
Herzrasen 62
Herzrhythmus 25, 28, 210, 246
Herzschlag 31, 54, 62, 246
Hexenschuss 58
Hingabe 52, 80, 82, 176, 180
Hirnrinde/Kortex 7, 30, 240
Hochatem/-atmung 100, **243**
Homöostase 32
Hören 25, 48, 129, 154 ff, 158, 200, 214
Husten 66, 68, 210, **211**, 214 ff, 229, 239
Hypertonie 60
Hypertonus 15
Hyperventilieren 62
Hypotonie 60
Hypotonus 15

Ich-Kraft 24, 41, 64, 162, 173, 175, 177
Iliosakralgelenke 115, 196
Immunsystem 48, 54
Infekte der Atemwege 66, 68, 210, 214, 216
Innenraum 21, **23**, 66, 236
Integrierende Übungen 75, 178, **187**
Ischiasschmerzen 58

Kampf- und fluchtreflex 29, 56
Kapillaren 234 ff
Kapillarendothel 235 f
Kapillargeflecht 234 f
Kehle 6, 46, 62, 148 f, 152 ff, 158

Kehlkopf 208, **211** f, 216, 230
Klarheit 32, 81, 136, 158
Kohlendioxid 6, **207**, 234–237, 243 ff
Kohlendioxid-Konzentration 210, 237 ff, 243 f
Kohlendioxid-Transport 234, **238**
Kommunikation 7, 23, 31, 41, 64, 136, 149
Konsonanten **20**, 71
Kontakt 12, 14, 17 ff, 33, 35, 41, 52, 64, **78**, 112,
   136
Konzentration 10, 15, 31
Konzentrationsschwächen/-störungen 12, 54,
   64, 210
Kopfschmerzen 44, 54, 58, 60
Kopfwendermuskel 222, **223**
Körper(psycho)therapien 3, 9, 48, 244
Körperbewusstsein 52
Körperfunktionen 31, 48, 209
Körpergrenzen/-wände 23 f, 41, 56, 79, 81 f, 163,
   176, 185, 225, 229
Körperkreislauf 237
Körper-Seele-Geist 1 f, 4, 10, 28, 30, 32, 77,
   79–83, 85–91, 93–99, 101–109, 111 ff, 115,
   117–121, 123, 125, 127–135, 137–161,
   163–177, 179 ff, 183, 185, 189–205, 247
Körpersinn 11
Körperwahrnehmung **11** f, 20, 32, 42, 64, 66, **78**
Kosmische Übung 24, 39 ff, 45, 51, 53, 61, 63, 65,
   67, 72 f, **121**, **161**, 177 f, 186
Kraft 7, 12, 15, 20, 22 f, 32 ff, 41, 46, 52, 64, 100, 102,
   111, 120 f, 129, 136, 162, 167, 171, 226, 242
Krankheit 16 f, 33, 36 f, 54, 58, 64, 68 f, 242
Kreativität 27, 32, 90, 133, 137, 142 f, 183
Kreuzbein 114 f, 127
Kreuzschmerzen 58
Kurzatmigkeit 12, 215, 223, 237
Kutschersitz 71, **77**, **223**

Lachen 170 ff, 229, 240, 247
Laktat 58
Lappenbronchien 208, 212
Lebendigkeit 19, 23, 32, 48, **88**, 99, 163–166,
   169 f, 172, 174, 203 f
Lebensenergie 5, 26
Lebensfreude 16, 88, 90, 111
Lebenskraft 5, 12, 16, 34, 64, 70, 100, 107, 111,
   113, 115, 117 f, 120 f, 127
Leichtigkeit 86, 97, 134, 136, 140 f, 155, 159,
   164, 173
Leistungsdruck 12, 31, 48, 58, 241 f
Leistungsfähigkeit 42, 66, 68, 236, 238, 242, 245
Liebesfähigkeit 136
Limbisches System/Gehirn 7, 29 f, 240
Lippenbremse 66, 68, **230**
Luftröhre 208, **211** f, 216, 239
Lumbago 58
Lungen 22, 24, 68, **136**, **208**, 211, 213, **215–219**,
   222, 225 f, 229 f, **234–239**, 242–247

Lungen – Belüftung (Ventilation) **234**
Lungen – Durchblutung (Perfusion) 234 f, 237
Lungenarterien 235
Lungenbasis 215, 225, 234 f, 243
Lungenbläschen 68, 208, **212, 214** f, 217, 230,
    233, **234** ff, 238, 245
Lungenembolie 244
Lungenemphysem **68**, 214, **215**, 236, 242 f, **244**
Lungenentzündung **216**, 236, **244**
Lungenerkrankungen 68, **214**, **244**
Lungenfell **217**
Lungenfibrose **244**
Lungenflügel 215
Lungenfunktion 68, 242
Lungenfunktionstest 232, 241, **244**, 246
Lungenkapazitäten 244
Lungenkrebs **244**
Lungenkreislauf 234, 238
Lungenlappen (Ober-, Mittel-, Unterlappen)
    212, 215 f
Lungenspitzen 215, 234 f
Lungenvenen 235, 237
Lungenvolumen 218, 229, 245
Lungenvolumina **244 f**
Lungenwurzel 211, 215 ff, 234
Lymphkreislauf 23

Mechanorezeptoren 220, 239
Mediastinum 215, 217
Medulla oblongata 239
Menstruationsbeschwerden 100, 106, 115, 117
Middendorf Ilse 1, 3, 13 f, 71, 100, 136, **188**, 221,
    225 f
Middendorf-Methode 1, 3, 23, 46, 71, 117, 188,
    226
Mitte 18, 24, 39 f, 43, 47, 50–53, 57, 59, 61, 63, 65,
    69, 73, 76, 87, 106, 114, 125, 156, 162, 165,
    167 f, 172, **174 ff**, 177, 184–187, 196, 201,
    209, 215, 226
Mitte, hintere 59, 63, 65, **73**, **167**
Mittelfellraum 215 f
Mittenzentrum 175 ff
Morbus Bechterew 218
Motivation **30**
Mukoviszidose **244**
Mund 79, 83, 91 f, 96, 98 f, 107, 114, 116,
    118–121, 130, 133, 147, 149 ff, 153, 156,
    159 ff, 165, 168, 173 f, 177, 185 f, 208, 210,
    211, 229 f, 242 ff
Mundatmung **211, 242**
Muskelkraft 15
Muskeln, gestreifte/Skelettmuskeln **14** f, 219 f,
    237
Muskeln, glatte/Eingeweidemuskeln 14, **15**,
    211, 213
Muskelspindel 239
Muskelverspannung 15, 44, 54, **58**, 122

Muskuläre Ruhe/Grundspannung 14 ff, 19, 100,
    210, 230, 232, 242
Muskuläre Überspannung **15**, 16, 18, 20, 23, 100
Muskuläre Unterspannung **15** f, 48, 100
Muskuläre Wohlspannung (Eutonus) 10, **14**,
    16 f, 21, 23, 46, 48, 100, 112, 188, 201, 232

Nachgiebigkeit 82, 91, 96, 104, 109, 118, 122,
    129, 130 f, 196
Nachspüren 11, 28, 75, 131, 167, 167
Nacken 72, 79, 94, 123, 125, 127 f, **146 f**, 205
Nackenschmerzen 58
Nase 5, 25, 39, 69, 72, 79, **86**, 165, 173, 208–211,
    228 ff, 242 f, 247
Nasenatmung **210 f**, 243
Nasenboden 86
Nasenflügel 47, 51, 53, 57, 67, 73, 86, **173**, 210,
    230
Nasengänge 86, 173, **209**
Nasenhöhle **208** ff
Nasenpflaster **211**
Nasenscheidewand (Verkrümmung/Schiefstand)
    209, 211, 242
Nasenschleimhaut 210, 239
Nasenspitze 86
Nasenwurzel 86
Nebenhöhlen 86, 173
Nerven, motorisch 239
Nerven, sensorisch, sensibel, afferent,
    vegetativ 239
Nervensystem, peripheres 122
Nervensystem, somatisches 14
Nervensystem, vegetatives (autonomes) **15**, 25,
    28, 32, 48, 56, 213
Nervensystem, zentrales 122
Nervosität 40, 54, 60
Nervus phrenicus 219, 239
Niesen 210, 229, **239**
Nn. intercostales 222, 239

Obstruktion (s. auch Atemwegsverengung) 214,
    234
Odem 5
Offenheit 10, 41, 86, 136 f, 146–150, 155, 157,
    161, 173, 175, 177, 181, 183, 198, 200
Organe 15 f, 42, 50, 113, 162, 165, 172, **207** f, 237
Ottawa Charta **36**, 38

Paradoxe Zwerchfellatmung 226, **243**
Paralleler Stand **71**, **76**, 79–83, 87, 90 ff, 94,
    97 ff, 103, 105 ff, 111, 116, 118 f, 121, 128,
    134 f, 137–166, 168–173, 175 ff, 182, 184 ff,
    195, 203 ff, 211
Parasympathikus 25, 28, 48, 213
Pathogenese 36
Perfusion (s. auch Lungendurchblutung) 234 f
Persönlichkeitsentwicklung 3, **41**, 251

Pleuraspalt 217
Pneuma 5
Pneumothorax 217
Polypen 209, 211, 242
Posttraumatische Belastungsstörung (PTBS) 56
Prana 5 f
Pranayama 5
Präsenz 16, 41, 83, 87, 102, 120, 141, 150, 179, 190
Pressatmung 229
Pressorezeptoren 30, 240
Propriorezeptoren 11, 21
Propriozeption **11**, 17
Psychotonus 14
Pumpenschwengel-Bewegung 218, 228

Quadratischer Lendenmuskel 224

Rachen 208, **210**, 230
Rauchen 36, 54, 213, 247
Raucher 68
Raucherhusten 214
Reflektorischer Einatem 20, 25, 93, 109 ff, 116 f,
    120, 164, 171, 225, **228** f
Reflexe 29
Reizhusten 211
Reservevolumen, expiratorisches 229, 233, **244** f
Reservevolumen, inspiratorisches 228, **245**
Residualkapazität, funktionelle (s. auch
    Restluft) 234, 236, **244** f
Residualvolumen 244 f
Resistance (s. auch Strömungswiderstand) 60,
    213, 219, 233, 246
Resonanzräume 230
Resonanzschwingung 46
Ressourcen 1, 12, 32 f, 36, 50, 56
Restluft 234, 236, 244
Retraktionskräfte 217 f, 229 f
Riechzellen 210
Rippen 24, 39, 69, 73, 81, 150, **164**, 169, 172,
    215, 217–220, 222 f, 225–229, 232 f, 247
Rippenfell 217
Rippenhebermuskel 223
Rippen-Zwerchfell-Mechanismus **225, 227**
Risikofaktoren **36**, 54, 60, 70
Ruach 5
Rückenkraft 50, 133
Rückenlage **71, 76**, 189–201
Rückenmark 28, 239
Rückenschmerzen 1, **58**, 70
Rückenschule 58
Rückenstrecker **223**
Rückenübungen 72, 122–135
Rückhalt 41, 64, 91, 99, 115, 118 f, 122 f, 125,
    127–130, 133, 167
Ruhe 6, 9, 14 ff, 24, 26 ff, 34, 41, 42, 48, 56,
    60, 64, 79, 85, 87, 101 f, 106, 108, 112, 151 f,
    162, 165, 175 ff, 189 f, 193 ff, 200 f, 211,
    213, 215, 217, 219, 222 f, **225–229**, 231, 237,
    242, 247
Ruheatmung 25, 27, 210, 218, 220 f, **225** ff, 233,
    244 ff

Säge(zahn)muskel, hinterer, oberer 223
Säge(zahn)muskel, hinterer, unterer 224
Säge(zahn)muskel, vorderer 223
Salutogenese 36 f
Sammlung **10** f, 14, 20, 23 f, 28, 41, 64, 79, 81, 85,
    87, 101, 124, 126, 128, 141, 157, 176, 188 ff
Sammlungsfähigkeit **10** f, 20, 32, **78**
Sauerstoff 6, 13, 26, **207**, 210, 213, 221,
    233–239, 242, 244 ff
Sauerstoffaufnahme 211, 236 f
Sauerstoffausschöpfung 237 f
Sauerstoffbedarf 16, 219, 246
Sauerstoff-Konzentration 234, 236, 239, 245
Sauerstoffmangel 58, 68, 207, 210, 221
Sauerstoff-Partialdruck 237
Sauerstoff-Transport 234, **236**, 238
Sauerstoff-Transportkapazität 237
Säure-Basen-Haushalt 238
Schaukelsitz 71, **77**
Schlafapnoe 210, **244**
Schlaflabor 210
Schlafstörungen 54, 56, 64
Schleim 66, 68, 211, 214
Schmerzen, akute/chronische 4, 12, 15, 18, 35,
    52, **58**, 64, **70**, 75, 82, 122, 247
Schmerzgedächtnis 70
Schmerzrezeptoren 58
Schmerztagebuch 70
Schnapp-Atmung 240
Schnarchen 210, **244**
Schnupfen 86, 173, 209 ff, 242, 247
Schonhaltungen 15, **58, 70**
Schulterschmerzen 58
Schwangerschaft 50, 52, 227
Schwangerschaftsbegleitung **50**
Schwingungsfähigkeit 7, 165
Segmentbronchien **212**, 215
Sehen 25, 36, 154–158, 189
Seitenstechen 221 f
Selbstbestimmung 36
Selbstbewusstsein 24, 133, 162, 171, 176, 179
Selbstdiagnose 241
Selbsterfahrung 41
Selbstheilungskräfte 48
Selbstständigkeit 41, **42**, 64, 100, 120, 121
Selbstvertrauen 32, 41, 64, 133, 162, 166 ff, 174
Selbstwahrnehmung **12**, 50
Selbstwert 24, 32, 41, 64, 162
Sensomotorisches Lernen 11
Sexualität 23, 34, 100
Sicherheit 41, 56, 62, 64, 81, 85, 101, 105 f, 112,
    162 f, 166, 174

Singen 13, 25 f, 46, 93, 107, 115, 117, 120, 211, 225, 228, 230, 240, 247
Sinne 136, 154–160
Sitzen, aufrechtes 71, **76**, 79–84, 86 f, 89, 91, 95 f, 99, 101–104, 108–114, 116, 120, 123 f, 126, 130–133, 137 ff, 141–161, 163–177, 179 ff, 184
Sitzen, dynamisches **44**, 132
Sitzknochen 46, 100, 108 f, 113 f, 181, 226
Skoliosen 15, 192, 218
Solarplexus (Sonnengeflecht) 162
Spannkraft 7, 46, 122, 220
Speichelflüssigkeit 136, 152 f
Speiseröhre 211, 215, 219, 221
Spiritualität 5 f, 41, 136
Spirogramm 244
Spirometer 244
Spontaneität 23, 34, 90, 100, 111, 115, 117, 171
Sprechen 13, 25 f, 46, 93, 115, 117, 120, 136, 153, 201, 211, 225, 228 ff, 239 f
Sprunggelenk 40, 43, 47, 55, 63, 72, **84 f**, 101
Stabilität 84 f, 100 f, 103, 105, 122, 131, 135, 185, 217, 223
Stammhirn **28** ff, 56, 239
Standfestigkeit 23, 56, 100, 103, 205
Steißbein 122, 197, 226
Sterno-costaler Atemmechanismus 227
Stimmbänder 211
Stimme **7**, 23, 46, 50, 93, 100, 107, 115, 117, 120, 136, 201, 211
Stimmentfaltung 46
Stimmgebung **46**, 229
Stimmkräftigung 1, **46**
Stimmritze 211, 229
Stimmstutze 7, 46, 93, 107, 115, 117, 120
Stimmung 7, 18, 32, 38, **64**, 75, 89 f, 200, 202 ff, 247 f
Stoffwechsel 5, **207**, 239
Stress 1, 4, 8, 15, 27, 31, 35 f, 42 f, **54**, 56, 60, 64, 66, 136, 213 f, 230, 242, 244
Stressoren 54
Stressreaktionen 29, **54**
Strömungsbedingungen 212
Strömungswiderstand (Resistance) 60, 213, 219, **233**, 246
Substanz (Atem) 162, 175 ff, 185
Surfactant **215**, 236
Sympathikus 25, 28, 48, 56, 213
Symptome 12, 31 ff, **36**, 56, 58, 62, 64, 66, 68, 243

Tatendrang 142 f, 183
Teilatmung 136, **226** ff
Temperament 89, 100
Tod 27, 42, **207**, 216, 244
Tonbewegung 20
Tönen **20**, 39 f, 43, 47, 50–54, 61, 63, 65, 67–69, 72 f, 109, **110** f, 114, **116** f, 157, 170 ff, 179

Tongebung/Tonkraft 109
Tonspannung 7
Tonus **14** ff, 46, 122
Top-down-Processing 31
Totalkapazität 245
Totraum 234, 236
Totraum-Ventilation 234
Tragen lassen 45, 51, 55, 65, 73, 100, 112, 134, 136, 154, 156, 188, **201**
Tränenflüssigkeit 136, 152 f
Trauma 32, 35, **56**, 243
Traumatherapie 56
Treppenmuskel 222, **223**, 233
Trichterbrust 218

Überdruck 213, 229
Überforderung 44, 48, 244
Übergewicht 36, 60, 221, **233**, 241, 247
Übersäuerung 58
Übungen im Gehen **42**, 43, 63, 65, 72, **73**, 89, 91 f
Umlaute 47, 51, 53, 69
Unbewusstes 8, 10, 14
Unruhe 64, 87
Unterdruck 213, 217, 225, 234
Untersäuerung 243
Untersuchung, ärztliche 7, 36, 54, 58, 209, 241

Venöser Rückfluss 100
Ventilation (s. auch Lungenbelüftung) 211, 213, 217, 225, **234**, 239, 243, 247
Ventilationsstörungen 246
Veränderung 4, 10, 12, 14, 21, 25, 32, **33** f, 42, 49, 50, 58, 64, 70, 75, 162, 202 f, 205, 214, 232, 241 f
Verdauung/-sprobleme 44, 50, 100, 106, 108, 113, 115, 117, 220
Verspannungen 15, 44, 54, **58**, 74, 88, 94, 122, 136, 231, 247
Vertrauen 12, 23, 27, 33, 52, 62, 100, 102, 105 f, 112, 132, 156, 162, 167, 176, 191, 201
Vitalkapazität 245
Vitalkräfte 23, 64
Vitalpumpe 219
Vitalstörungen 64
Vokale **20**, 47, 51, 53, 69, 71, 73, **170**
Vollatmung 94, 136, 178, 226 f, **228, 230**, 247

Wachheit 10, 16, 19, 48, 80, 83, **88** f, 94, 96, 98 f, 119, 123, 125, 128, 131 f, 134, 136, 139 f, 144, 153 f, 158 ff, 179, 181, **188**, 197, 199, 205
Wachstum 8, 50
Wahrnehmung 10 f, 14, 23 f, 48, 78, 122, 185
Wechselatmung 210
Wechselwirkung Atem – Bewegung 39, 67, 69, **80**
Weichheit 108, 113, 148, 157
Weinen 31, 162, 247

Weite 21, 50, 66, 82, 86, 106 ff, 113, 118, 121, 136, 139, 142 f, 145–148, 152 f, 157, 166–169, 171, 174, 181, 183, 192, 198 ff, 205, 213

Weltgesundheitsorganisation (WHO) 36, 68

Widerstand, elastischer (Compliance) 219, **232** f, 242

Widerstand, muskulärer 100

Widerstandskraft 1, 23, 32 f, 37

Willenskraft 109

Wirbelsäule 11, 17 f, 38–42, 45–48, 51, 53, 55, 57, 59 ff, 63, 65, 69, 72 f, 76, 94, 96–99, 108 f, 113, 115, 120, 122 f, **124–128**, 130, **131** f, 134 f, 144, 150, 154 ff, 158, 169, 174, 180–183, **197**, 217 f, 223 f, 243

Wirbelsäulenverkrümmungen 58

Wohlbefinden 1, 28, 32 f, 36 ff, 52, 248

Wohlspannung (Eutonus) 10, **14**, 16 f, 21, 23, 46, **48**, 100, 112, 188, 201, 232

Yoga 1, 5, 210

Zellatmung 234, **237**

Zellstoffwechsel 237

Zen 3, 6, 11

Zwerchfell 7, 16, 18, 22 f, 39, 47, 52, 67, 69, 71, 73, 97, 111, 162, 164 f, 169 ff, **172**, 174, 215–218, **219**–222, 224–230, 232 f, 240, 242 f, 247

Zwerchfellatmung **226** f, 233, **243**

Zwerchfellbruch/-hernie 221

Zwerchfellstütze 229

Zwischenrippenmuskeln, äußere 219, **222** f, 225 f, 228, 239

Zwischenrippenmuskeln, innere – Pars intercartilaginei 219, **222** f, 224, 226, 228, 239

Printed in Great Britain
by Amazon

44196147R00150